А. Петров

Сотворение мира

Спаси себя

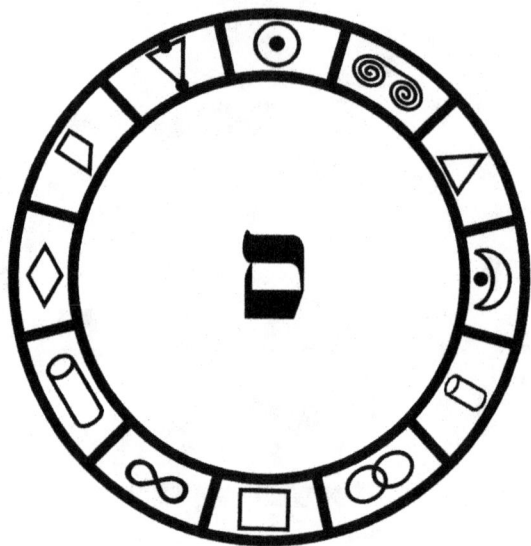

Аркадий ПЕТРОВ

СОТВОРЕНИЕ МИРА

Спаси себя

JELEZKY Publishing

Hamburg 2014

Петров Аркадий

ПЗО Сотворение мира: том I / Спаси себя.
© JELEZKY Publishing UG, 2014. — 508 с.

ISBN: 978-3-945549-06-3

Что бы мы ни делали, куда бы мы ни шли, мы двигались к одной цели — к самому себе, к воспоминанию себя. Люди, потерявшие память о своем прошлом и о своём будущем, похожи на детей, готовых день за днем без устали кататься на одной и той же полюбившейся им карусели. Что-то меняется вокруг — то светит солнце, то идёт дождь, то зеленеют деревья, то опадает листва, то приходят одни посмотреть, как кружаться беззаботно на карусели впавшие в детство люди, то приходят другие. Мы летим по замкнутому кругу, визжим от азарта скорости, забыв, что сами умели в прошлом летать, что все наши восторги - лишь смутные воспоминания о том, кем когда-то мы были.

СОТВОРЕНИЕ
МИРА

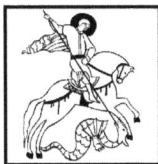

Спаси себя

Самое прекрасное из всех доступных нам переживаний — переживание непостижимого... Тот, кому незнакомо это чувство, кого ничто более не удивляет и не приводит в трепет, всё равно что мертвец.

Альберт Эйнштейн

Эти события произошли не где-то на далёких планетах, а именно на Земле, именно с людьми, которые живут в наше время. Каждый, кто прочтёт эту книгу, может воспринять её как вымысел, а может воспринять как реальность, поскольку события, описанные в ней, связаны с таким необычным явлением, как управляемое ясновидение. Те, кто владеет им, могут уноситься через своё сознание и в высокие небесные сферы, и в глубь океана, и в глубь прошедших времён, и в тайный мир биологической клетки.

Мой рассказ автобиографичен. Я пишу и даю вам знания, которые у меня есть, в хронологической последовательности, в том порядке, в котором сам их получил, переходя с одной ступени Посвящения на другую, листая одну страницу жизни за другой. Я получил право поделиться с вами тем, что сочту необходимым сейчас.

С таинственным миром непостижимых и не объяснимых рационально явлений человечество связано, видимо, все века своего существования. Всегда на земле жили немногие избранные, которым было даровано недоступное другим искусство предсказывать события, управлять атмосферными процессами, излечивать страшные болезни и т. д. И хотя подобные знания и навыки тщательно скрывались, всё-таки накопилась довольно солидная литература о них.

Жаль только, что ничему существенному большинство этих книг не научит. Читатель, конечно, узнает много диковинного и вызубрит десяток-другой терминов — вот и всё, пожалуй. Сокровенные знания по-прежнему передаются или от учителя ученику в течение многих лет, или неведомым, необъяснимым даже для самих ясновидящих образом.

Между тем в мире происходят сегодня духовные процессы на глобальном, более того — на космическом уровне. Неспроста за один лишь век наши знания о природе человека, о его мире и цели существования во Вселенной претерпели коренные изменения. Все заговорили о наступлении эры Водолея, о новом времени... На рубеже тысячелетий люди преисполнены мистических чаяний, и как Вергилий, величайший поэт Рима, предрекал пришествие Иисуса Христа («Век обновленья ждёт: Мир первых дней и правда—у порога, И новый отрок близится с высот». — «Эклоги», 4), так сегодняшние пророки предсказывают Его второе пришествие.

Видимо, пришло время, когда тайные, недоступные прежде учения должны стать достоянием масс. Конечно, постижение эзотерических знаний и навыков не произойдёт мгновенно. Как любой процесс, новое обучение человечества займёт некоторое время. Сегодня важно отметить: многие Посвящённые получили свыше разрешение открыть сокровенные секреты.

Я просил бы атеистически настроенного читателя не относиться к описанному в этой книге как к чему-то однозначно фантастическому. Людей религиозных прошу не рас-ценивать нижеизложенное как ересь. Повторюсь: мой рассказ автобиографичен, люди, о которых я пишу, вполне реальны, многие из них живут сейчас, в момент, когда вы читаете эти строки. Я старался больше писать не о теории вопроса, а о личных ощущениях, не о методике и технических приёмах, а о смысле эзотерики.

Каким образом и для чего получают люди сокровенные знания? Какой уровень духовности необходим, чтобы стать Посвящённым? Как жить, в чём смысл жизни? Если читатель серьёзно задумается над этими вопросами, если он захочет преодолеть себя, чтобы подняться на новую ступень бытия, — я сочту задачу этой книги решённой. У каждого свой путь к Богу и своё служение Ему. Я только пытаюсь помочь выбрать верное направление тем, кто не боится космического холода или, напротив, Божественного огня мистики и готов к служению в сферах, о которых сегодня и не подозревает.

«Много званых, да мало избранных» (Мф, 20, 16). Не каждому дано преодолеть этот путь. Если не готов, если слишком поглощён мирскими заботами или утомлён, малодушен — лучше и не ступать на него. На свете немало школ и учителей, которые дадут ученикам элементарные навыки экстрасенсорики для бытового пользования. Возможно, большинству следует ими и ограничиться. Но в любом случае знать о том, что существует прекрасный и волшебный мир непостижимого, — необходимо сегодня.

Книга написана в жанре несколько необычном. В ней кажущееся нереальным переплетается с реальностью. Но при этом многие именно фантастичное сочтут истинным, а реальность воспримут как вымысел. Вам даётся возможность из двух указанных дорог выбрать ту, которая поможет найти собственный путь. Заранее прошу извинить, что не смогу комментировать некоторые важные факты или объяснять некие знаковые события, так как вы сами должны услышать голос истины внутри себя.

Я пишу как о себе самом, так и о людях, окружающих меня и помогающих мне, и о событиях, которые происходят в прошло-настоящем и будуще-действительном. Именно в такой последовательности расставлены координаты времени — потому что настоящее всегда происходит на встречном потоке прошедшего и будущего. И для того, чтобы слово прозвучало Сейчас, надо, чтобы кто-то произнёс его в Прошлом и услышал в Будущем.

В связи с концом второго тысячелетия многие люди — кто со страхом, кто, наоборот, с надеждой — ждали года миллениума и обещанных священными книгами событий Армагеддона, Апокалипсиса, Золотого века. Потом, оглядевшись, одни облегчённо вздохнули — ничего не произошло; другие, напротив, огорчились — неужели всё останется как прежде? Они, видимо, забыли, что в начале было СЛОВО. А кто из вас достаточно зорок, чтобы видеть творимое Богом, или обладает таким замечательным слухом, что слышит произносимое Им?

Да, конечно, потом, когда небесные сферы придут в движение от воли Создателя, — будет видно и будет слышно. Тем более что движение уже началось. И Конец времён для тех, кто привык так долго быть безответственным посредником между Творцом и Его творением, между Создателем и созданным Им, — действительно наступил.

Прочтя эту книгу, вы узнаете, почему бессмертный Человек, подчиняясь судьбе, был удалён от своего Отца. И в чём состоял первородный грех. И что ждёт человека и человечество в открывающихся ему сегодня тайных пространствах. Три книги в третьем тысячелетии первыми поведут вас в новый мир, к новому знанию: «Спаси себя», «Спаси мир в себе», «Спаси мир вокруг себя». Они поведут вас от смерти к бессмертию, от страха и пассивного ожидания к вспоминанию самого себя и своего места в вечном Космосе, где давно и с любовью ждут, когда вы проснётесь.

Я долго думал, как назвать эту книгу. Многие люди за тысячи лет существования письменности столько раз пытались осмыслить своё место и назначение в этом мире, свою связь с другими мирами. Многие стремились написать книгу своей судьбы или хотя бы прочитать её. Поэтому как ни назови книгу — всё равно повторишься, — всё уже было! А повторяться мне не хотелось, потому что уверен: о таком опыте, как мой, пока не рассказывал никто. Наконец остановился на том названии, которое читателю уже известно. Я счастлив тем, что мне выпала возможность получить через процесс высших посвящений необыкновенные знания, которые имеют большое значение для всех ныне живущих на Земле, и перенести эти знания на чистый лист нового тысячелетия.

Глава 1

В июне 1996 года я лежал в больнице. В корпус Московского лечебно-санаторного объединения, расположенный недалеко от МКАД, возле Митина, меня привела тяжёлая болезнь почек. Настроение было самое пессимистическое: болезнь проходила по моей судьбе безжалостным плугом, меняя все планы, заставляя нарушать данные людям обязательства.

Всего несколько месяцев назад я был назначен на должность директора издательства «Художественная литература». Когда-то одно из крупнейших в мире, оно уже несколько лет пребывало в плачевном состоянии — многомиллиардные долги, дезорганизованный, измученный постоянными сокращениями коллектив. Материальная часть разорена: компьютерное обеспечение, например, предыдущий директор объединил в некое малое предприятие, которое потом как-то разом исчезло и с оборудованием, и с директором. Авторитетные писатели России обращали внимание президента страны Бориса Ельцина на скандальную ситуацию. Они требовали положить конец уничтожению «Худ-лита», который по значимости для культуры сравнивали с Большим театром и Третьяковкой. Впрочем, было и другое сравнение: с терпящим бедствие «Титаником».

Многочисленные публикации в прессе, коллективные письма работников культуры и общественных деятелей — вот устойчивый фон тревоги той поры. Кто-то говорил о безнадёжно упущенных возможностях и бесперспективности любых локальных усилий, кто-то требовал от государства денег, чтобы хоть как-то замедлить погружение «Худ-лита» в пучину небытия. Но денег, разумеется, не нашлось, зато было принято обыкновенное в подобных случаях решение: укрепление руководства издательства. Это вроде не капиталоёмко и внешне выглядит эффектно. Хотя финансовую помощь будущему директору посулили. Вместе с моральной поддержкой.

Тогда-то и нашёл меня бесконечно уважаемый мною Борис Андреевич Можаев. Знаменитый писатель, который в то время руководил Федеральной программой книгоиздания России, предложил мне возглавить «Худлит». Предложение — неожиданное. Ведь у меня уже было издательство «Культура» в подмосковном Пушкине. Я являлся его учредителем и генеральным директором. Дела шли неплохо, перспективы ясные — чего же ещё?

Я знал по публикациям в прессе, какая тугая петля задолженностей и даже криминальных разборок захлестнула «Худлит». Около года здесь вообще не выходило в свет ни одной книги. Редакторы, владевшие несколькими иностранными языками, получали зарплату в 146 тысяч рублей (после деноминации 146 рублей). За долги грозили отключить свет, отопление, телефоны. Вполне реальной, а для некоторых и желанной стала возможность банкротства издательства и выставления на торги его здания. Люди, которые способствовали этому разорению, уже готовы были выкупить дом на Новой Басманной и въехать в него не гостями, не арендаторами, а хозяевами.

Идти в «Худлит» не очень хотелось ещё и потому, что буквально за месяц до приглашения, в декабре минувшего года, меня избрали вице-президентом гуманитарного отделения Международной академии информатизации. Я понимал, что совмещать две такие ответственные должности будет очень непросто. Да, сомнения мучили меня. Но с другой стороны — ведь это «Худлит», самое знаменитое издательство России. И надежды Бориса Андреевича...

Мы познакомились с ним давно, и за годы дружбы я привык не только восхищаться этим человеком, его характером, его стойкостью, но и стремился в чём-то походить на него. Частью сознательно, но больше, наверное, на другом, не поддающемся рассудочным выкладкам уровне. Я понимал, что несгибаемый Федор Кузькин, герой его повести «Живой!», эта «среднестатистическая единица», — суть самого автора. А судьба крепко потрепала Бориса Можаева. Но как она его ни мяла и ни колотила, он терпеливо и умело переносил её удары. Отряхнётся, проведёт ладонью по своей знаменитой бороде, удивится себе: «Живой!» - и продолжает работать дальше.

Как всякий настоящий художник, Борис Андреевич понимал, что его путь — это путь на Голгофу. Может быть, не такой исторически значимый и не так отрепетированный властью, как путь Солженицына (которого он в своё время защищал), но субъективно не менее тернистый. В отличие от сурового, постоянно осознающего своё историческое значение Александра Исаевича, Можаев нёс свой крест весело, посматривая лукаво на погоняющих его партийных функционеров. Как и многие его современники, он с болью чувствовал презрение государства к личности, прекрасно понимал, что для державного чиновника человек не высшая ценность мироздания, а всего лишь кирпичик в строительстве миражей. Система, нагло и беспардонно вторгаясь в наши души, не могла, однако, взять в толк, что главная угроза ей исходит именно от внешне податливых, но бережно хранящих внутренний стержень русского характера мужиков и баб, о которых так тепло рассказал Можаев.

Он писал о том, что ничего нового нельзя построить на крови, через преступление, насилием. Он звал к согласию в духовной жизни. И с горечью видел, как в последние годы вместо старой системы создаётся новая — такая же бездушная, с тем же державным безразличием к человеку. Но уже написаны те его романы, повести и рассказы, которые каждому читателю, растерявшемуся в разрушительных процессах российского бытия, подскажут, зачем жить и как жить.

Разве мог я отказать Борису Андреевичу? Да и доверие такого человека, высокая оценка им той динамичной жизни, которой жило издательство «Культура», — весьма льстило. Так возникло согласие.

Комитет по печати, Союз писателей провели конкурс на замещение должности директора «Худлита». Я его выиграл. Что ж, директор есть, мероприятие проведено, галочка поставлена — и о проблемах издательства все сразу забыли. Я уверен, что такого не случилось бы, будь здоров Можаев. Но он уже тяжело болел. В январе я был утверждён в должности, а второго марта Борис Андреевич ушёл из жизни.

Может, вдруг наступившее ощущение беспризорности и форсировало мою болезнь? Я тогда, несмотря на вполне солидный возраст, ещё многого не знал и не понимал. Что жизнь, что смерть? Перед гробом наставника, старшего друга я пообещал сделать всё возможное, чтобы «Худлит» не погиб. И вот прошло три месяца, проблемы только начали раскручиваться, а обе мои почки отказываются нормально работать, одну из них, левую, врачи предлагают удалить. Чувство безнадёжности, отчаяния, невозможности своей волей переломить ситуацию не покидало меня.

В один из таких нерадостных дней во мне словно щёлкнул какой-то переключатель. Я вдруг стал отчётливо видеть события столь отдалённые, относящиеся вообще не к нашей эпохе, но столь точно соотнесённые по смыслу с нашим временем, с моей личной ситуацией, что вряд ли это могло быть случайностью.

Нет, это были не сны, а именно видения. Причём яркость изображения настолько превосходила возможности обычного зрения, что уже это само по себе вызывало потрясение. Забыв про болезнь, я стал лихорадочно записывать всё, что показывал моему сознанию странный экран моего внутреннего видения.

Через год-два эти записи сложились в роман «Эльдибор» (М., «Библиосфера», 1999). Для рядового читателя это фантастика, то, что на Западе называют «фэнтэзи», то есть не объяснение или предсказание каких-либо научно-технических новшеств, как у Жюля Верна, а нравоучительная сказка, как у Рэя Бредбери, например. Но я-то эту «сказку» и и дел воочию! Невозможно, чтобы столь ярким было воображение, оно всё-таки больше мыслительный, нежели чувственный процесс. В общем-то каждый желающий может прочесть эту книгу. Но последовавшие события столь тесно переплелись с тем, что открылось мне во время работы над «Эльдибором», что я вдруг понял: мои видения - часть моей реальной жизни. Я не должен был дополнять их вымыслом, насильно соединять с фантазией прорвавшееся из духовного мира откровение. Ведь оно неотъемлемая часть моего реального существования, моей судьбы. Я просто не имел права отдавать мои видения вымышленным героям, фантомам виртуальной реальности.

Всё началось во время сна. Мне показалось, что какая-то неведомая сила вдруг выдернула меня из себя и швырнула во тьму. И тьма подхватила, закружила и понесла не то вниз, не то вверх по спирали, всё быстрее и быстрее, пока вдруг не выкинула на твёрдую каменистую почву.

С трудом поднялся, усилием воли смиряя пронзившую тело боль, и огляделся. Место, куда меня выбросило неведомой силой, было про-

низано зыбким, как в хрустальном шаре, светом. Я не мог видеть ничего вокруг из-за клубящихся, подвижных комьев тумана, которые колыхались внизу, под ногами, и сбоку, и всюду, куда я пытался смотреть.

Нетерпение и досада одновременно овладели мной. И хотя эти ощущения не успели оформиться в мысль, их словно вырвало вовне и направило туда, куда был устремлён взгляд. Многократно усиленные каким-то сопряжённым с ними и внезапно обретённым могуществом, они ударили в туман упругой, физически ощутимой волной, и туман впереди отозвался, пришёл в движение и стал таять.

Я едва успел отпрянуть, опалённый жаром бесконечного пламени. Всё пространство было заполнено огнём, который вздымался и падал оранжевым туманом в алом свете, вскидывая похожие на плюмажи снопы искр. Мерцая, и тая, и вновь возрождаясь в извивах и выплесках плазмы, колебания пламенных языков рождали тонические вибрации, сливавшиеся в музыку огненных узоров.

Всё впереди было соткано из звука и цвета, яростного, как изливы огненных рек при извержении, и тонкого, как паутинка в осеннем лесу. Голубое, зелёное, жёлтое, коричневое и розовое — всё играло, переливалось, трепетало, перемежаясь ослепительными вспышками и чёрными проблесками лавового поля.

Это была музыка Бытия, которая выгибала в танце самовыражения плоть мироздания. Звуки взлетали на языках пламени и падали вниз, сливаясь в падениях и взлётах то в тихий ропот миллиардов не ведающих цели своего рождения огненных существ, то в грозный рёв взбешённой плазмы, то в грустную песню созвездий, перекликающихся на распятиях пространств и времён.

Человек, который был Я и не Я одновременно и которого лучше называть «он», отступил на шаг и едва устоял на расстоянии вытянутой руки от края гигантского волчка смерча. В его утробе слышались какие-то всхлипы и голоса, мелькали неясные силуэты, обломки уничтожаемой реальности, глыбы льда, толщи воды. Хлестали разряды молний, пронизывая тьму и на мгновение заглушая рёв раз-верстой бездны.

Казалось, что мир кончился, что его больше не было. Осталось лишь то, что лежало посреди безвестного и не-ведомого, — освобождённое безумие по имени Хаос.

Он осторожно попятился, и бездну затянул туман. Снова открылась однообразная, покрытая мелким камнем поверхность. Она простиралась настолько далеко, насколько могли видеть в этом мире глаза, то есть почти в бесконечность. Каким-то неясным чувством он угадал, что если бы всё-таки решился идти по этим камням наперекор пред-ставшей ему картине, сквозь неровный сумеречный свет, то ему не хватило бы вечности достигнуть края унылого однообразия, потому что именно из вечности и бесконечности было сотворено каменистое плато.

Он повернулся. Туман сзади ещё не рассеялся, а только отступил немного, обнажая те же неровные камни и равнину. Ужас оказаться среди однообразной бесконечности пересилил страх и принудил броситься в отступающие клубящиеся волны, пока они вновь не охватили его со всех сторон.

Теперь он понял: надо быть осторожным, этот мир слишком отзывчив на любое движение его души, любое желание, на все силы, таящиеся в глубинах его сущности. Туман был опасен. В любое мгновение он мог подвести под ноги бездонную пропасть или зыбь болота. Но в нём оставалась возможность выбора, которого бы не было, если бы он исчез. Человек, в которого переместилось моё Я, знал это почти наверняка, поскольку не раз оказывался на плато прежде, так как именно это место и было началом его пути, конца которого он не ведал.

Нащупывая ногой почву, он осторожно тронулся вперёд, хотя бессмысленно стараться угадать направление в том, что окружало его. Пространство и время в этом мире имели иные свойства, которые невозможно было определять привычными геометрическими и физическими понятиями. Здесь вперёд — значит пройти по невидимым, скрученным в спиралевидные тугие жгуты координатам времени в какую-то иную реальность, куда его каждый раз безотчётно влекло.

Он не торопился, нащупывал путь ногой, прежде чем перенести не неё тяжесть тела, а потому едва продвигался. Но дальность передвижения не заботила странника. Каким-то глубинным, изначальным знанием, которое здесь, в межмировом пространстве, всё-таки можно было обо-значить словом «интуиция», он понимал, что в его передвижении определяющим было не расстояние, а направление. Один неверный шаг — ион пропал бы в нескончаемых пространствах Вселенной. И потому, прежде чем сделать этот шаг, надо было вслушаться в пронизывающие его мозг шумы и звуки и, доверившись призыву одних, отринуть другие.

Один раз под ногой что-то шевельнулось, ожило и стало выдираться с глухим рёвом из камня. Он не знал, что это было. Угадывал только его зловещую громадность. Но испугаться и отступить было бы так же опасно, как и двинуться безрассудно вперёд. Приказав мозгу выделить в кровь один из самых активных регуляторов нервного возбуждения — ацетилхолин, с тем чтобы понизить кровяное давление и замедлить сокращения сердечной мышцы, странник не позволил даже капле страха просочиться в сердце, импульсом ума остановив уже начавшееся выделение из надпочечников адреналина.

Умение подчинять внутренние процессы велениям воли спасло его. Возникающее из камня существо успокоилось, затихло и снова втянулось в неподвижную каменистую поверхность, простирающуюся во внешний мир, но истекающую из внутреннего мира. Ни к одному из них странник теперь не принадлежал.

Надо было решить, чему довериться — голосу страха или интуиции. Впереди была опасность, однако опасность, которую усилием воли можно было усмирить, что по крайней мере один раз удалось сделать. Неизвестность ожидала в любом другом направлении. Окажется ли она благосклонной или враждебной — предугадать было невозможно.

Даже голоса, которые пронизывали его, были слишком многочисленны и слишком невнятны, чтобы их понять. Но один, который вдруг показался знакомым, с призывной интонацией звучал именно с того едва не поглотившего его места, перед которым находился он теперь. И выбор был сделан. Странник ступил на оживший камень и, отбросив недавнюю осторожность, бегом бросился в туман. Поверхность под ним снова шевельнулась, но не настолько, чтобы сбить с ног, — лёгкое землетрясение, силой в три-четыре балла.

Теперь уже точно нельзя было задерживаться и на мгновение. Напрягая силы, но стараясь сохранять внутреннее спокойствие, он бежал в неведомое по судорожно вздрагивающему, пытающемуся воплотиться во что-то камню, сквозь туман мирозданий, времён и пространств — вперёд или назад, вверх или вниз, в прошлое или будущее, куда-то...

Странник сделал ещё несколько больших прыжков и увидел звавшего его. В разорванных клочьях тумана обозначилась фигура человека, похожего на призрак, со странно вывернутой, видимо, повреждённой шеей, в изодранной, испачканной кровью хламиде. Его длинные спутанные волосы и борода тряслись из-за нескончаемого тика. Но горящие ненавистью глаза неотрывно смотрели на пришельца.

— Стой, где стоишь! — всепоглощающая ненависть в голосе преградившего путь и вскинутая навстречу рука заставили повиноваться, хотя камни всё ещё вздрагивали, как живые. Внезапным конвульсивным движением полупризрак перечеркнул рукой пространство каким-то особым знаком, и всё забурлило, заклубилось вокруг. У самого лица странника раздались удары могучих крыльев.

Не размышляя, автоматически, словно знание, побудившее его действовать, было заложено в нём на уровне инстинкта, он приказал тени своего тела уйти в свет и стать прозрачной. Мгновение спустя когти чудовища пронеслись сквозь него, не причинив вреда.

— Как тебе это удалось? — с хриплым, надсадным напряжением в голосе спросил призрак. — Ты создал в Бардо идама?

— Не давайте того, что свято, собакам, чтобы они не бросили это в навоз. Не бросайте жемчуга свиньям, — уклончивым эзотерическим языком ответил странник и строго спросил: — Кто ты и почему преградил мне путь?

Человек в хламиде хрипло засмеялся:

— Кто я? И это ты спрашиваешь меня об этом? Ты?!

Звук его вопля разогнал туман, и стало виднее его лицо. Оно казалось каким-то зыбким, нереальным, словно наскоро слепленным из клубящихся вокруг грязных клочьев. Но глаза были настоящие, и они *горели подлинным огнём жизни.*

— Что я сделал тебе? — снова спросил странник.

— Боже, всегда одно и то же! — с горьким сарказмом отозвался преградивший путь, и странная кривая шея его уродливо закачалась, а лицо свела судорога. — Ты не по-мнишь, ты не знаешь... Какое это счастье — всё забыть. Но мне такое счастье не даровано.

Он опять поднял руку и сделал какой-то знак. Тупая, гипнотизирующая боль возникла у странника в мозгу, и тело словно налилось свинцом. Он ощутил, что чужая воля проникла в него и пытается разъять, растащить клетки мозга. Надо было подавить гнев и найти в душе равновесие между раздражением и действием, установить непроницаемую стену спокойствия и попытаться вытеснить из себя враждебную силу, слишком опасную в этом пространстве грёз.

Но, кажется, на этот раз он опоздал. Центробежные силы ускорили своё движение и вовлекли в свой опасный водоворот голограммы жизни, нанизанные на протеиновые струны нейронов мозга. Это усилило неизменяемую неопределённость реальности и развернуло потенцию нового обстоятельства в сторону от Внутреннего Потенциала.

Уже последним, судорожным усилием он удержал в разрушаемом сознании мысль, поднявшуюся из глубины его сущности: «Надо сделать двоих одним, внутреннюю сторону как внешнюю, а внешнюю как внутреннюю,, верхнюю сторону как нижнюю, мужчину и женщину одним, чтобы мужчина не был мужчиной и женщина не была женщиной, сделать глаз вместо глаза, и руку вместо руки, и ногу вместо ноги, образ вместо образа, тогда свет, который внутри, покажет дорогу Идаму».

Странник успел проявить внутреннее согласие с этим неведомо откуда возникшим убеждением, и проявленная реальность распалась. Его словно вынесло мощной силой из смерти в рождение, в тот мир, где мысль ищет плоть для своего воплощения.

Его ослепили сияющие живые краски, излучавшие сочувствие и любовь. Всё вокруг было наполнено желанием помочь и защитить — все переливы света и звука, все пронизывающие пространство желания устремились навстречу его испугу и мольбе. За ничтожное мгновение он вновь восстановил центростремительные силы личного Потенциала и приступил к созиданию новой Проявленной Реальности.

Удовлетворённо наблюдавший за распадом телесных форм странника, его таинственный враг изумлённо вскинул брови, увидев, как из беспорядочного мельтешения разъятых волшебством энергий вдруг всплыли и зависли чётким геометрическим четырёхугольником странные сущности — трёхглавый дракон с коронами, усыпанными драгоценными камнями, два больших шара — красный и оранжевый, Всевидящий глаз. Дракон неодобрительно посмотрел на человека в хламиде и отвернулся. Из пасти его средней головы вырвался ровный голубой луч и упёрся в то место, где только что стоял странник. Такие же лучи испустили из себя шары и глаз. Образовалась перевёрнутая пирамида, упирающаяся концом в хаотичные всплески угасающей энергии. И вдруг в пересечении лучей возник странный силуэт двухголового человека: одна его голова была женской, другая мужской. Мощные мускулы излучали неведомую Земле силу.

Это был бог, которого называют: Первый в роду. Он потянулся, словно проверяя надёжность нового тела, и грозно посмотрел на того, кто стал причиной его неожиданных трансмутаций.

*Дракон, шары и глаз уменьшились, втянулись во вновь материа-
лизовавшееся тело.*

*— Мне следовало это предвидеть! — с отчаянием крикнул сво-
ему ожившему противнику человек с кривой шеей. — Дракон, Солнце, Юпитер и Всевидящий глаз! С таким покровительством ты
можешь позволить себе быть бес-страшным. Да, я не так могу-
ществен, как ты, — с горечью продолжал противник. — Но у меня
есть ненависть, которой нет у тебя. Иногда горечь ненависти, как
сладость.*

*Интонация, с которой были произнесены слова, и выражение
лица человека в хламиде вновь показались знакомыми страннику, который стал богом, и какое-то смутное воспоминание шевельнулось
в нём.*

*— Ты многому научился, если сумел пройти проклятое место и
остаться живым, — хриплый голос выразил вое хищение и горечь
одновременно. — До сих пор не могу поверить, что ты разрушил все
мои приготовления.*

*Ярость и ненависть настолько исказили лицо преградившего
путь, что казалось непонятным, почему он до сих пор не бросился
на того, кого так определённо считал своим врагом. Но так же внезапно странный человек успокоился, и только глаза его по-прежнему
горели ненавистью.*

— Почему ты напал на меня?

*— Я скажу, скажу тебе, раз уж ты спросил. Из-за тебя я без ма-
лого две тысячи лет блуждаю в пространстве грёз только с одной
целью, только с одной мыслью — отплатить тебе за свои муки. Там,
где ты стоишь, уже лилась кровь. Тут погиб не один самонадеянный
чародей. Это пространство знает вкус крови и алчет её. Если б не*

23

твоё проклятое искусство, в котором ты, должен признать, достиг впечатляющих успехов, твой путь навсегда оборвался бы здесь, а я завладел бы твоим земным телом, пройдя по резонансной волне назад.

— Телами не делятся.

— Конечно, — саркастически согласился незнакомец. — Надеюсь, ты всё равно ничего не сможешь изменить там, куда идёшь. И муки твои будут напрасны. О, как тяжела ноша моей ненависти к тебе!

— Я так и не понял, за что ты ненавидишь меня, — с искренним сожалением произнёс бог. — Но теперь не мешай. Я должен найти свою дорогу.

— Иди, иди, — ухмыльнулся преградивший путь, и губы его вздёрнулись в страшном оскале. — Чего тебе задерживаться здесь!

Вдруг он сделал шаг навстречу, и его лицо, исполненное выражения свирепой силы, приблизилось к лицу бога.

— Я знаю — ты считаешь, что я тебя предал и обманул. Но разве не этого ты хотел сам? Может быть, ты хотел обмануться? Почему ты не остановил меня тогда? Мне ни-когда не удастся забыть вот это, — прохрипел незнакомец и ткнул пальцем в неровный уродливый шрам, обежавший вокруг шеи в том месте, где она была скособочена.

И вдруг сгинул, будто никогда и не был здесь. Человек, позвавший из тьмы, без следа растворился в её грязных клочьях.

Мгновение бог стоял в задумчивости, но, будто влекомый чьей-то посторонней волей, снова устремился вперёд. Его сознание наполнилось неясным предчувствием надвигающихся перемен.

Неожиданно туман исчез. Его не было ни спереди, ни сзади. Пропала и бесконечная, лавовая плита, усыпанная мелкими осколками камня. Светило солнце, и небо было синим. *Бог стоял на вершине горы, вокруг которой во все стороны вздымались новые горы, одетые зеленью и покрытые рощами деревьев. Вдали шумело море, в которое со склонов сбегали по узкой прибрежной долине ручьи и потоки. Нигде на земле он не видел подобной красоты, но почему-то казалось, что место, где он очутился, ему знакомо, известно и что он уже когда-то бывал здесь, в этих горах. Смутное ощущение, что всё случившееся с ним сейчас про-исходило прежде, шевельнулось отчётливым предчувствием подступивших вплотную событий. Но снова усилием воли он заглушил неясные воспоминания, пока они не успели оформиться в какое-либо желание и не вызвали новых преображений пространства. Это угрожало опасностью, поскольку он всё ещё не овладел до конца своей памятью.*

С горы змеилась тропинка. Бог уверенно ступил на неё и начал спускаться вниз. С каждым шагом он всё больше и больше убеждался в том, что пространство обрело стабильность форм. Ему показалось, что эти формы извлечены из глубин его сущности, о которых он всё ещё не помнил и не знал и которые затаились в нём смутным ощущением нераскрытой тайны. Он шёл ровным, размеренным шагом, отбросив сомнения, убеждённый в том, что обрёл свой путь, чем бы этот путь ни закончился — бессмертием или гибелью. Воодушевление было так велико, что бог не заметил произошедших с ним изменений. А они оказались весьма существенны: две головы снова слились в одну, короткие волосы удлинились настолько, что упали ниже плеч, обозначилась борода, нос выпрямился и заострился, глаза запали, как у человека, много дней страдавшего бессонницей. Да и всё его тело сжалось, иссохло и обрело неведомую лёгкость, которой никогда прежде он не мог достичь. Сменилась и одежда. Теперь на нём была длинная рубаха из грубой ткани, поверх которой через плечо переброшено тёмное, покрытое дорожной пылью покрывало, стянутое на поясе верёвкой. На ногах сандалии, прихваченные ремешками за щиколотки. Голову защищал от жаркого солнца платок из белого льна.

В своём новом обличий бог шёл сквозь рощи оливковых деревьев, сквозь голоса птиц, сквозь меркнущий солнечный свет угасающего дня. Он слышал шорохи в зарослях и слабые стоны деревьев, сливающиеся в долгий протяжный вздох печали. Его ноги наконец-то чувствовали надёжную, верную почву под собой, а кожа тела с благодарностью отзывалась на ласкающие порывы ветерка.

Он уходил всё дальше и дальше вниз, очарованный верой, что наконец-то достиг желаемого. Окружающее было похоже на то, что он так долго искал.

Тропа неожиданно слилась с проезжей дорогой. Он про-следовал мимо мары — овчарни, обнесённой живой изгородью из крушины. У входа стояли тележки, гружённые корзинами с чечевицей, бобами, луком. Ослы, телята, овцы, козы теснились у тележек в окружении нескольких мужчин и женщин, но никто не обратил на него внимания. А потом, через полчаса вдали открылась панорама древнего города, защищённого могучими белоснежными стенами. Храмы и дворцы возносили ввысь своё величие, уступами квадратов поднимались на склоны холмов жилые кварталы, и он узнал вдруг это не раз прежде виденное и многократно забытое место. Вспомнил своё предназначение в открывшейся ему стране.

Словно заворожённый, смотрел он на раскинувшееся перед ним пространство. Шаг его всё ускорялся и ускорялся, пока незаметно не перешёл в бег. Неудобные сандалии шлёпали по пяткам, сбивали *ритм. Но он всё бежал и бежал, пока воздух не стал обдирать огненным наждаком горло. Силы убывали, ноги заплетались, отказываясь повиноваться. Лишь напряжением воли он заставлял себя двигаться туда, где его уже ждали смерть и бессмертие. Небольшой камень, попавший под сандалию, вдруг качнулся под тяжестью его тела и лишил равновесия. Бог неловко взмахнул руками и упал на дорогу.*

Такие вот «картинки», будто смотришь гениально сделанный фильм. Я тогда ещё не знал, что ретроспектива событий двухтысячелетней давности имеет прямое отношение не только к моему настоящему состоянию, но и к будущему. Будущее не наступило, но, согласно неведомым законам не познанной нами Вселенной, уже произошло в каком-то другом измерении. Впереди меня ожидала «стыковка» прошлого с будущим.

Но я пока воспринимал происходящее в привычных параметрах и понятиях. Оно казалось некоей искрой творческого вдохновения. Я не подозревал, что это выразительный знак, предвещающий перемены в жизни и судьбе. Знак, говоривший о вечности и бесконечности как в прошлом, так и в будущем.

Я пытался анализировать удивительный феномен с помощью своего опыта. Вполне традиционные, в русле естественных и философских наук, познания я перебирал в попытке «пристегнуть» эти видения к чему-то уже знакомому, пока из глубин памяти уверенно и значительно не всплыло на поверхность сознания имя — Карл Густав Юнг.

Швейцарский психолог, наиболее выдающийся последователь и критик З. Фрейда, основатель нового направления, названного аналитической, или глубинной, психологией, он ближе всех подошёл к пониманию того, что человек — не случайное явление мироздания. Юнг утверждал, будто существует некий нематериальный мир — смысловое поле. И в этом поле существуют идеи, мысли, знание прошлого — настоящего — будущего. Платоновский идеализм в современном варианте. Нет, это не ярлык, а указание на связь времён и традицию. Так вот, это поле не подчиняется пространственно-временным законам, оно вне времени и пространства и связано с материальным миром через «психе», то есть нечто имеющее отношение к душе. А может, это сама она — душа, отчасти существующая в материальном теле, а отчасти сливающаяся с этим смысловым полем через бессознательное. Тогда сознание — проявление нематериального пространства в материально-причинном мире, а смысловое поле — проект развития Вселенной.

Юнг тревожился будущим человечества. В 1958 году, когда только начались разговоры об НЛО, он написал работу «Современный миф. О небесных знамениях». В предисловии он обращается «к тем немногим, кто захочет выслушать» и говорит о необходимости подготовиться к событиям, знаменующим собой конец одной из великих эпох мировой истории. Рискуя репутацией лояльного к традиционной науке серьёзного учёного, он стремится предупредить человечество о будущих катаклизмах. «Откровенно говоря, меня глубоко заботит судьба всех тех, кто будет застигнут врасплох ходом событий и, не имея необходимой подготовки, окажется связанным по рукам и ногам и лишённым способности понять что-либо. Насколько мне известно, никто ещё не задавался вопросом о том, какими могут быть психологические последствия преобразований, которые ждут нас впереди».

Подобные мысли были мне мировоззренчески близки, будущее моей психике вроде не угрожало. Но не начался ли уже катаклизм в отдельно взятой, то есть моей, голове?

Однажды в сумерках я лежал на больничной кровати, смотрел телевизор. На мгновение смежил веки — и вновь в темноте ярко вспыхнула белая ослепительная точка. И словно взорвалась изнутри. И вот меня уже нет ни в палате, ни вообще в этом мире. Меня втянуло в некий туннель, где с невообразимой скоростью я промчался по извилистому, похожему на гибкий подвижный шланг коридору. Так я оказался в этом самом смысловом поле, где, по утверждению Юнга, постоянно создаётся и усложняется проект развития Вселенной.

Впоследствии я узнал, что именно это похожее на сон событие чрезвычайно важно для эволюции любого человека. Даже случайное посещение нематериального информационного пространства является пропуском в мир самых необычных приключений — в этой и другой жизни. По сути, это момент зачатия нового мира, который оплодотворяет дух человека.

Открылось непривычное пространство, в котором непрестанно формировалась в чёткие геометрические фигуры структурированная, чрезвычайно подвижная среда. Бес-численные трансформации окружающего рождали ромбы, шары, конусы, кубы, трапеции, полусферы, сложные конструкции — тетраэдры, пирамиды, икосаэдры, додекаэдры. Фигуры мгновенно оцвечивались — то нежной солнечной охрой, то суровым ртутным металликом, то пронзительной голубизной — и уносились прочь, подчиняясь сложному, но вполне определённому ритму.

Всё очень красиво, чётко, энергично меняется в бесконечном пространстве. Всё пронизано мощным, математически точным импульсом жизни. Я не хочу сказать, что это лучше, чем наш мир. Просто это совсем другое — математика, точные формы в череде бесконечных геометрических превращений, импульсов, вибраций.

В этом пространстве, где нет никакой земли и неба, я стоял, опираясь на пустоту. И каждое скоростное взаимодействие множества геометрических олицетворений старательно огибало моё явно не запланированное здесь присутствие.

Вдруг, словно сорвавшись с полотна Сальвадора Дали, из бесконечности неровными, но явно осмысленными зигзагами примчались три ослепительно-белых шара. Они тянули за собой красные эластичные шланги, чутко вибрировавшие мощной стремительной жизнью неведомого разума. Остановившись напротив меня, они как бы изучают, чем грозит моё незваное присутствие здесь, и, успокоившись, вновь уносятся со своими бесконечными шлангами в беспредельность. Шары явно выполняли сторожевую функцию, и то, что они не проявили враждебности, требует осмысления.

Внезапно напротив меня раскрылась одна из пирамид. Её стены просто отвалились в стороны четырьмя ровными треугольниками. Открылось устройство, в котором постоянно выскакивало что-то изнутри и опять исчезало — колесики, цилиндры, шары, ленты Мёбиуса, странные молоточки, рычажки и противовесы. Всё это беззвучно и целеустремлённо выполняло неведомую работу вокруг полупрозрачной призмы.

Я был в таком пространстве дважды. Второй раз это произошло на занятиях в Академии, созданной впоследствии по моей инициативе под новую энергоинформационную технологию знаменитого украинского экстрасенса Лапшина, где я занимал пост вице-президента. Причём дополнительно к тому, о чём рассказал, видел ещё странные, очень плоские часы, от которых во все стороны тянулись светящиеся, похожие на разноцветную паутину нити, и они опутывали собой всё вокруг. И ещё одни, песочные, которые повернулись сами собой вправо и запустили какой-то таинственный процесс. При этом я не находился в состоянии сна и осуществлял постоянные речевые контакты с инструктором. Такое геометризированное пространство — не единственное, в которое можно попасть. Их тысячи, самых разных, и за каждым стоит тайна Вселенной. Проблема в том, что факты, о которых сообщают люди, побывавшие в каких-то иных измерениях, трудно поддаются оценке и исследованию. Тем более, чётко запомнить и изложить их может не всякий. Психологи обычно квалифицируют подобные рассказы как аутоскопические галлюцинации, которые довольно часто сопутствуют инфекционным заболеваниям, повреждениям мозга, алкоголизму, наркомании, эпилепсии.

Но как в таком случае объяснить реальные факты, которые явно не отнесёшь к роду субъективных иллюзий или галлюцинаций?

* * *

Моим соседом по палате был Борис Орлов. Естественно, мы подружились.

По иронии, а может, по закономерности судьбы Борис когда-то строил больницу, в которой лежал со мной. В то время он возглавлял мощную строительную компанию «Бекерон». А ещё раньше руководил в Узбекистане крупнейшим заводом стройматериалов. Поэтому и в частном бизнесе он сравнительно легко занял весьма заметные позиции. Это незаурядный человек, хорошо образованный, с ясным умом. Сильный, прямой характер сочетается у него с умением почти мгновенно просчитывать различные варианты и добиваться цели сложными многоходовыми комбинациями.

Он верил в сны, предзнаменования, другую реальность и сам искал возможность побродить с кем-нибудь, хотя бы в разговорах, по лабиринтам неведомого.

О своих видениях я рассказал Борису. А он не только не удивился, но поразил меня признанием, — оказывается, из-за своей язвенной болезни трижды побывал в реанимации. И в состоянии между жизнью и смертью видел те же картины геометризированного пространства.

Похоже, именно знания об этом измерении бытия привели в своё время Платона к убеждению, что мир идей столь же реален, как и мир объектов. А может, даже более реален. Ведь Платон утверждал, что земные объекты представляют собой лишь тени идей. И наша действительность в некотором смысле — галлюцинация. Но всё же не стоит испытывать её достоверность, ударяться головой о стену. Раз природа создала наш мир, значит, он зачем-то нужен ей. И в этом мире иллюзия жизни равноценна жизни — и иллюзия смерти равна смерти, изменить ничего до поры до времени нельзя, у нас это не получится.

Борис Орлов стал моим доверенным слушателем. На нём первом я «обкатывал» свои впечатления, ведь кто-то другой просто счёл бы меня сумасшедшим. Между тем видения прямо обрушивались на мой бедный мозг. Причём они никак не влияли на восприятие действительности. Просто было два мира — наш, привычный, известный всем, и то самое информационное пространство, излучавшее в меня всё новые и новые представления.

— Безусловно, в этом мире есть некая всемогущая сила — невидимая, непознаваемая, во всё проникающая, — говорил Норис. — Люди называют её Богом или Высшим Разумом, и в зависимости от мировоззрения. Но все её чувствуют или предчувствуют, потому что без неё исчезает смысл жизни. Действительно, если нет Бога, чем мы отличаемся от бабочки-однодневки? И какая разница, сколько жить — тысячу лет или одну минуту, — если опыт жизни исчезает с тобой и тебе некому им похвастать? И если мы лишь случайные животные организмы, этап мгновенного каприза природы, случайного сцепления молекул — то почему бы нам не жить по законам животного мира? Хватило бы забот о выживании. Но человечество почему-то создало культуру... Если Бога нет, то это пустая трата драгоценного бытия амёбы... Этого только последние бараны или твои коллеги академики, увязнувшие в постаментах своего дутого величия, не понимают.

Среди идей, не однажды мной от него слышанных и осознанных, Борис высказывал и довольно оригинальные. По крайней мере, для меня.

— Вот почему говорят, что жизнь в полосочку, почему в пей с такой жёсткой последовательностью чередуются счастливые и нерадостные дни? Да потому, что люди не понимают своей ответственности за свои решения. Для них всё просто: захотел что-то — должен получить. А чем будешь соответствовать полученному? Что у тебя есть, чтобы расплатиться за удовольствие?

— Ну, мы, кажется, оба здесь за что-то расплачиваемся, вяло намекаю на наше лежачее положение.

— Оба, — соглашается Борис. — Но «картинки» почему-то показывают сейчас тебе. Давай разберёмся. Ты зачем согласился возглавить «Худлит»?

— Да я всю жизнь как пожарник, — пытаюсь отшутиться. — Где что горит, где что валится — там Петров. Я вообще не умею спокойно жить. Вот ты позвал бы сейчас меня к себе на работу, пообещал бы зарплату раз в десять больше, чем в «Худлите», — я не пошёл бы. У тебя своих орлов вдосталь, я тебе не очень-то нужен. А тут я обещал Можаеву спасти издательство — и спасу.

— Прекрати молоть вздор, — осаживает Борис. — Ты вдумайся в то, что тебе показывают. Дорогу Христа! А почему? Ты что, не понимаешь, куда тебя ведут? Ведь кто-то ваше издательство специально разоряет. Сидят умненькие ребята в очках и чертят схемы, как подешевле лакомое государственное предприятие к рукам прибрать. У них по «Худлиту» уже почти всё получалось, а тут ты нарисовался — светлый рыцарь с благими намерениями. Чудо ещё, что тебе в подъезде башку не проломили. Ведь там же большие бабки пляшут. Ты проанализируй: сначала уводят предприятие в отрицательную рентабельность, потом всё его техническое обеспечение сваливают в некое малое предприятие, вместе с которым техника бесследно исчезает. Потом сажают по всем этажам какую-то Всемирную книжную лигу, а под её названием скрывается почему-то не книжное предприятие, а печально известный всей Москве ресторан «Холь-стен». И ему передают все права по управлению недвижимостью «Худлита». Осталось только официально объявить издательство банкротом. Причём нового хозяина искать не надо. Он уже на месте.

— Может, они ещё Кремль захотят приватизировать? — внутренне ожесточаюсь я и с упрёком смотрю на собеседника.

Из его карих, по-восточному выразительных глаз выплёскиваются водопады смеха.

— Его давно уже приватизировали и поделили, вместе со всеми, кто в нём есть. И тебя на делёжку не позвали. А то начнёшь не вовремя про совесть что-нибудь талдычить.

— Вот я и постараюсь, чтобы этого не случилось с «Худ-литом».

— А почему в больнице лежишь? — совершенно неожиданным «ударом» логики Борис сбивает меня с пьедестала, на который я стараюсь вскарабкаться.

— Ну, а это здесь при чём? — пытаюсь отбиться дежурным поверхностным сомнением.

— Ну, брат, — смеётся Орлов, — я же тебе намекал. Чем соответствовать будешь? Пошёл спасать «Худлит»? А что у тебя есть как у спасателя — деньги немереные, связи правительственные? Сам говоришь: на должность поставили, а Министерство денег не дало, хотя бы долги аннулировать. Пени начнут расти, штрафы. Это же не сотни рублей, не тысячи, а миллиарды. Потом электричество отключат, воду, отопление, телефон.

— Уже отключили.

— Ну вот, — обрадовался почему-то Орлов. — А ты спрашиваешь, за что в больнице лежишь. Потому что нечем больше за неправильное судьбоносное решение расплатиться, только здоровьем. Потому тебе и крутят в башке фильм про Христа, что ты сейчас жертва, тобой искупают чужие грехи. Понимаешь? Законы Космоса очень жёстки — за всё надо платить. И ты, главное, сам согласился. Тебе предложили, а ты не отказался. Славы захотел? Вот теперь и хлебай её через капельницу сколько влезет.

В том, что говорил Борис, было что-то жестокое, но отрезвляющее, заставляющее серьёзно задуматься над тем, что происходило. И увидеть это как бы в другом ракурсе — с позиции не романтического героя, а, напротив, трезво мыслящего человека, понимающего, что каждое решение должно строго соответствовать возможностям человека, какими бы они ни были — духовными или прагматическими.

И параллельно этим размышлениям во мне со всё большей и большей отчётливостью развивался какой-то новый сюжет — не то моей, не то чужой жизни. И теперь того, кто шёл из прошлого ко мне в настоящее, звали Иешуа.

* * *

Песок, проклятый песок. Он рождался где-то на окраинах каменистого плато пустыни в бесчисленных маленьких вулканах, вызванных жаром солнца. Потом выплески ветра, разогнавшись в горных ущельях, подхватывали пригоршни каменистых осколков и несли их на своих ладонях, словно рои диких пчёл. Если на пути этих властителей пустыни встречалось животное или человек, они жалили его так же безжалостно, как настоящие дикие пчёлы. Одно спасение от песка — укутаться в куфи, что и сделал Иешуа под презрительным взглядом Иоанна.

Карие, зорко рассматривающие всё вокруг глаза Иоанна мгновенно окружили глубокие, кривые морщины. Они придали его лицу зловещий, диковатый вид из-за того, что глаза были по краям подёрнуты болезненной, белёсой пеленой. Кожа век воспалилась и вспухла, но взгляд, прожигавший своим огнём застилавшую его скверну, достиг души Иешуа. И он, догадавшись, кому было адресовано презрение Иоанна, зябко поёжился.

Иоанн, уловив душевное состояние пришельца, окружённого жалкой кучкой учеников, двинулся в его сторону широкими, размашистыми шагами. Лицо пророка, по которому были рассеяны гнойные кратеры, затянутые маслянистыми плёнками, посуровело. Грязная клочковатая борода, искрящаяся сединой, вздрогнула.

— Ты хочешь защитить себя платком от ниспосланного Господом? — спросил он, цепко вонзившись взглядом в небольшую щель для глаз, оставленную пришельцем.

Маленькая, тщедушная фигурка проповедника из Назарета казалась ему жалкой, смешной.

— Встань на колени!

Слова Иоанна звучали с агрессивной напористостью. Тупая простота веления всколыхнула толпу паломников, окруживших их, заставила её придвинуться и сомкнуться.

Иешуа попытался заговорить, но Иоанн снова крикнул с истерическим призвуком в голосе:

— Пади на колени!

В глазах пророка теперь застыл дикий страх и ненависть.

Иешуа догадался о мыслях Иоанна, и это было неприятное открытие. Он уловил, какая опасность таилась в обманчивой тишине, и его сотрясли гнев и необходимость обуздать его.

Он вздохнул и поморщился под платком. Невыносимый к/пах от гнилых зубов, донёсшийся до него, ухудшил и без того нерадостное настроение. Он не ожидал, что знаменитый Иоанн Креститель окажется таким жёлчным и язвительным аскетом, умертвившим в себе человеческое.

— Почему ты уверен в том, что пыль ниспослана Господом? — принимая вызов, глухо отозвался он из-под куфи.

Иоанн на мгновение растерялся, встретив такое непокорство в человеке, который шёл к нему как к учителю.

Теперь уже он оглянулся на застывших в ожесточённом внимании людей и, не найдя сразу что ответить, уселся на камень напротив Иешуа.

— А кем же ещё? Дьяволом? — с прежней язвительной насмешливостью полюбопытствовал отшельник, переложив свой посох на колени, будто готов был вскочить с камня, на котором сидел, и уйти прочь от неинтересного собеседника.

— Не думаю, что кто-либо из них озабочен такими малостями, — спокойно заметил назаретянин.

По губам Иешуа скользнула мучительная, извиняющаяся улыбка, которую, впрочем, никто из паломников не заметил из-за надвинутого на его лицо платка.

— Я слышал, ты проповедуешь именем Господа, но не снимаешь крещением с людей их грехи? — мрачно спросил Иоанн.

Он почесал под мышкой, и застоявшейся вонью пахнуло из под старых, ветхих одежд его из верблюжьей шерсти.

— Мы должны учить, благовествовать, — возразил Иешуа.

Стоявшие вокруг люди стали переглядываться, слова одобрения прозвучали среди них.

— Порождения ехидны! Кто внушил вам бежать от будущего гнева? — крикнул в толпу Иоанн.

Ропот ужаса всплеснулся в толпе. Иешуа сдёрнул с лица платок, и все увидели, что он оставался неуязвимо спокойным. Лишь глаза его потемнели.

— Водой очищались язычники в Евфрате и в Ниле. Они тоже верили, что внешней обрядностью спасают себя и открывают врата небесные, хотя поклонялись другим богам.

В толпе снова зашептались, пытаясь понять сказанное и оценить, кто из сошедшихся в поединке проповедников ближе к истине.

— Ересь сочится с уст твоих! — неистово выкрикнул Креститель.

— Не суди, и не судим будешь, — отразил угрозу назаретянин.

— Ты и твои ученики, - вы молитесь Богу молитвами, которые сами сочинили. Возможно ли это? - снова напал Иоанн.

Стоявший в толпе фарисей с привязанной ко лбу кожаной квадратной коробочкой, филактерией, закатил глаза и испуганно охнул. Его левая рука, к которой была привязана такая же коробочка с заключённой в ней молитвой, обличающе поднялась вверх.

— Не богохульствуйте! — вскрикнул он.

Коричневое, как кора старого дуба, изрезанное морщинами лицо Иоанна Крестителя обернулось в сторону фарисея. Его ноздри хищно вздрогнули, втягивая ветер и пыль.

— Порождения ехидны, я крещу вас водой в покаянии. Идущий за мной будет крестить вас Духом Святым и огнём! — закричал он с угрозой в голосе, но яростный взгляд, сопровождавший слова, был выразительнее сказанного. — Лопата в его руке, и он очистит гумно своё, и соберёт пшеницу свою в житницу, а солому сожжёт огнём.

— Люди не солома, — грустно возразил Иешуа.

Шелест одобрения пробежал по толпе. Ученики Иоанна растерянно переглянулись, видя, что симпатии собравшихся склоняются на сторону назаретянина.

— Бог Израиля свидетель — жалость непозволительна для тех, кто служит Всевышнему и проповедует именем Его. Он штормовой океан и спасительный плот на /розных волнах. Вулкан, источающий лаву, и незыблемый остров спасения в огне, пожирающем жизнь. Ты должен верить, и только верить, а не рассуждать. Вера двигает горами. Ты же служишь не небесному, а человеческому.

Обвинение, которое Иешуа боялся услышать, было произнесено. И вновь толпа вокруг заколыхалась, зашумела, обсуждая сказанное.

— Это не так, — попытался защитить себя Иешуа. По его невнятные слова ничего не исправили. Вознесённому к небесам обвинению такой протест был безразличен.

Возмущение, которое постоянно нарастало в Иешуа под напором преднамеренного раздражения Иоанна, наконец про-рвалось встречным обвинением.

— Вера двигает горами, но не твоя. Твоя лишь нагромождает горы! — засвидетельствовал назаретянин, и тут же лицо его исказилось страданием, поскольку он был вынужден выкрикнуть эти слова осуждения и защиты.

Иоанн побледнел от гнева. Грязная тряпка, покрывавшая его голову, затмила лицо, и из тени жутковато сверкали едва угадываемые глаза.

— Если хочешь меня ненавидеть — ненавидь, — согласился назаретянин, — но не уклоняйся от вопросов.

— Всякое дерево, не приносящее доброго плода, срубают и бросают в огонь, — с фанатическим убеждением закричал Креститель. Сложив руку козырьком, Иоанн приложил её к глазам, вглядываясь в того, кто осмелился перечить ему.

— Он Отец наш, мы Его дети, — снова раздался голос несогласия. — Как может отец поднять секиру на детей своих?

— Господь из камней может воздвигнуть детей Себе, — насмешничал Иоанн.

— Ты хочешь обличить Бога в том, что Он сотворил что-то негодное, требующее переделки?.. — с не менее язвительной насмешкой укорил назаретянин, и было видно, что на этот раз Иоанн растерялся и не нашёлся, что ответить неведомо зачем явившемуся к нему сопернику. Глаза его вдруг стали неподвижными и сонными.

Он поднялся с камня и быстро, ничего не возразив, отошёл прочь, к пологу, который был растянут невдалеке на тонких, изгибающихся под ветром прутьях. Он лёг на землю, и кусок полосатой ткани — старой и уже иссечённой песком до дыр — скрыл его от толпы.

Иешуа вздохнул, снова закрыл лицо куфи и, повернувшись, побрёл прочь от того, кого ещё недавно хотел назвать своим учителем.

Толпа безмолвно смотрела в спины назаретянину и не-скольким его ученикам, бредущим сзади.

* * *

Этот сюжет поначалу вызвал у меня очень большие сомнения в его достоверности. Он прямо противоречил Священному Писанию и тому, что известно из него об Иоанне Крестителе. Я впоследствии до конца не определил, что он означал. Может, вопреки плану Создателя, закреплённому таинственным голограммным шифром четырёхмерного со-знания в библейских текстах, реальный Иоанн Креститель не узнал Мессию, приход которого должен был провозглашать? Ведь известно, что секты Христа и Крестителя после смерти своих учителей активно враждовали. Известно и то, что Иоанн, находясь в тюрьме, посылал к Христу двух учеников, чтобы осведомиться: «Ты ли Тот, который должен придти, или ожидать нам другого?» Странно спрашивать подобное у того, кого сам крестил во исполнение пророчества, как Мессию. Что-то не сошлось между тем, что должно было быть и тем, что случилось.

Почему нет? Пророк, выполняя свою миссию, вдруг, по какой-то тайной причине, благодаря вмешательству могущественных потусторонних сил или из-за притуплённой в минуту встречи интуиции, —

не выполняет свою задачу. Ведь не в крещении же Бога в реке Иордан она заключалась? Этот сбой в сюжете мог иметь роковые последствия. Ногá не узнали, не узнал тот, кто обязан был указать на Него. И первое пришествие Христа отчасти и поэтому окончилось трагически. Вслед за пророком в признании Его Царствия на Земле отказали и остальные. Земное воплощение Бога в связи с этим откладывалось на весьма неопределённое время.

Ведь действительно, в реальности имелось как бы два пласта. Один из них — как должно было быть — запечатлён в священных текстах Евангелия. Другой — как произошло на самом деле — в исторических хрониках и свидетельствах современников. Исходя из последних, крещение Иешуа Крестителем вообще не могло произойти в указанное Святой книгой время, поскольку Иоанн уже был в тюрьме и впоследствии обезглавлен Иродом.

И ещё третий пласт: то, что показали мне. Что за этим скрывается? Может, какое-то глобальное изменение общественного мировосприятия? Отторжение внешней обрядности ради постижения глубины и высоты истины?

А где же истина? И как вообще созидается ткань реальности? Может, увиденное относится к другому времени и даже происходило в другом месте? В будущем, в прошлом, когда?

Но все эти мысли придут ко мне позднее. А пока я так увлёкся записью своих видений, что не заметил, как стал выздоравливать. Признаки болезни активно исчезали: и желтизна кожи, и боли в пояснице. Мне уже не думалось о хворях, я переживал поразительный сюжет с участием архетипических героев как драму личного бытия. Я начинал предвидеть, что это только начало каких-то весьма серьёзных событий. Вскоре меня выписали из больницы. А провидение не заставило себя очень уж ждать.

Правда, на этот раз такого эффектного начала, как с «фильмом» о Христе, не было. События словно подкрадывались к моей судьбе, стремясь выглядеть буднично, незаметно. И тот, кто стоял за ними, похоже, сам не был уверен, правильно ли он поступал. Он шёл ко мне осторожно, как бы нащупывая впотьмах того, о ком давно знал и наконец будто бы нашёл. Он искал Видящего.

С Вячеславом Лапшиным меня познакомил мой коллега по Международной академии информатизации профессор Бережной. Анатолий Иванович давно говорил мне о волшебнике из Феодосии, который возвращает слепым зрение, глухим слух, поднимает на ноги детей, больных церебральным параличом. Я не верил в чудеса, но краешек сознания улавливал что-то важное в этой настойчивой рекламе. Бережной даже специально ездил в Киев, в Центр Лапшина, чтобы подготовить нашу встречу. Он говорил, что мои научные и деловые связи весьма помогут этому целителю и благодетелю рода человеческого осесть в Москве, где давно пора организовать оздоровительный центр Лапшина.

И вот встреча в Кремлёвском дворце съездов на V международной конференции информациологов. Она случилась осенью того же, 1996 года. Бережной не ошибся: знакомство действительно оказалось знаменательным.

В облике Лапшина было что-то демоническое. Насмешливый взгляд, который он едва сдерживал напускной серьёзностью, небольшая бородка, странная манера как-то стремительно и юрко перемещаться в пространстве. И вместе с тем он был очень необычным, интересным собеседником. Он умел привлечь к себе внимание, заинтересовать собой.

И как-то неожиданно я согласился помочь ему — найти помещение и зарегистрировать в Москве специально под его технологию Международную академию Лапшина. На определении «Международная» украинский чудотворец настаивал.

— Врачи не могут справляться с теми болезнями, которые обрушатся на мир в новом столетии, — уверенно объяснял мне Лапшин задачи нового учреждения.

— Почему?

— Они не учитывают энергоинформационную структуру, то, что сейчас принято называть биополем. А я знаю, как с этим работать. Биоэнергетическая сущность человека благодаря всеобщей полевой взаимосвязи в особом, изменённом состоянии сознания может взаимодействовать не только с веществом, но и с полями, которые являются проявлениями единого квантового излучения Космоса. Вся информация во Вселенной организована как волновая частотно-амплитудная структура. Мозг человека способен осуществлять квантово-волновое декодирование голограмм прошлого, настоящего и будущего, материального и нематериального миров. Вы когда-нибудь слышали про биокомпьютер?

— Очень немногое, то, что мне рассказал Анатолий Иванович.

— Понятно, — с сомнением смотрит в глаза Лапшин. И тут же читает довольно длинную лекцию.

Я внимательно слушаю. Мне действительно интересно.

— Наше мышление привыкло к линейному восприятию. Но у вечности нет одинакового направления для всего, что существует в ней. Пора понять, что наше знание -всего лишь частный случай мироздания. Палеонтология давно установила факт скачков и внезапных появлений совершенно новых форм жизни, которые с точки зрения упорядоченной эволюции объяснению не поддаются. Человек является высшим, но не последним звеном развития на Земле. Сейчас он как биологический вид находится в кризисе, который завершится его вырождением, если природой не будет включён механизм адаптации к сложившимся условиям.

— И вы знаете этот механизм?

— Тот же биокомпьютер, о котором мы говорили, — это явление сверхсознательной функциональной системы. С его помощью можно развивать феноменальные способности: различные способы видения — я имею в виду, что не обязательно при посредстве глаз, нестандартные формы получения информации — сканирование пространства, телепатию, ясновидение и многое другое. Всё это позволит людям при-обрести инструмент своего преобразования, развития, выживания.

Советский Союз был в мире лидером не только по изучению экстрасенсорных процессов, но и по достижениям в области биоинформационных технологий, о которых большинство людей почти ничего не знает.

— Конвейер по производству сверхлюдей?

— Почему бы нет? Необходима скорейшая ликвидация безграмотности населения в области сверхсознательной функции организма и биоинформационных технологий, которые включают в себя самостоятельное управление энергораспорядительными системами человека и обучение механизмам регуляции общего энергообмена. На каждом витке планетарного существования у нас происходит «расконсервация» определённой части генетического кода или программы, определяющей качественно новый уровень возможностей человека, возносящей его на более высокую ступень бытия. Чтобы остаться, мы должны измениться, поменять привычки, пристрастия, забыть почти все старые знания и постигнуть новые.

— Так что же такое биокомпьютер ?— я пытаюсь вернуть его от общетеоретических рассуждений к более узкой теме.

— Некая сущность, — таинственно отвечает он. — Причём работающая не в одном только нашем материальном пространстве и не на одном его уровне.

— А что, их много?

— Хватает, — улыбается Лапшин, и мне кажется, что за этой улыбкой таится какая-то глубинная насмешка.

Я слушал Лапшина, и во мне боролись два противоположных настроения — желание помочь увлечённому своей мечтой человеку и некое сомнение в том, что он действительно нашёл ключ к тайне бытия. И для сомнений имелись основания.

Его рассуждения, особенно когда он их быстро, скороговоркой выплёскивал на слушателя, выглядели наукообразно. Но при внимательном анализе обнаруживалась некорректность терминологии. «Волновая частотно-амплитудная структура» — это что: масло масляное? Он говорил о квантовом излучении, а мой мозг иронически выдавливал из своих глубин: «А что, бывает ещё и неквантовое излучение?» Лапшин развивает мысли о таинственном биокомпьютере, но при этом использует сомнительный метод разъяснения причины через следствие. И еще явно уподобляет человеческий мозг машине.

В общем, это была какая-то путаница на марше. Но в то же время в глубине выплёскиваемых им откровений действительно брезжил едва угадываемый таинственный свет, вернее — некая терра инкогнита, подобно Атлантиде под океаном, скрытая под волнами слов и эмоций. Я чувствовал эту тайну, угадывал её, тянулся к ней.

— Левое полушарие мозга доминирующе связано с энергетическими явлениями, и его работа направлена в материальное пространство. Энергетические каналы, точки акупунктуры и деятельность левого полушария зависят от поступления энергии в наш организм. Если поступление энергии в организм нарушено, наступает патология, — продолжал свою лекцию украинский чудотворец.

Правое полушарие головного мозга связано с явлениями, которые несут информацию и имеют тесную связь с не-материальным пространством, то есть с нашей сверхсознательной функцией.

Художники, музыканты, писатели — те люди, у которых правое полушарие функционирует, то есть они получают информацию через своё сверхсознание из единого информационного поля, понимаемого сегодня как нематериальное пространство. В целом же деятельность мозга формирует наше сознание, и от гармоничной работы обоих его полушарий зависит степень развития сознания, а следовательно, и подсознания, и всего организма в целом.

— А не повредят ли занятия по вашей системе именно разуму человека? — пытаюсь уточнить я.

Он смеётся:

— Чтобы повредить разум, — надо его иметь. Проанализируйте ту жизнь, которая вокруг вас, — разве её назовёшь разумной? Ну, а вообще-то исследования длились несколько лет. Было зафиксировано, что патологических нарушений головного мозга, являющихся следствием занятий по моей системе, ни у одного человека не обнаружено. Зато обнаружена высокая продуктивность кратковременной и долговременной памяти, превосходные показатели переключения и перераспределения внимания, достоверное снижение фактора тревожности за счёт более высокого тонуса симпатической нервной системы, более высокий, в сравнении с обычным, уровень жизнедеятельности, психической устойчивости.

Этот разговор породил то, что впоследствии узнали не только у нас в стране, но и за рубежом: Академию Лапшина. Сам Лапшин, как мы и оговаривали заранее, стал её президентом, а мы с Бережным вице-президентами.

Буквально через месяц, закончив свои дела в Киеве, Вячеслав Михайлович перебрался в Москву. Я оплатил все расходы по регистрации Академии, ещё один наш учредитель устроил за свой счёт Лапшина с семьёй на проживание и одном из подмосковных пансионатов, и мы активно включились в организационный процесс.

Одновременно я стал заниматься по методике Лапшина С инструкторами, которых он привёз с собой из Киева.

Первое время я вообще не ощущал никакой энергии и даже стал раздражать своими нескончаемыми сомнениями наших терпеливых учителей. Но потом произошло что-то необычное.

Это случилось дома, когда мы с женой выполняли задание по «энергетической прокачке» головы. Цель упражнения согласно методике Лапшина — усиление межполушарных связей, развитие определённых зон головного мозга, его корковых и подкорковых структур, энергетической и сосудистой систем правого и левого полушарий, гомеостатического механизма, который должен удерживать в равновесии динамическую систему энергоинформационного обмена и систему кровообращения. Его выполнение связано с особым анодно-катодным дыханием. И вот, когда моя супруга выполняла дыхательные упражнения, накладывая по определённой схеме мне на голову свои ладони, моё зрение вдруг резко, одномоментно обострилось. При этом существенно изменилась и колористика зрительного восприятия — цвета стали яркими, насыщенными, даже диапазон их существенно расширился.

Отличное зрение сохранилось не только в следующие дни, но не ухудшилось и поныне.

Кстати, такие же изменения произошли у другого ученика из нашей группы — профессора Анатолия Ивановича Бережного. Теперь он вообще обходится без очков, что выбывает нескончаемое удивление его сослуживцев и родных.

Потом начались изменения с памятью. Самое странное в этом процессе было то, что, как и предыдущий, он осуществился очень быстро, как бы обвально. Это произошло, когда мы прозанимались четыре недели. Я вернулся домой, поужинал, лёг спать, и вдруг у меня в голове включился какой-то странный проектор. То, что я увидел благодаря ему во сне, не было сном. Это был слайд-фильм, в котором с огромной скоростью, но в строгой хронологической последовательности были показаны моё детство и молодость приблизительно до двадцати пяти лет. Очень подробно, даже скрупулёзно, был воспроизведён и весь наш дворовый мир на улице Сталина в подмосковном городе Балашиха-3.

Вот мы с друзьями сидим на скамейках за дощатым столом, слушаем, как играет на гитаре и поёт Петя Бычков. Нет музыки, нет слов. Есть только снимок, но вспоминаются и музыка, и слова, имена и фамилии ребят, которых я уже не видел лет сорок. А вот наше лесное озеро у стадиона. Мы убежали из школы с уроков вместе с Толей Малышевым, Колей Самохиным, Валерой Елисеевым. Мы часами могли не вылезать из воды и плавать. И таинственный проектор показывает наши озарённые щенячьим восторгом лица. Потом что-то происходит — утонул мужчина. Все ныряют за ним — мы тоже.

Утопленника достают из воды и выносят на берег. Приехала «скорая помощь». Врачи делают искусственное дыхание. Всё бесполезно. Они собираются уезжать. Жена утонувшего — хрупкая молодая женщина — сама делает искусственное дыхание мужу и не даёт его увезти. Врачи и медсестра уговаривают её не тратить силы. Она их не слушает и всё сводит и разводит руки утопленника. Врачи садятся в машину и медленно отъезжают. А минуту спустя мужчина оживает, и мы бежим вдогонку за «скорой помощью», возвращаем её.

Вот так — день за днём, час за часом — слайд-фильм отщёлкал мою молодость, и то, что он мне показал, снова ожило в памяти, обрело черты реальности.

Все эти необычные, по крайней мере для моей жизни, события — улучшение здоровья, достигнутое буквально за три-четыре недели, странные эффекты с памятью и то, что я наконец действительно стал ощущать энергетические воз-действия и самостоятельно их оказывать на других, — засинили меня уже с достаточной степенью серьёзности от-нестись к дальнейшей перспективе сотрудничества с Лапшиным. Я перешёл на вторую ступень обучения (что-то вроде второго класса) и получил допуск к открытию биокомпьютера — механизма внутреннего и межпространственного видения. Чудеса не заставили себя ждать. Неведомое протянуло руку сотрудничества.

Уже в первые дни работы с биокомпьютером то таинственное, что прячется за порогом сознания, решило показать свои возможности. Это было сделано с лёгким, дружеским юмором и явно не имело целью подчинить или напугать меня. Просто мне хотели объяснить, как зыбка грань между тем, что мы считаем таким надёжным и реальным, — действительностью, и тем, что Карл Густав Юнг называл смысловым полем, в котором существуют идеи, мысли, ин-формация о прошлом, настоящем и будущем.

Это произошло утром — обычным утром обычного дня. Меня разбудил солнечный свет. Я почему-то знал, что уже пора вставать, тем более что ещё до ухода на работу надо было дочитать купленную неделю назад книгу Джеффри Мишлава «Корни сознания».

Открыл глаза. Табло электронных часов показывало половину седьмого. Сунул ноги в тапочки. Поднялся. Прошёл в ванную комнату. Почистил зубы. Умылся. Побрился. Дети и жена спали, и я тихонько проскользнул к себе в кабинет. Открыл книгу и стал читать. Это была глава «Биологический проводник сознания». Там, где текст меня особенно интересовал, я подчёркивал его красным цветом. Я прочитал несколько страниц и вдруг заметил, что вокруг меня неё меняется. Поднял взгляд от текста и понял, что влип в историю с биокомпьютером. Стены иззыбились, потеряли чёткость форм. Комната сжалась. Теперь она была похожа на какую-то кладовку — грубая, неровная кладка новых стен была покрыта синей масляной краской. Они мне что-то напоминали из давнего прошлого, из детства. Вдобавок кто-то начал ещё и подхихикивать (не зло, шутливо) и не давал мне подняться из кресла.

Нас предупреждали, что может произойти подобное, и даже объяснили, как закрыть биокомпьютер, включившийся самовольно, без команды. Дело в том, что энергетические занятия, повышая возможности мозга во взаимодействии со сверхсознанием, или смысловым полем, инициируют произвольные трансцендентные (запредельные по отношению к нашему миру) функции. Поскольку работа биокомпьютера ощутимо энергозатратна, потакать его самодеятельности в установлении контактов недопустимо. Поэтому я сделал то, что необходимо для его закрытия: сжал веки, осуществил энергетический всплеск, перегнав мысленным усилием энергию по спинному мозгу в лобную часть головы, выбросил её через глаза, поднял веки и увидел: я попрежнему в кровати, табло часов показывает половину седьмого.

Встал, прошёл в ванную комнату. Почистил зубы. Умылся. Все спали. Я проскользнул в кабинет и открыл лежавшую на столе книгу Миш лава. Закладка оказалась там, где я её оставил вчера, — в самом начале главы. Но когда я стал читать, то увидел, что содержание нескольких следующих страниц мне хорошо знакомо, — я прочитал их, когда самовольно включился биокомпьютер. Причём никаких подчеркиваний, что я сделал в «странном сне», на страницах не было. Но текст был хорошо знаком — буквально построчно.

Произошедшее замечательно иллюстрирует возможность формирования событий в нашем материальном мире галлюцинаторными средствами некоего высшего творческого разума. По сути — это и была всего лишь манифестация возможностей того мира, что скрыт от нас за стеной сознания. Ведь ни один из органов чувств — ни слух, ни зрение, ни осязание, ни обоняние — не забил тревоги, не предупредил о том, что я вижу иллюзию, настолько реальную, что она способна поглощать действительность, мимикрировать под неё, изменять её и даже включать в прошлое несостоявшееся будущее (непрочитанные страницы, содержание которых стало известно мне).

Если меняется представление о жизни — меняется сама жизнь. Знаменитый британский физик Джеймс Джине однажды заметил: «Когда вибрирует один электрон, сотрясается вся Вселенная». Величайшее преимущество нового мировоззрения — в его бесконечной способности творческого саморазвития во взаимодействии с Разумом Вселенной. Каждый человек — это огромный, бесконечный мир, имеющий выход на космический суперкомпьютер. Те, кто получает право на взаимодействие с ним, обретают новые возможности развития.

Выйти на контакт с биокомпьютером, если вы прошли серию подготовительных занятий и изучили технику безопасности, — несложно. Даётся определённая команда, и нот уже, несмотря на повязку, которую необходимо надеть на глаза, чтобы не мешал солнечный свет, перед вашим взором разворачивается белый экран. Обычно он похож на экран телевизора или монитор компьютера. Но это только вначале. Впоследствии, если вы достигнете в этом процессе необходимого прогресса, то получите в своё распоряжение более совершенный механизм взаимодействия с нематериальным пространством. Например, вы одновременно сможете видеть события «там» и «здесь» и даже влиять на них, соблюдая, разумеется, нерушимые Космические Законы. Вы можете продвигаться бесконечно вверх — по лестнице эволюции, пока не нарушите какой-нибудь из них, тогда многое потеряете. Будьте осторожны на лестнице Разума. Я падал с неё.

Глава 2

Борис Орлов, похоже, близко к сердцу принял мою личную ситуацию в «Худлите». Он регулярно заезжал ко мне, консультировал по текущим проблемам, анализировал мои действия. То, что Государственный комитет по печати оказался не в силах выполнить обещание о регулярной финансовой помощи, чтобы расплатиться с долгами, ставило меня в отчаянное положение. Ведь я уже обещал коллективу, что не пойду в условиях банкротства стандартным путём — то есть не буду решать финансовые проблемы за счёт сокращения штата.

— Дурацкое обещание, — резко оценил его мой новый друг. — У тебя из прошлого тянулась к горлу одна мохнатая рука многомиллиардного долга. Тебе этого мало? Ты решил дать ухватить своё горло родному коллективу. Думаешь, они будут душить нежнее? Если судить по целой серии газетных скандалов, тут люди собрались драчливые.

Борис вальяжно раскинулся в кресле. Но, вопреки обманчивой расслабленности, весь как сжатая пружина — сконцентрирован до предела. Я уже перестал удивляться его постоянной способности быть настороже.

— Давай поковыряемся в твоём унитазе, — предлагает он.

— Давай, — соглашаюсь я, заранее зная, что из его аналитических рассуждений всегда можно извлечь немало полезного.

— Долг, говоришь, с учётом выявленных последней проверкой и утаённых твоим предшественником налогов?..

— Четыре с лишним миллиарда рублей, — мгновенно реагирую я на его вопросительную интонацию.

— Оборотные средства?

— Равны нулю.

— Срок реализации готовой продукции?

— На сегодня около трёх лет.

Борис упирается в меня взглядом, проверяет — не шучу ли?

— Уровень рентабельности?

— Двадцать процентов.

Борис бледнеет.

— Тебя точно в больнице недолечили. Ты знаешь какую-нибудь экономическую теорию, которая позволяет в такой ситуации верить в светлое будущее и раздавать обещания сохранить штат сотрудников?

— Нет, — честно признаюсь я.

— Каков план действий?

— Мой зам, Сережа Колесников, договорился о товарном кредите бумагой, — начинаю перечислять я.

— Объём кредита?

— Один миллиард двести миллионов рублей.

— Дальше.

— Я под залог своих акций нефтехимического завода беру в банке кредит.

— Сколько?

— Семьсот миллионов рублей.

— Всё?

— Нет. Есть ещё договоренности с типографиями о выпуске продукции в кредит. Это ещё на миллиард рублей, — опережая неотвратимый вопрос, называю я сумму типографского кредита.

— Значит, около трёх миллиардов, — говорит Борис. — А если свои акции потеряешь? — вдруг раздражается он. — Тебе что, обещали «Худлит» подарить, если ты его спасёшь?

— Нет, — констатирую я. — Просто считаю, что потерять издательство «Художественная литература» всё равно что потерять Большой театр или Третьяковскую галерею.

— Ты считаешь? — взревел Борис. — А государство что считает? Судя по тому, что не дают даже обещанной помощи, государству
просто наплевать на ваши миражи. Опускайся на землю, парень. До
Голгофы — рукой подать. И крест, похоже, тебе уже варганят умель-
цы, и гвоздики ржавые подлиннее подобрали.

— Мы ещё подготовили проект издания «Золотой кол-лекции» и
ищем под неё инвестора, — не сдаюсь я.

— Ладно, — вдруг соглашается Борис. — Давай считать. Три
миллиарда рублей при обороте средств за три года — девять лет. Так?

— Так, — нехотя соглашаюсь я.

— Рентабельность двадцать процентов — умножь девять ещё на
пять. Получается, как минимум, полстолетия, и то если ни в чём не
ошибаетесь.

— Не совсем так, — упрямлюсь я против очевидных расчётов.

— Ну-ну.

— Есть ещё несколько проектов, которые привлекут к нам деньги
инвесторов. Кстати, по новым проектам рентабельность свыше ста
процентов и срок оборота — около года.

— Это если твои экономисты не просчитались.

— Откуда экономисты? — смеюсь я. — На пальцах всё считаем.

— Хорошо, — снова соглашается Борис. — У тебя есть замеча-
тельные проекты, в которые ты веришь, но нет денег их запустить.
При этом учти: если ты начнёшь запускать проект с недостаточными
финансовыми ресурсами, то из-за отсутствия средств на продвиже-

ние своего товара на рынке рискуешь потерять не только будущие прибыли, но уже потраченные на выпуск продукции финансы.

— Значит, надо добиться, чтобы выпущенные нами книги имели качественные и ценовые преимущества перед продукцией конкурентов.

— Молодец, — похвалил Боря. — Сразу видно, что у человека высшее образование. Только за деньгами ты пойдешь не к профессору, который тебя учил, а в банк. Там сидит вежливый, но строгий дядя, который, конечно, готов тебе дать деньги под сумасшедший процент, но и в этом случае дядя спросит: «Чем гарантируете кредит?»

— Спросит.

— А что у тебя есть? Здание?

— Оно государственное.

— Акции, ценные бумаги?

— Есть вэбовки, но государство их отказывается оплачивать. Отложило расчёты на следующее тысячелетие.

— Вот видишь, — почему-то снова повеселел Борис. — Ситуация проясняется. Тебе предлагают участие в гонках на выживание. Трасса — чудовищно трудная, участники гонок — звери ещё те. А родное государство собственному государственному автомобилю забыло в бак бензина плеснуть. Толкайте, ребята, до финиша руками за сто долларов заработной платы в месяц. Так?

— Так, — нехотя соглашаюсь я. — Государственных инвестиционных фондов, где можно взять в долг деньги под издательские проекты, не существует. И, похоже, никто не собирается их создавать. Я поднимал этот вопрос в Комитете. Мне говорят — Федеральная программа книгоиздания как раз и должна выполнять эти функции. Но и по этой программе денег не дают.

— А какова доля издательских издержек у тебя в себестоимости? — снова приступает к допросу Борис.

— Пятьдесят-шестьдесят процентов.

— Это чудовищно много. Ни одно коммерческое пред-приятие не позволит себе выйти за пределы десяти процентов. При этом необходимо учесть, что каждые десять процентов себестоимости лишают вас не менее пятнадцати процентов рентабельности. Произведи несложные арифметические подсчёты, и ты увидишь, что, не решив этой проблемы — а она как раз связана с необходимостью кардинально, раз в десять, сократить штат, — вы обречены на мучительное, болезненное умирание.

Борис выжидательно смотрит на меня, оценивает, как дошло сказанное.

— При тех исходных данных, что ты мне назвал, каждый рубль, вложенный тобой в книгоиздание, даёт пятьдесят копеек убытка. Понимаешь, — усиливает он давление, — все ваши усилия приносят убытки, а не прибыль.

Я молчу. Он действительно зрит в корень. Наша самая большая проблема сегодня — высокая себестоимость. Вернее сказать — скрытая себестоимость, связанная с нашим зданием. В «Худлите» давно упустили момент, когда огромное здание из преимущества превратилось в осложнение. Потому что никто не задумывался и никогда не считал, чего оно нам стоит. А оно давало каждым своим нерационально используемым метром двадцать две тысячи рублей прямых убытков в месяц. Это прежде всего коммунальные платежи, обслуживание. У нас огромные залы для собраний. Весь первый этаж — библиотека и фонды. Многие комнаты превращены в хозяйственные склады, где со спокойной совестью на драгоценных метрах в центре

столицы хранят старые стулья, шкафы, какую-то неимоверную рух-
лядь.

У меня уже есть план, как освободить комнаты и помещения, сократить фонды, втиснуть библиотеку в прежние её пределы. На осво-
бодившихся площадях развернуть фирменный магазин «Пегас». Это
оборотные средства, возможность регулярно платить людям заработ-
ную плату. Самое главное — непрерывный путь к позитиву. Самое
опасное — стагнация.

Я говорю о своих планах Борису, но он не понимает меня.

— Легче начать всё заново, чем исправлять то, что здесь наво-
рочено, — выносит он окончательный приговор. — Путь к успеху
— это энергичная адаптация к постоянно меняющимся внешним и
внутренним условиям. К чему ты можешь адаптироваться, если тебя
приковали железной цепью к прошлому? Как ты можешь её разо-
рвать? Кто тебе в этом поможет? Лучше бы потратил эти деньги и
свой энтузиазм на родное тебе издательство «Культура».

Есть незыблемый закон рынка: никогда не следует производить
то, что приносит убытки. Это формула успеха. Если тебе знакома какая-нибудь другая — что ж, флаг тебе в руки. Но ты должен отдавать
себе отчёт в том, что жизнь, на которую ты себя обрекаешь, мало чем
будет отличаться от кошмара на улице Вязов. И самое паскудное — в
тот момент, когда ты каким-то чудом действительно вытянешь «Худлит» из пропасти, в этот самый момент, когда уцепишься пальцами
за край удачи, обязательно появится кто-то, кто скажет: «Мы теперь
сами всё закончим. Иди отдохни, дурачок. Если у нас ещё что-нибудь
в пропасть провалится — мы тебя обязательно позовём».

Последние слова Бориса словно наждаком продрали мою парад-
ную оболочку мелодраматического персонажа. Она упала к ногам

моего самолюбия, как платье голого короля. Я и друг увидел и понял: то, к чему стремился, — всего лишь фантазия безумного Дон Кихота. Нелепая хотя бы уже потому, что сам Дон Кихот никогда не мечтал о какой-либо торжественной позе на пьедестале истории. Ведь что греха таить — я надеялся: когда издательство будет спасено, раздадутся аплодисменты. Я не ожидал наград — денег, постов. Только цветы и аплодисменты. Но Борис точно и безжалостно показал, что меня ожидает, если будет совершено чудо спасения. Хорошо, если ногой на пальцы не наступят. Ведь «Худлит» - действительно лакомый кусок, за который в любой момент могут сойтись в схватке новые издательские гиганты. Сейчас он их не интересует, поскольку пребывает в состоянии полуразложившегося трупа. Но если его реанимировать, издательство начнут воспринимать как реального конкурента — ситуация изменится. И уничтожать соперника, скорее всего, станут именно в тот момент, когда проявится его перспектива, когда он станет потенциально опасен. А как уничтожать — технология известная. И бандитов позовут, и «органы» помогут.

Борис, внимательно наблюдавший по неуловимым знакам на лице проходивший во мне процесс саморазоблачения, многозначительно заметил:

— Мне кажется, ты понял, какую дуру свалял, согласившись на эту должность, на эту роль коммерсанта-спасителя. Нет такой роли в мире, который вокруг нас. Коммерсанты ищут, где заработать. Ты же нашёл, где потратить. Придёт день, и те, во имя кого ты рискуешь всем, посмеются над тобой. Дошло хотя бы теперь?..

Дошло... Он прав, дошло... Что осталось, на что опереться? Только обещание у гроба друга спасти «Худлит». Какой ценой? О цене речь не шла. Было просто обещание — спасти.

И снова, параллельно дневным событиям, в моих снах разворачивались видения двухтысячелетней давности — я снова видел дорогу, дорогу Христа.

* * *

...Выйдя из виноградников, Иешуа уверенно зашагал на запад, к Кармельским горам. За спиной, в ущелье меж Сулемом и Фавором, уже пробились первые лучи восходящего солнца, и ночь, ступая неслышными шагами, понемногу терялась вдали. Пространство перед ним постепенно озарилось серым рассветом, вокруг отчётливо проступали стволы фиговых деревьев и пышные кроны окруживших Назарет садов.

Дорога стала подниматься вверх, и горизонт долины, до этого очень тесный, начал расширяться. Открылись вершины Сихемских гор, святыни которых хранили память о деятельности первых патриархов Израиля. Иешуа пошёл быстрее, будто околдованный призывом веков, который источали в его сердце эти окаменевшие свидетели событий, поглощённых неумолимыми волнами забвения.

Но мир ничего не желал знать об ушедшем, и вокруг, вместе с солнцем, просыпалась жизнь — весёлая и беззаботная. Сады сменились лесами. Высокие и мощные стволы деревьев обвивались лианами. Сизые дрозды копошились в траве. Хохлатые жаворонки перепархивали с ветки на ветку. На стволах старых деревьев зеленели пучки паразитирующих растений. Их нежные цветы, уловив тепло восходящего солнца, стали расправлять лепестки, издавая чуть слышный шелест в сумеречной тишине леса.

Иешуа, несмотря на усталость, ускорил шаг. Он направлялся к излучине небольшого ручья, рядом с которым высоко в небо поднималась скала. Склоны её светились белизной обнажённого известняка. Сама её белизна и обнажённость среди буйства природы была таинственной, чарующей.

В чреве скалы, в почти непроглядной тьме высеченных в ней пещер, были гробницы. Нежная, печальная аура мистицизма древней земли сочилась из горы и, как подземная вода, выдавленная тяжестью сланцев на поверхность, стекала по шероховатым камням в зелень травы, кустов, деревьев.

Здесь Иешуа искал Отца, здесь хотел излить Ему свои сомнения в том, нуждается ли истинная религия в жрецах, во внешней обрядности.

Иешуа не первый раз приходил к скале. На валуне, у подножия которого пробился из земли родник, он любил предаваться уединению, чтобы обдумать то, чем переполнялось день за днём его сердце. Здесь, будто прорастая из корней хребтов, до него с особой ясностью доносились обличения ветхозаветных пророков. Словно тягучий металл колокола, принимала его душа переданные пророком Исайей слова Господа: «К чему Мне множество жертв ваших? Я пресыщен всесожжениями овнов и туком откормленного скота... Курение отвратительно для Меня. Ваши руки полны крови... Очиститесь. Удалите злые деяния ваши от очей Моих, перестаньте делать зло, научитесь делать добро... тогда придите».

Это было место, где Иешуа не раз испытывал ощущение, что время вот-вот может остановиться, потечь вспять или, наоборот, двинуться вперёд с удвоенной скоростью. Скала стояла как островок в океане веков, на который набегали волны и прошлого, и будущего, и даже тех времён, которые никогда не были и не будут. В ней хранилась тайна, притягивающая к себе пророков, и голос бездны, который она не могла сдержать собой.

Иешуа остановился и огляделся. Солнце золотыми иглами своих лучей уже разбудило всё вокруг — переворошило траву, развернуло листья деревьев, растревожило насекомых. Он стоял на площадке, где обрывался путь. С одной стороны его отрезала отвесная скала, с другой — очень крутая осыпь из мелких камней, которые, без сомнения, пришли бы в движение и увлекли за собой в пропасть любого, кто осмелился бы вступить на склон. За осыпью открывалось ущелье и узкая каменистая гряда, подобно змее ползущая по её дну.

Валун лежал у края площадки, плоская поверхность его до блеска была отполирована дождями и ветром.

Иешуа приблизился к камню. Улыбка грусти скользнула по его лицу и едва пробилась сквозь сросшуюся гущу усов и бороды. Он сел на валун. Внизу, у самых ног, плескался родник. Иешуа раздвинул траву, и образовалось небольшое озерцо, обрамлённое тёмной зеленью и россыпью горных цветов. В нём, как в зеркале, Иешуа увидел себя. Он был мал ростом и тщедушен, точно росток, пробившийся к солнцу из сухой земли. Угасание уже обезобразило лицо своими следами. Но глаза горели в немощи тела не огнём болезненного бессилия, а пламенем мечты. Это были глаза человека, который против своего желания никогда не отводил взора от того, на что смотрел.

И всё же он был так убог и так жалок, как были убоги и жалки те, чьи боли и горести он решил сплавить в веру братства и любви. Его тёмные волосы разделены пробором, как это принято у назореев. Борода также разделена пробором посередине. Он окинул своё

отражение в воде неодобрительным взглядом. Маленькая речная че-
репашка с блестящими кроткими глазами выползла из травы к род-
нику и испуганно замерла, увидев человека. Иешуа усмехнулся:

— Чего испугалась? Пришла пить, так пей.

Однако черепашка не послушалась, повернулась неуклюже и ма-
ленькими смешными шажками стала уходить прочь.

Накануне Иешуа вернулся из паломничества в Иерусалим. Его
путь, как обычно, лежал через Гинею и Сихем, мимо древних святи-
лищ Силоамской купели. Он шёл в Иерусалимский храм к Отцу, но
нашёл в нём только жрецов и их странное учреждение, присвоившее
себе право посредничества в отношениях с Богом.

— Авва, Отец, — негромким голосом позвал он, и шёпот его эхом
скользнул в ущелье. — Скажи мне: зачем жрецы Твои между сыном
и Отцом? Разве не могу я обратиться к Тебе с чистым сердцем, без
посредства этих, оскверняющих веру ложным кривляньем и одежда-
ми со знаками ложной добродетели? Разве не услышишь Ты голос
моей души без помощи творящих милости напоказ и торгующих ве-
рой в храмах Твоих?

Он говорил с чувством такого убеждения, что слабость вдруг
охватила его и тело покрылось испариной волнения.

— Ты, видящий тайное, знаешь Сам, что служат они не для того,
чтобы постичь истину, а лишь затем, чтобы получить власть.

Иешуа поправил на голове куфи. Его глаза — глубокие, тёмные —
наполнились слезами.

— Скажи мне, Отец, зачем помню я жизнь свою там? Почему
ты не лишил меня памяти, как других, а принудил идти в этот мир
со знанием прошлого?

Иешуа склонил лицо к воде. Луч солнца, упавший из-за его плеча, зажёг воду, и в её холодной глубине вспыхнули и заискрились разноцветные звёздочки. Он стал вглядываться в их затейливое мельтешение, стремясь усилием воли остановить движение, но они вспыхнули ещё ярче и лишь затем потемнели и исчезли, оставив после себя неясное тёмное пятно. Оно шевелилось, ворочалось, словно поудобнее устраиваясь на дне ключа, ища своё место в бесконечной цепи уже прошедших и ещё только намечающих своё движение времён.

Взгляд Иешуа, притянутый этой тьмой в глубине, начал пульсировать в такт с нею, в равномерном ритме с открывшейся пропастью пространства. Пропасть звала, манила к себе, и Иешуа осторожно продвинул своё сознание в глубь отверстой бездны. И бездна приняла его.

На мгновение ему показалось, что из тёмной ряби воды всплыл и обозначился на поверхности чей-то лик — и снова истаял в глубине, как бы затягивая взгляд Иешуа за собой. Он даже не успел испугаться необычности видения, так как значение происходящего лишь смутно доходило до его сознания.

Когда, утомлённый предыдущим напряжением воли, Иешуа невольно закрыл глаза, перед его внутренним взором словно взорвалась ослепительно-яркая звёздочка. Она вспыхнула и вытянулась в горизонтальную пульсирующую полосу, которая мгновение спустя развернулась вверх и вниз белым прямоугольным пространством, похожим на окно в другой мир. В этом окне разноцветным мельтешением загорелся и стал нарастать свет — небольшой, трепетный, а затем всё более и более яркий. Он был прекрасен, ярок, лучист, но в самом его центре едва заметным турбулентным движением был обозначен тёмный зев коридора мнимого времени. Его непреодолимая, втягивающая сила уже захватила эманации мучительного ожидания, которые про-изводило сознание Иешуа, настроилась на излучаемые вибрации и, рассыпав на горстку мерцающих бликов, втянула то, что ещё мгновение назад было телом человека, в своё чёрное нескончаемое нутро.

Иешуа почувствовал это по тому неуловимому смещению сознания с внешнего на внутреннее, которое рождает и теле отсутствие. Теперь он сам должен был стать светом, чтобы перенестись из сумеречного материального пространства в сияющий мир.

Иешуа на мгновение почувствовал тяжесть своей бестелесности. Но длилось это неприятное ощущение недолго, пока волны огня не проснулись в нём и его снова не затянуло таинственным внешним притяжением в узкое тёмное пространство Коридора.

Иешуа стал как воздушный шарик, заполненный горячим воздухом. Его сознание болезненно напряглось, и в нём завертелась калейдоскопическая вереница образов — всё отчётливее, определённее. Они захватили его, втянув в череду бесконечных превращений. Вот он поднялся вверх растением, втискивающим корни в землю, и почувствовал, как по стволу и ветвям текут всасываемые им соки. Вдруг всё изменилось, и он обратился ящерицей, застывшей на камне под тёплым ласкающим лучом солнца; потом стал зверем, пробирающимся по следу жертвы сквозь заросли кустарника. Последовательной чередой в памяти проявились все девять состояний первого малого круга развития. Весь цикл превращения энергий на переходе к всеобъемлющему космическому уровню.

Трансформации закончились, и он явственно почувствовал, как из их тонкой взаимосвязи вызрел потенциал нового состояния. Его обволокло прозрачной сияющей сферой и вытолкнуло из Коридора в межпространственную среду Бардо — перекрёсток миров, где всё начиналось и всё заканчивалось, откуда истекала потребность и куда устремлялось удовлетворение. Сияющий мир принял его обособившееся от чёрной струящейся тьмы тело и одел обволакивающей волной мерцающих бликов.

Теперь Иешуа мог ощутить себя как лёгкая струящаяся змея, свивающая своё тело в гибкие, подвижные кольца. Он хорошо чувствовал свою могучую энергетическую суть, её наполненность зыбкими подвижными вибрациями света и тьмы, небытия и бессмертия. Всё было теперь в нём — мудрость и слепая страсть, исцеление и яд. Знание, сила, коварство, утончённость, хитрость проникли друг в друга, сливаясь в ощущение способности к любым духовным интерпретациям.

Вибрации нарастали, структурировались в пересечении сложных взаимодействий материального и нематериального пространств, информации и энергии, души и сознания, пока не вызвали ответную реакцию канала Бардо. Из протуберанцев сияний, возникло отчётливое изображение шестиголового дракона.

Страж Порога был прекрасен и грозен одновременно. Его головы, похожие на морды огромных аллигаторов, венчались коронами, осыпанными драгоценными камнями. В каждой короне, над межглазьем, сиял огромный бриллиант — камень совершенства, исполняющий все желания, позволяющий видеть души вещей.

Драгоценные камни переливались на коронах. По золотисто-серебряной чешуе тела и гребня тоже мерцали алмазы и рубины. Могучие лапы дракона, когти которых заканчивались тройными отростками, слегка вздрагивали. Из пастей стекали языки пламени. Глубоко посаженные глаза не имели определённого цвета: он как бы всё время менялся в зависимости от степени нависания над ними массивных кожистых надбровных складок.

Молниеносное озарение пробудило все прошлые существования Иешуа, и он вспомнил: драконы Света когда-то, в Золотом веке древних времён, жили среди людей, открывая им знания и помогая постичь предназначение эволюции человека. Их звали Владыками Мудрости. Они учили владеть собственной энергией, управлять стихиями, сотрудничать с богами и духами, пока не были поглощены бездной Земли старые материки и океаны, не вздыбились новые горные цепи там, где их прежде не было.

Теперь никто не мог подняться наверх, выше шестой Сефиры Тифирет — Дома Христа. Вселенная, поделённая между светом и тьмой, охраняла свои границы грозными могучими сущностями, подчиняющимися только законам Космоса.

Шестиголовый дракон был их владыкой и олицетворял совершенное равновесие двух великих сил Вселенной — мужской и женской, он был эмбрионом противоположных начал, включённых в круг циклического обращения, и грозным Стражем Порога.

Владыка драконов, имя которого не называют, преградил путь, и никто не имел права его продолжить, не получив на то соизволения.

Пульсации тревоги, которые вызвало появление владыки драконов, стали нарастать, расширяться, распространять вокруг обеспокоенность происходящим. Дракон услышал их. Одна из его голов наклонилась к Иешуа. Чёрные зрачки, окружённые жёлтыми, как у волка, проблесками, на мгновение скрыла упавшая из-под надбровных складок белесая слизистая плёнка. Когда она поднялась, глаза дракона исторгали нежные голубые лучики, пронзившие пришельца, и он почувствовал безопасность внутри своей энергии.

— То, что спало, проснулось? — услышал в себе голос Иешуа.

— Да, владыка, — так же беззвучно подтвердил он.

— Я знаю, что тебя призвали, — но пропустить не могу.

— Почему?

— Ты уже слился с эгрегором Иисуса — Бога живого, но у тебя ещё не восстановились идамы в Бардо и материальном пространстве. Межпространственное перемещение в физическом теле может нарушить программу.

— Кто заказал программу? — спросил Иешуа.

— Система, — лаконично ответил дракон.

— Её конечная цель?

— Зачать ребенка с памятью не только о прошлом, но и о будущем, чтобы воплотить предсказанное. Тогда число шестьсот шестьдесят шесть перевернётся и вновь придёт двухголовый Андрогин, чтобы разделить Зло и Добро.

— Как я это сделаю?

— Скоро включится твоё духовное видение. Это поможет, — ответил дракон, покачивая огнедышащими головами, олицетворяющими двенадцать взаимодействующих между двумя пространствами сил, определяющих взаимовлияние статических и динамических закономерностей.

— А потом?

— Закрытая информация, — спокойно, без раздражения констатировал дракон. — Ты узнаешь своё будущее после полного объединения с эгрегором программы.

— Кто-нибудь может помешать её реализации? — спросил Иешуа.

— Теоретически да, но практически вряд ли. Другие иерархи Вселенной нейтральны к происходящему.

— Ты можешь показать будущее хотя бы до межпространст-

венного перехода?

— Смотри, — согласился дракон, и из пустоты материализовалось большое овальное зеркало.

Иешуа вгляделся в него, и зеркальная поверхность расступилась, втянулась в рамку, открыв новое пространство, из которого появились двенадцать светящихся шаров. Они окружили Иешуа на разных орбитах и начали своё вращение вокруг, словно он был центром их небольшой динамичной системы. И вместе с их движением возник мелодичный нарастающий звук. Его колебания пронзили пришельца и вызвали в нём синхронные последовательные пульсации, сливающиеся в сияющие разноцветные круги. Эти сияния переплетались в сложнейшие узоры тайных символов - голоса гармонии. Они появлялись и исчезали, пока из нежнейших оттенков звучащих красок не возникло изображение древнего города, раскинувшегося на холмах.

Иешуа узнал этот город, увидел людей, услышал их мысли. Отчаяние пронзило его сердце.

— Чудеса, которые я покажу, Церковь будет считать деянием дьявола, — печально посетовал он. — Ведь многие из них считают, что не только Бог Отец, но и дьявол имеет такую силу, чтобы оживлять мёртвых.

— Докажи им, что ты от Отца, — посоветовал дракон.

— Как?!

— Пожертвуй собой. Дьявол не приносит себя в жертву, он принимает их.

— Ты исторг меня из небытия, Авва, Ты можешь взять и обратно! — закинув голову, крикнул Богочеловек.

Лёгкий ветерок вырвался из ущелья и опахнул воспалённое лицо Иешуа. В глубине ручья вспухли и с шумом лопнули большие белые пузыри газа, раскидывая вокруг брызги кипящей воды. Он посмотрел вниз и увидел: вся трава и цветы вокруг ключа почернели, а лепестки опали на землю.

Глава 3

Прошёл год. Как ни странно, вопреки отсутствию финансовой помощи государства, дела в «Худлите» стали налаживаться. Несколько удачных издательских проектов, рациональная перестройка хозяйственной службы и службы реализации, бухгалтерии, складского комплекса, изменение характера взаимоотношений с авторами и литагентами, строгий учёт возможностей по запуску в производство новых книг привели к тому, что непроизводительных затрат становилось всё меньше, в то время как наша рентабельность ощутимо росла.

Большую роль в этом сыграла и административная команда, которую удалось собрать. Из издательства «Просвещение» перешёл и стал моим первым замом Сергей Георгиевич Колесников. Очень дружественные отношения сложились с главным редактором Валерием Сергеевичем Модестовым, а вскоре из издательства «Современный писатель» вернулась в родной «Худлит» бывший заместитель главного бухгалтера Инара Борисовна Степанова, только теперь уже в качестве главного бухгалтера. Кстати, многие бывшие сотрудники издательства, ушедшие из него при прежнем руководстве, теперь возвращались назад. Почти все при переходе проигрывали в зарплате. Но желание поднять на ноги своё родное издательство и уверенность, что это можно теперь сделать, были для них самым весомым аргументом.

«Худлит» уже не был «Титаником», погружающимся в пучину небытия. Напротив, все, кто в нём работал, явственно видели новые перспективы. Повысилась зарплата, появилось ощущение будущего.

А ведь это были всё те же люди, при которых ещё год назад издательство уверенно приближалось к черте своих последних дней.

«Худлит» теперь не катился стремительно вниз. Он парил плавно, как пёрышко, порой надолго задерживаясь на одном месте благодаря почти невидимым, но уже достаточно ощутимым восходящим потокам внутренних преобразований, а случалось, и взмывал вверх.

Эти приятные тенденции стала замечать, и довольно благожелательно, пресса: «Предыдущее руководство оставило после себя тяжёлое наследие. В годы застоя «Худлит» издавал сотни наименований в год, в 90-е — понурые — всё-таки выходило 20-30 наименований, но во втором полугодии 1995-го не было издано ни одной книги. На балансе издательства двухмиллиардный долг и ежемесячные штрафные санкции.

Новое руководство планирует сохранить основные на-правления деятельности издательства, задуманного М. Горьким и осуществлённого — в разное время по-разному — как проводник отечественной и мировой классической литературы, всего, что составляет гордость нашей и зарубежных культур.

Кто из нас не помнит уникальные худлитовские собрания сочинений, поэтические серии, одно- и двухтомники? В издательстве уверены, что высококачественные книги необходимы сегодня, их мало на рынке, эта ниша не занята. Предполагается завершить издания сочинений, которые за-тянулись на долгие годы, выполнить обязательства перед подписчиками, закончить, ни много ни мало, около двадцати собраний сочинений — Бёлль, Гофман, Фаллада, Куприн, Эренбург, Леонид Андреев, Александр Грин, Ж. Санд, Грэм Грин» («журнал «Витрина», 1996, № 10).

Ещё одна цитата: «Год назад издательство «Художественная литература» называли «Титаником». Гигант советского книгоиздания, ведомый рукой твёрдой, но некомпетентной, получил в бурном море современной российской экономики такие пробоины, что, казалось, был обречён. Книги с эмблемой знаменитого издательства не появлялись аж восемь месяцев. Тем не менее уже год, как под маркой «Художественной литературы» регулярно выходят новые книги, в том числе очередные тома собраний сочинений — классика по-прежнему в чести. Что же за чудо произошло?» («Куранты», 1997, № 29).

Не скрою, приятно было эти фрагменты читать, тем более что подобные материалы появлялись с завидной регулярностью.

Мог ли я представить себе, что когда-нибудь возглавлю знаменитый «Худлит» — и более того, приду в самое трагичное для него время в роли спасителя, стану известным писателем? Нет, такого предощущения не было. И всё же, если напрячь память...

В нашей семье существует «предание», вернее, воспоминание о забавном случае, участником которого был я сам. Случилось это в 1951 году. Мне тогда было четыре года. Место события самое прозаическое — коммунальная кухня. Помню, я вошёл в эту комнату, где находились мои родные и соседи. Увлечённые своими повседневными проблемами, взрослые не обратили на меня никакого внимания. А мне почему-то очень хотелось в тот момент, чтобы меня заметили, однако как я ни пыхтел, как ни вертелся под ногами у взрослых, — внимания никакого. Тогда, вцепившись в ножку стоявшего рядом табурета, я выволок его в центр огромной, как мне казалось, кухни, вскарабкался на эту «высокую» импровизированную трибуну и, поднеся к губам сжатый кулачок, громко и не выговаривая некоторые буквы, объявил: *Внимание! Внимание! Я, зулналист Алкадий Петлов, буду читать свои стихи...»*

74

Никаких своих стихов я тогда, конечно, ещё не писал, да и не мог писать, но уже чувствовал в себе какой-то внутренний, требующий выхода ритм и поэтому, подражая взрослым, просто поцокал языком в микрофон-кулачок, солидно одёрнул рубашонку, поклонился «почтенной публике» и, опустившись на коленки, осторожно сполз с табурета на иол.

Откуда, из какого будущего возникла эта странная потребность ребёнка изобразить из себя литератора, вернее, странный гибрид «зулналиста-поэта»? А ведь так потом и случилось.

Чувство ритма, музыкальный слух или, скажем, живописно-колористическое видение мира не каждому дано. Это, как говорится, дар Божий. И дар этот как деньги: или он есть, или его нет! Тут мне всё ясно. Но вот... вскарабкаться на табурет... тут нужна смелость: и упасть есть возможность, и больно будет, и всем видно падение... Но, возвращаясь к незатейливому «семейному преданию», можно с уверенностью утверждать: с раннего детства я чувствовал своё предназначение. Ведь любое предприятие, начинание - это, в той или иной степени, риск.

Но меня всегда несло по волнам судьбы. И хотел я или нет, меня словно выворачивало в ту нужную Провидению сторону, где меня ожидало намеченное свыше поприще. Вот решила мама направить меня вопреки той кухонной подсказке, небес, в химико-технологический техникум на учёбу. И что же? В одно ухо влетает сопромат, а из-под руки вместо конспекта лекции — рифмы... На третьем курсе я бросил учёбу.

А после армии, где я достаточно усовершенствовался в рифмоплётстве, я решил, что самое время идти работать в газету. Мне почему-то казалось, что все поэты работают в газетах или журналах.

Помню немое изумление редактора балашихинской городской газеты «Знамя коммунизма» Олега Алексеевича Вавилкина, услышавшего в ответ на вопрос: «А что вы умеете делать?» — безмятежное: «Писать стихи!»

Олег Алексеевич буквально взревел на весь кабинет: «Хоть сейчас готов поменять четырёх поэтов на одного журналиста!» Так я узнал, что поэт и журналист — не одно и то же.

И всё-таки я стал журналистом.

Формально уже на следующий день. Олег Алексеевич в воспитательных целях, как я теперь понимаю, предложил немедленно сделать статью. И дал тему. Вечером я спешно собрал информацию, а утром следующего дня сдал материал. Олег Алексеевич читал мою статью и время от времени вычёркивал слова, надписывал сверху свои варианты. Я как-то сразу сник, погрустнел, а к концу его правки мне окончательно стало стыдно. Я встал и, извинившись, обречённо пошёл к выходу. Вавилкин остановил меня окриком: «А вот так пишут мои сотрудники, окончившие МГУ!» И показал страницы полностью вымаранного текста, по сути заново переписанного редактором. Олег Алексеевич был первым моим учителем в журналистике. С его рекомендацией меня приняли впоследствии в Союз журналистов.

И тем не менее, как говорят предприимчивые «янки», можно привести лошадь к реке, но нельзя заставить её напиться... Теперь в стране новое время, а у меня новое бремя?

А тут ещё эти странные реминисценции из событий двухтысячелетней давности, так плотно сплетавшиеся своими аллегориями с заботами дня нынешнего. И этот странный, очень странный Лапшин. Почему? Зачем? К какому назиданию вели они меня?

* * *

Открытие экрана внутреннего видения означает открытие другого мира, который постоянно рядом, но мы не видим и не замечаем его. Как скромный папа Карло не знал, что за куском тряпки с нарисованным (призрачным!) очагом на стене его каморки спрятана дверь в Волшебную Страну. Естественно, я, дотошный, как Буратино, занялся активными поисками традиционных, научных доказательств тем феноменам, что так неожиданно ворвались в мою судьбу — судьбу обычного человека. И с удивлением узнал, что сотни лабораторий, университетских кафедр, научных институтов и спецслужб самых разных стран давно занимаются разработкой теорий, объясняющих накопившиеся факты ясновидения, телепатии, левитации, телепортации, экстрасенсорики. Об этом иногда писали, да и я тоже кое-что знал. Но потрясающие воображение обывателя явления в моём конкретном случае, то есть в контакте с биокомпьютером, представали всего лишь гранями возможностей какого-то удивительного инструмента, ноуменального непознаваемого мира. Биокомпьютер мог творить чудеса, как говорится, в розницу и оптом, да ещё многое сверх того. Все знаменитые экстрасенсы, ясновидцы, пророки, оказывается, полностью зависят от того, насколько широко откроет им свои неограниченные возможности этот удивительный шедевр тонкоматериальных технологий.

В то время я не знал, что степень подключённости биокомпьютера к тем или иным программам напрямую зависит от достижений каждого конкретного человека на пути эволюции в цепи последовательных воплощений на земном плане бытия. И что финиш этой гонки уже близок — его обозначило число, вернее — дата. Дата обыкновенного календаря. Последний день нулевого года, года миллениума, года перемен, — черта, которая отсекает уходящий мир от нового, нарождающегося мира действительно космической эры человека. Правда, перешагнут этот порог не все. Многим придётся продолжить свой путь по спирали восхождения в прежних условиях, где причинно-следственные зависимости жёстко отрегулированы законами кармы: пожелал близкому беды — жди её в гости сам, вырыл яму другому — оглядись, не роют ли под тебя. Совершил плохой поступок или вынянчил чёрные мысли в голове — не удивляйся, если стало плохим здоровье, побаливает сердце или печень.

Бывает, правда, что карма бьёт своим жезлом не по самому виноватому, а по кому-то из близких — сыну, дочери, матери, отцу. Люди давно сетуют на несправедливость судьбы. Например, белорусский писатель Василь Быков, автор лучших, пожалуй, книг о народе на войне, заканчивает повесть «Карьер» горькой жалобой: «За всё надо платить — за хорошее и за плохое, которые так крепко повязаны в этой жизни, но всё дело в том, кто платит. Платит, конечно же, тот, кто меньше всего повинен, кто не рассчитывает на выигрыш, кто от рождения обречён давать в отличие от тех, кто научился лишь брать и взыскивать».

Что же, и это правда. Но это наша, человеческая правда. Нам не дано знать, что думает об этом Господь, Отец наш, каков Его промысел. Поэтому надо достойно нести свой крест. Ведь и Иисус Христос в человеческом образе сетовал, что оставлен Отцом, Его благодатью.

Так что же говорит наука, как она объясняет происходящие рядом с нами чудеса, которые мы, как правило, игнорируем, считаем недостаточно достоверными, не подтверждёнными научно-техническими средствами регистрации. Последнее, кстати — самое распространённое требование достоверности феноменов, является самым абсурдным. Представьте себе, что было бы, если б какой-нибудь древний Дедал стал убеждать своих сограждан, что можно из железа создать летательный аппарат и парить на нём по небу. Наверняка какой-нибудь тогдашний академик Кругляков тут же обвинил бы его в лженаучном мышлении, призвал бы создать комиссию, требуя вынести смертный приговор нечестивцу. И был бы по-своему прав — потому что соответствующие законы физики ещё не были открыты. Сам Кругляков открыть их не в силах, и, следовательно, — смерть каждому, кто попытается переступить порог его невежества.

Чтобы объяснить засвидетельствованные и участившиеся в последнее время феномены, необходимо открытие новых физических законов, уяснение новых форм передачи энергии и информации.

Конечно, эти открытия ещё не раз ударят по полуразрушенному зданию классической системы мироздания. Конечно, они нанесут урон престижу ряда авторитетных учёных. Что же, это обычная вещь. Механистическая картина мира уже сто лет уходит в историю, волоча за собой вульгарный материализм, дарвинизм и другие «измы». Но точно так же уходит в историю и примитивный идеализм. Основной вопрос философии о том, что первично — материя или сознание, — потерял смысл. Сошлюсь на того же К. Г. Юнга: «Обе противоположные концепции — материалистическая и спиритуалистическая — не более чем метафизические предрассудки. Опытным данным лучше соответствует гипотеза, согласно которой любая живая материя обладает психическим, а психические субстанции — физическим аспектом. Если же мы обратим должное внимание на пара-психологические данные, то окажемся вынуждены распространить гипотезу о психическом аспекте за пределы биохимических процессов в живой природе и охватить ею всю, в том числе и неживую, материю. С точки зрения этой гипотезы бытие основывается на некоем до сих пор не разгаданном субстрате, обладающем как материальными, так и психическими качествами».

Что же касается учёных аксакалов, то, как говорится, нельзя пронести факел истины, не опалив кому-нибудь бороду. В науке, как и везде, — один с сошкой, семеро с ложкой. Вспомним, что лет двадцать назад каждый четвёртый учёный в мире был советским. Чем они занимались, какие плоды наука преподнесла кормившему её народу, общеизнестно.

Да, конечно, воздух науки — факты. Добросовестность учёного — в рациональном объяснении явлений. Но коль пиление налицо, следует не прятаться от него, а изучать, осмысливать.

И всё-таки кое-что делалось.

Лапшин при первом нашем разговоре сказал правду: Советский Союз был лидером в мире не только по изучению экстрасенсорных процессов, но и по достижениям в области биоинформационных технологий, о которых большинство людей почти ничего не знает. Сенсационные открытия русского китайца доктора Цзян Каньчжена, изложенные в его работе «Теория управления полями», привлекли в своё время внимание отдела науки ЦК КПСС и были засекречены. Доктору Цзяну удалось установить, что «ДНК — это просто «кассета» с записью информации, а её материальным носителем являются биоэлектрические сигналы». Другими словами, электромагнитное поле и ДНК — это совокупный генетический материал, существующий в двух формах: пассивной — ДНК и активной — электромагнитное поле. Первая сохраняет генетический код, обеспечивающий стабильность организма. Вторая в состоянии его изменить. Для этого достаточно воздействовать биоэлектромагнитными сигналами, которые одновременно содержат энергию и информацию.

Эту теорию Цзян Каньчжен блестяще подтвердил на практике, создав установку, которая считывала информацию с ДНК одного живого объекта и направляла её на другой. В результате происходили запланированные изменения. Например, при дистантном воздействии биополя зелёной массы пшеницы на проросшие семена кукурузы на месте метёлки образуются своеобразные колосья с зёрнами, похожие на кукурузные и пшеничные. Новые признаки сохраняются в ряду поколений, то есть генетически закрепляются. Биополе дыни оказывало влияние на проросшие семена огурца, в результате чего огурцы имели вкус дыни и изменённую ДНК, основу генотипа. Воздействие биополя утки на куриные яйца приводило к тому, что у цыплят на лапках появлялись перепонки, голова становилась плоской, изменялись глаза. Под воздействием биополя молодых зелёных проростков различных видов пищевых растений на человека происходило изменение цвета волос (исчезала седина), менялась их структура. Испытуемые люди стали выглядеть моложе, у них улучшилось состояние здоровья и, в частности, иммунной системы.

Таким образом, впервые было подтверждено экспериментально, что экстрасенсорное воздействие является чрезвычайно мощным и эффективным инструментом именно в той области, где мировая наука до сих пор имела весьма скромные результаты.

Работы Цзян Каньчжена защищены патентами и по сути являются первой серьёзной пробоиной в строю ортодоксальных отрицателей психофизического устройства действительности. Ведь до этого времени традиционная наука считала абсурдным активное участие мысли и сознания в изучаемых процессах. Считалось, что мыслительная деятельность — всего лишь последовательность нейрофизических реакций, что у неё нет и быть не может собственной, изначальной, то есть опережающей нейрофизические реакции, энергии.

Но как тогда объяснить то, что делает известный израильский экстрасенс Ури Геллер? Усилием воли и мысли он стирал с компьютерных дискет записанную на них ин-формацию. Гнул во время телеинтервью на расстоянии в сотни и даже тысячи километров ложки и вилки в домах телезрителей, независимо от того, в какой стране смотрели его телепередачу — в Англии, Франции или США.

По поводу этого феномена мне довелось в телепередаче «Добрый день» вести полемику с вице-президентом Российской академии наук Евгением Павловичем Велиховым. Выслушав сообщение о демонстрациях возможностей Ури Геллера, он усмехнулся и тут же сообщил, что известный иллюзионист США Джеймс Рэнди разоблачил Геллера, объявив все его чудеса фокусами. Правда, осталось за рамками объяснения, где Геллер сам научился этим фокусам.

Я потом проверил — действительно, такое разоблачение имело место. Так же, как и продолжение этой истории. Крупнейшие учёные Америки, участвовавшие в экспериментах с Геллером, жёстко и публично указали Рэнди на разницу между тем, что делают шуты на сцене, и тем, что пытаются исследовать физики в своих научных экспериментах. Затем последовал суд и решение суда в пользу Ури Геллера. Но об этом Евгений Павлович или не знал, или не хотел знать.

Такие же методы полуправды, замалчивания или прямой фальсификации существуют и в отношении легендарных хилеров. Европейская ассоциация здравоохранения (вполне традиционное учреждение!) исследовала филиппинских экстрасенсов, которые без ножа проводили сложнейшие хирургические операции, в том числе онкологические. В объёмных документах была зафиксирована подлинность феномена и эффективность этого необычного метода врачевания. Вместе с тем в выводах комиссии была глава, где разоблачались шарлатаны, наличие которых неизбежно при любом громком и прибыльном деле. Вот эту-то главу и подхватила на страницах своих газет — с подачи некоторых чиновников Российской академии наук — отечественная пресса. Что ж, на войне как на войне — а то и вправду вскоре не понадобятся ни хирурги, ни терапевты, ни лекарства.

Но вернёмся к нашим экстрасенсам, на отечественную почву.

В то же самое время в МГУ доктор физико-математических наук, профессор Ю.П.Пытьев проводил исследования обученных в нашей Академии специалистов, умеющих видеть с закрытыми глазами.

Профессору Пытьеву удалось установить, что при экстрасенсорном восприятии объекта генерируются некие излучения, организованные как процесс в миллиметровом диапазоне волн. При этом источники излучения находятся вне пределов головы экстрасенса (подобно виртуальным «глазам»).

Что касается самого восприятия, то в опытах с дифракционной решёткой учёный установил: оно напоминает голографический процесс. Кстати, волновая природа явления проверялась и с помощью зонной пластинки Френеля, которая в этом диапазоне длин волн действовала как собирающая линза.

Ближайшая аналогия — акустическая локация (акустическое зрение) летучих мышей и дельфинов. Они испускают ультразвук, который отражается от окружающих объектов и воспринимается акустическими рецепторами.

Далее Юрий Петрович Пытьев сделал правильный вывод, что за интерпретацию экстрасенсорного восприятия и зрительного ответственно сознание: «Так вот, очевидно, оно у подавляющего числа экстрасенсов ещё просто не натренировано интерпретировать экстрасенсорную информацию в виде зрительной. Например, поднося с закрытыми глазами руку к магниту, они чувствуют «тепло» или «холод», но «увидеть» его не способны. Как физик, я верю только тому, что можно зарегистрировать прибором. И тот факт, что удалось выявить тесную связь экстрасенсорного восприятия и электродинамических процессов, исключительно важен».

Пытьев был не единственным, кто серьёзно занялся исследованием феномена. Публикации, регулярно появляющиеся в печати в связи с деятельностью нашей Академии, подтолкнули заведующую лабораторией изучения деятельности мозга НИИ традиционных методов лечения Минздрава России Ольгу Ивановну Коёкину провести серию экспериментов по дистанционному биоэнергетическому взаимодействию между специалистами, подготовленными Академией, и их пациентами. Результаты этого исследования оказались феноменальными.

Ольга Ивановна открыла новое направление исследований, которое можно отнести к области так называемой виртуальной реальности мозга и сознания. Виртуальная реальность порождается бесконтактным, дистанционным взаимодействием между мозгом оператора (целителя) и реципиента (пациента). Это взаимодействие выражается в синхронизации биопотенциалов, присущих каждый раз определённым участкам мозга оператора и реципиента. Эту новую реальность предложено рассматривать как виртуальный мозг, который функционирует благодаря деятельности разных областей мозга оператора и реципиента.

Аналогичные результаты получены и в других странах. Один из

ведущих специалистов мира по раковым заболеваниям Бьерн Норденстром использовал тончайшие энергии тела для лечения рака. Норденстром воздействовал на раковую клетку резонирующими частотами тончайших энергий, в результате чего она трансформировалась в здоровую.

Виртуальные глаза, зафиксированные профессором Пытьевым, виртуальный мозг, обнаруженный кандидатом медицинских наук Коёкиной, — далеко не рутинные события обычной исследовательской работы. Это архимедов рычаг. С его помощью можно буквально перевернуть мир. Знания, которые получит человек, развивая эти открытия, станут силой глобального значения.

Уже неоднократно по телевидению показывали людей, умеющих видеть с закрытыми глазами, читающих книги с помощью альтернативного зрения или экрана внутреннего видения. Часто на такие передачи приглашаются эксперты — какой-нибудь известный учёный, замечательный специалист. Одно плохо: с феноменом, который необходимо было комментировать, они встречались впервые во время теле-передачи. Естественно, ход их умозаключений всегда сводился к банальному выводу: они, наверное, в дырочку подглядывают?

Я вообще считаю, что настоящий учёный, если он не изучил проблему, не провёл необходимые исследования, не имеет права выражать публично своё мнение, даже ради удовольствия покрасоваться на телеэкране. Образцом научной добросовестности считаю позицию, которую занимает конкретно по этому вопросу крупнейший международный авторитет в области нейрофизиологии, лауреат Государственной премии, директор Института мозга академик Наталья Петровна Бехтерева. В одном из интервью по поводу показанного по телевидению сюжета о том, что дети, лишённые зрения, могут взамен получить другое, альтернативное зрение, она заявила следующее: «Демонстрация была убедительная, дети читали тексты из книг по случайному выбору, катались на велосипедах, умело объезжая препятствия, и совершали ряд других действий, предполагающих нормальное зрение. Разговаривая с одним очень известным в экстрасенсорике специалистом, я услышала: «Я видел сам они подсматривают». Но я тоже видела. Они не подсматривают» (информационный вестник «Начало», № 2).

И Наталья Петровна сделала то, что должны были сделать ранее другие: она открыла исследовательскую программу по изучению феномена. С этой целью она пригласила известных специалистов, добившихся результатов в открытии альтернативного зрения, и предложила провести свою работу в стенах Института мозга, в сопровождении её специалистов, с последовательной регистрацией результатов с помощью специальной исследовательской аппаратуры.

В качестве кандидата на открытие альтернативного зрения была утверждена дочь одного из сотрудников института, которой в шестилетнем возрасте какой-то маньяк выколол шилом глаза. Её звали Лариса Павлова. И со времени того ужасного случая прошло уже двадцать лет. Вот что рассказала о результатах этой работы в том же информационном вестнике сама Наталья Петровна: «Исследование выявило ряд интересных фактов (механизмов), самым значимым из которых является лёгкость использования при большой зрительной нагрузке и при открытых и закрытых глазах не обычного зрения, а сформированного альтернативного видения. Мозг легко переключается на этот, возможно, более выгодный способ приёма сигнала. Полученные результаты подчёркивают физиологичность проводимого обучения и прямого (альтернативного) видения».

Вот так поступает настоящий учёный, если у него возникают сомнения. Он проводит исследования и в результате, если интуиция его не подводит, делает новое открытие мирового значения.

Оказывается, на приборах исследователей есть всё-таки материальные следы экстрасенсорных воздействий. Хотя лично я очень скептически отношусь к возможности через традиционную научную практику изучения подобных феноменов добраться до сути явления. Ведь люди, которые проводят исследования, имеют гиперразвитие левого полушария мозга, узурпировавшего права на весь мозг. Такое левое полушарие «не хочет» равноправия с правым полушарием и без боя своих позиций не сдаст. Оно блокирует информацию, поступающую по каналу интуиции, а если и пропускает её в сознание человека, то старается отсечь теорию и первоисточник феномена.

Даже знаменитый Эдгар Кейс, один из самых выдающихся целителей XX века, ничего не знал о механизме, который использовал для лечения. Входя в транс, он диагностировал заболевания пациентов, которых никогда не видел, и давал предписания к лечению тысячам людей. Кейс не имел медицинского образования и подвергался нападкам так называемой медицинской общественности, несмотря на то, что комиссия Американского общества клинических исследований, проанализировав 100 его диагнозов, признала, что все они безошибочны. Более того, в шести случаях Кейс опроверг диагнозы специалистов, требовавших оперативного вмешательства, и фактически спас пациентов от неоправданных хирургических операций.

Сегодня в архивах медицинских учреждений штата Вирджиния хранится более 9000 историй болезни пациентов Кейса. Все они исследованы, и оказанная целителем помощь признана спасительной. Кейс не только ставил медицинские диагнозы. Он предсказал точные даты начала и окончания двух мировых войн, исход битвы на Курской дуге, крах фашизма. За несколько месяцев до смерти он увидел» распад СССР.

Люди, у которых открывается биокомпьютер, меняют характер мышления — они начинают активно мыслить образами, что очень экономично. Это связано прежде всего с правым полушарием мозга. Интересно, что после травмы правого полушария знаменитые люди не находили в своей работе оригинальных решений, хотя полностью сохраняли способность мыслить логически. В художественных образах действительность отражается сразу во всём многообразии связей и противоречий. Информацию в таком случае не надо упорядочивать — она близка к своему естественному состоянию в нематериальном пространстве. Вселенная мыслит образами. Развивая у себя эту способность, мы приближаемся к взаимопониманию с ней.

Среди руин древнейших на земле шумерских городов археологи нашли глиняные таблички с изображениями Солнечной системы. Порядок планет, их расположение, рас-стояние друг от друга указаны совершенно правильно. Чтобы получить такие точные результаты, нужно не менее двух тысяч лет астрономических наблюдений. Но археологи утверждают, что за две тысячи лет до шумеров не существовало развитой цивилизации, способной на такие исследования.

Считаю уместным уточнить — технической цивилизации. Традиции западной науки допускают только иерархическую причинность событий: от простого к сложному. Но ведь и Демокрит не мог, исходя только из причинно-следственных исторических предпосылок, разработать без сложного инструментария физических лабораторий свою атомистическую теорию строения вещества. Он наверняка не имел возможности пользоваться электронным микроскопом и, следовательно, использовал какой-то другой метод. Уверен, что инструмент, который использовал Демокрит и многие другие выдающиеся люди нашей планеты, — экран внутреннего видения.

Американский физик Хайнц Пэйджелс очень отчётливо выразил перелом настроений в научной среде по этому поводу: «Современная физика утверждает, что вакуум — это первооснова всей физики. Всё когда-либо существовавшее или могущее существовать уже присутствует в этом небытии пространства... и это небытие содержит в себе всё бытие».

Значит, опять информация опережает в своём проявлении материю!

Хорошо известен случай предвидения убийства Роберта Кеннеди, которое произошло 5 июня 1968 года. За два месяца до убийства Алан Вогэн, изучавший синхронию в институте пограничных областей психологии Фрайбургского университета, вдруг почувствовал, что Кеннеди будет убит и что это событие является частью сложной системы, которая включала в себя и убийство Мартина Лютера Кинга. Вогэн направил в США письмо в надежде, что Кеннеди предупредят. Видимо, предупреждение не сочли серьёзным, и оно не спасло ни брата президента, ни Лютера Кинга. Но после этого в США создали Бюро регистрации предчувствий.

Хороший пример того, как ненаступившее событие про-является в нашей действительности задолго до своего осуществления. И он не единичен.

Американский нейрофизиолог Роджер Сперри в 1981 году получил Нобелевскую премию, в частности, за распознание того, как мыслеформы внутри разума развивают «причинную потенцию», силу, которая инициирует всё, что происходит в жизни человека. Исследования Сперри показывают: причинная потенция создаётся в разуме как встроенная биоэлектрическая система, похожая на конденсаторную батарейку большой ёмкости. Чем активнее вы заряжаете «батарейку», тем больше энергии она выплёскивает, даруя возможность личностного влияния на события так называемой объективной реальности. На первый взгляд это кажется странным, но физикам хорошо известно, что в приборе из двух батареек по 4,5 вольта можно получить энергетический импульс мощностью 20 киловатт. Это свидетельствует о том, что при определённых условиях энергия из скрытой формы может перейти в явную.

Похоже на то, что человек сам причастен к аномалиям этого мира, и изучать их без учёта влияния разума на события — невозможно.

Каждая мысль активизирует в мозгу молекулы-носители. Это означает, что любой умственный импульс автоматически превращается в биологическую информацию. А если мы имеем дело не с мозгом обычного человека, включённым на 3-4 процента, а с мозгом, способным работать на полную мощность? В этом случае разум человека получает возможность контакта с разумом планеты, с космическим сознанием. Задача в том и заключается, чтобы вывести мозг на уровень тех возможностей, что заложены в него самой природой.

Биокомпьютер — необычное явление. В отличие от технических средств, которыми человек компенсирует разницу между своими желаниями и возможностями, он, безусловно, имеет собственный разум и интеллект, и взаимодействие с ним осуществимо только при компромиссе сторон. Что за этим скрывается? Необходима исследовательская работа, и очень серьёзная. Но единственное, чего нельзя допустить, — бездействие.

Любые бытовые приборы, от телевизора до утюга — источник электромагнитного излучения. В этих условиях биокомпьютеры зача-

90

стую открываются спонтанно. Напуганные люди бегут к психиатрам. А те, не имея даже скромных познаний в области сверхсознательных функций, назначают сильнодействующие препараты. Так множится число психических больных и наркозависимых людей.

Остановить начавшийся процесс невозможно. Я вообще подозреваю, что компьютеры и прочие умные машины — всего лишь тренажёры, данные людям для того, чтобы они могли подготовиться к работе через биокомпьютер с материальными и нематериальными пространствами. Так сказочный ковёр-самолёт предшествовал появлению современных летательных аппаратов, а сапоги-скороходы пред-вещали наземные механические средства передвижения.

Исследовать этот феномен совсем не просто. Взрослые, в силу возрастных причин, редко в состоянии выйти без посторонней помощи на максимальный уровень работы с биокомпьютером, открывающим межпространственную связь с другими планами космоса.

Детям проще — они выходят на контакт с населёнными пространствами других миров, и им для этого совершенно не нужны гигантские чаши радиотелескопов. Контакт происходит мгновенно. Почему? Детей это не интересует. Это всё равно что спросить их: как вы видите? как слышите?

Видим глазами, слышим ушами, контактируем через биокомпьютер — вот и все детские объяснения сложнейших феноменов.

Впрочем, давайте вспомним замечательную книгу К. Чуковского «От двух до пяти». Почему в этом возрасте ребёнок поразительно быстро осваивает действительность? Покажите мне взрослого, который убедительно, доказательно объяснит этот массовый феномен. Иностранный язык усвоить, научиться плавать и приобрести многие другие навыки легче в строго определённом природой возрасте. То же с биокомпьютером.

«Приведите ко мне детей», говорил евангельский Христос.

Рано или поздно биокомпьютерами овладеют миллионы людей. И тут снова остро встаёт старый, как мир, вопрос о нравственности новых способностей, об ориентированной на эзотерические знания культуре.

Мировой опыт последних веков позволяет сформулировать тезис: более высокие энергии требуют более высокого уровня нравственности. К сожалению, пока человечетво в этом смысле ничем похвастать не может. Всегда одно и то же: новые открытия приводят к злоупотреблению ими. От пороха до Чернобыля, от гомункулуса в пробирке до генной инженерии — примеров не счесть. Компьютеры — общепризнанное благо, но они уже породили и компьютерные вирусы, и хакеров — взломщиков информации в целях наживы, и новые проблемы со здоровьем.

Оккультные энергии ставят те же проблемы. Со страниц газет магистры белой и чёрной магии, целители и ясновидящие обещают «снять порчу», «приворожить милого» и прочие блага. Простому читателю — как продраться через их навязчивую рекламу, как разобраться, где Свет, а где Тьма? Даже поп-музыка стала психоделической, многие исполнители используют магические музыкальные формулы, найденные в языческих культах, встраивают в свои произведения сатанинские заклинания.

В своё время, лет десять назад, были популярны телесеансы Анатолия Кашпировского. Он настойчиво вещал: «Даю установку на добро! Я даю вам только добро!» А что, собственно, он понимал под добром? Чувствовал ли он диалектику добра и зла, знал ли, как мгновенно может измениться их полярность, как относительны эти понятия? Целитель приводит организм пациента к норме — но что есть норма? И может ли она быть одинаковой для миллионов сидящих перед телеэкранами — таких разных, уникальных и неповторимых? Экстрасенс обращается непосредственно к тонкой структуре человека, к началу единства его организма и его души, он воздействует через подсознание — потому должен осознавать особую ответственность за свои действия.

Психоаналитики давно доказали, что многие невротические реакции связаны с глубинными личностными проблемами. Лечить неврозы как таковые — только усугубишь исходную болезнь. В медицине сплошь и рядом борются с негативными симптомами, а не с первопричиной недуга. Более того, здоровье связано не столько со «здоровым образом жизни», сколько с общим культурным уровнем, с мировоззрением человека. Физические болезни имеют нравственный смысл — это понятно каждому глубоко верующему человеку. Так что надо лечить: телесную болезнь или моральное уродство? Между тем каждый имел случай убедиться в том, что тяжёлая болезнь или врождённый физический недостаток поднимают человека духовно. Вообще жизнь не сводится к мещанской заботе о комфортном самочувствии.

Какое же «добро» могут предложить экстрасенсы вроде Кашпировского? Увы, слишком часто - ущербное, самодельное, на уровне «собственной испорченности», в меру индивидуального интеллектуального уровня. И это «добро» чревато такими неожиданными выплесками зла, что лучше бы оставить человека в покое, со всеми его болячками.

Высокомерная самонадеянность человека опасна и безгранична. Совершенно ничего не зная о психофизических свойствах нашего пространства и Вселенной, о влиянии любой, даже самой ничтожной своей мысли на динамику и потенциал происходящих в мире событий, он снова и снова ввергает себя и ближних своих в череду страшных, нескончаемых испытаний.

Борьба с несправедливостью за счёт возрастания силовых воздействий, умножающих несправедливость. Борьба с природой, в результате которой не осталось чистой воды, почвы и воздуха. Они отравлены отходами современных производств на основе научных технологий, которыми так гордятся наши учёные. Борьба со всеми, кто, подобно Христу, пытается вернуть человечество в Сферу Разума! А потом снова — ураганы, болезни, бессилие перед стихией природы и истошный вопль: «Господи, за что?!»

Напрасны надежды на то, что тайны природы откроются агрессивным, жестоким людям. Им открываются только тайны, умножающие насилие и жестокость, которые, подобно бумерангу, рано или поздно ударят по ним самим.

Глава 4

Видения библейской истории и непривычной, непонятной мне жизни, очевидно, имели прямое отношение к про-исходящему со мной в обыденной реальности. Я с тревогой и смущением пытался свести концы с концами. Постоянно вспоминал, как стращал Орлов: «Чем будешь соответствовать?» А может, это «воспоминание о буду-щем», предупреждение о серьёзности выбора, который мне вот-вот предложит судьба?

Теперь я был уверен: мы действительно неотъемлемая часть высшей силы, которую, за неимением достоверной информации или по наитию от самой этой силы, люди привыкли называть Творцом. Часть Бога — но какая? Вспоминались древние мифы и толкования. Может быть, мы Его сон или Его дыхание? Или игрушка, которой Он забавляется? Многочисленные пророки в разных землях и в разные века каждый на свой лад объясняли отношения человека и Бога.

Лично я до сих пор был стихийным материалистом и атеистом, то есть стоял на испытанной почве достижений естественных наук. Конечно, мне привычнее и ближе христианское учение: Бог — не просто Творец, но Отец наш, Он Господь в том смысле, как отец по отношению к сыну, а не как рабовладелец к невольнику. Отсюда Любовь, равная Истине, Свобода Выбора, Благодать, которая выше закона. Да и видения мне «показывают» чисто евангельские, о стра-стях Христовых. Но кто показывает? Неужели Самому Богу делать нечего, как заниматься мной часами? А если не Он, то кто? Какая там иерархия?

Пока было ясно одно: у каждого из людей своё назначение, своя задача, своя роль. И всех нас несёт в неведомое поток причинно-следственных зависимостей непонятной, но осознаваемой нами самими (по отдельности и вместе) действительности.

Мысль, впрочем, не новая. «Словно бичуемые незримыми духами времени, мчат солнечные кони лёгкую колесницу судьбы, и нам остаётся лишь твёрдо и мужественно управлять ими, сворачивая то вправо, то влево, чтобы не дать колёсам там натолкнуться на камень, здесь сорваться в пропасть. Куда мы несёмся, кто знает? Ведь даже мало кто знает, откуда он пришёл». Такой строй образов нашёл для обозначенной проблемы Гёте в «Эгмонте». Есть и другие, у иных авторов.

Итак, мы правим колесницей, следовательно, отчасти вольны делать в этом потоке жизни всё, что нам заблагорассудится, — сходить с ума или набираться его, тосковать или радоваться жизни, любить или ненавидеть. До поры до времени, пока не вызреют контрпозиции бессознательного, мир будет таким, каким мы его сотворим. Только не стоит забывать, что, в отличие от нас, — у Бога дней много. Он может позволить себе делать и переделывать, добиваясь Своего, одному Ему ведомого совершенства. У людей только один шанс стать мироздания, а не безвольными, анемичными статистами: познать себя. Древние говорили: познаешь себя — познаешь мир. Правда, они же предупреждали, что это самое трудное дело.

Но кто из нас утруждает себя такими поисками? И многие ли из мудрецов, признанных носителей истины, нашли её в самом деле?

«Мало кто знает, откуда он пришёл». Чтобы догадываться о будущем, надо разобраться в прошлом. Тогда, может, станет понятнее цель человечества в целом и назначение отдельной личности. Значит, одна из важнейших задач — разобраться в происхождении жизни, обнаружить критерии её возникновения. Все суждения об этом сводятся к дискуссиям между эволюционистами и сторонниками креационизма. Теория эволюции принята большинством учёных, она кажется им единственным разумным объяснением наблюдаемых природных и социальных явлений. Креационисты придерживаются мнения о создании всего окружающего нас мира сверхъестественной силой, то есть Богом, причём не путём длительного развития, а сразу, в едином замысле, за шесть библейских дней творения.

Вот передо мной две книги. Одна принадлежит перу великого фантаста Айзека Азимова и называется «В начале». Это весьма обстоятельный и многосторонний научный комментарий к библейской картине сотворения мира и человека. Профессор-биохимик, Азимов (1920 — 1992) считал себя человеком неверующим, но его труд — отнюдь не гимн атеизму или эволюционизму. Он честно старается разобраться в ситуации, недаром однажды эту книгу издали с подзаголовком: «Наука встречает религию». Вторая книга — «Очевидность сотворения мира. Происхождение планеты Земля». Она написана тремя авторами — двумя канадцами и американцем. Канадцы — отец и сын Маклины — пасторы, американец Окленд — биолог, бывший эволюционист, в результате исследований и размышлений ставший креационистом. Так вот, обе названные книги, написанные такими разными людьми, объединяет уважительное отношение к различным точкам зрения и попытка глубокого анализа всех свидетельств и доказательств. Все четыре автора добросовестно ищут истину: немудрено, что во многом приходят к одним и тем же доводам и выводам.

Но разве все так поступают? Сколько людей служат кумирам, возводят свою ограниченность в абсолют, желают не истины, а только победы в споре... Они не хотят сознаться: «Не знаю, не понимаю», доверяют только личному опыту и потому отрицают любую реальность вне узко понимаемых ими категорий пространства и времени.

Сколько сил было затрачено, чтобы по песчинке собрать знания веков, спрессовать их в блоки научных направлений и выстроить величественное здание материализма. Что ж, «у вечности ворует всякий, а вечность — как морской песок» (О. Мандельштам). И вечность обманула этих энтузиастов: что было создано из песка, в песок и обратилось. Так же когда-то орфические и пифагорейские учения рассыпались на разрозненные явления, теряя связи тысячелетнего синтеза. Вот и теперь за развалинами обрушившихся конструкций вновь обозначились черты древнего Храма.

Циклы созидания и разрушения, рождения и смерти последовательно закручивают гигантскую спираль космогенеза. И вновь мучительные вопросы терзают сознание человека: куда уходит то, что произошло? откуда появляется то, что наступило? где исток того, что мы называем будущим?

Будущее — оно к нам ещё не пришло, но оно где-то уже есть. Прочнейшая связь причинно-следственных воплощений ведёт бестелесную идею к неотвратимой материализации, не позволяя ей произвольно отклоняться от промысла и судьбы. В истории известно немало людей, которые могли видеть ненаступившее, начало новых вещей, событий.

Может, и вправду есть мир, где ненаступившее уже реальность, мир, который отделён от нас неведомым рубежом, — охраняемый, недоступный? Там боги, волшебники, драконы играют с прошлым, которое не исчезло, и контролируют будущее, которого ещё нет. Планеты — как игрушки высших существ. Судьбы народов — их страсти, мечты, самообманы. И всё это вместе — театр бессмертных режиссёров, мастеров виртуальных иллюзий, майи. Не об этом ли хотел предупредить нас Тот, Кто реализовал мистерию Своего земного существования под именем Иисус?

Он знал прошлое, ведал будущее, видел далёкое сквозь преграды и расстояния; мог лечить людей наложением рук и тайным словом возвращать к жизни, несчастных ободрить смирением, малодушных укрепить надеждой, ослепшим подсказать путь преображения. Что мы осознаём из того, что Он пытался объяснить нам? Кто увидел свет, к которому надо стремиться? Может, это и не чудеса вовсе, а основополагающие способности каждого из нас?

Прошло двадцать веков, два тысячелетия, а мы по-прежнему не можем понять, что самая большая иллюзия мироздания — соответствие привычных истин сути происходящих событий. Но всё-таки давайте ещё раз попробуем через Сознание определить Бытие.

* * *

Между тем в Академии дела шли неплохо. О Лапшине режиссер Игорь Шадхан снял фильм (я был одним из сценаристов этого фильма). Одновременно вышла моя книга о том же, опубликовали методику. Всё больше и больше людей приходило в Академию. Они действительно получали там то, что искали — здоровье, оптимизм, веру в будущее. У многих открывались биокомпьютеры, и они неожиданно для себя оказывались в положении людей, которые прожили жизнь, даже не подозревая, что родились с затемнёнными контактными линзами на глазах. Но вот эти линзы сняли, и люди поняли, что без фильтров мир воспринимается совсем по-другому. Что человек может видеть гораздо Польше, чем ему казалось. Он даже может видеть внутренние органы, клеточные процессы, ауру и те информационные повреждения, которые наносит ей агрессивная окружающая среда. Более того, он может сам, без помощи врачей диагностировать и лечить себя.

В то время я серьёзно изучал всё, что помогло бы мне Разобраться в научном истолковании феномена Лапшина. Меня смущало, что автор метода не производил впечатления достаточно образованного человека. Вместе с тем о результатах, которых он добивался, мог мечтать любой самый издающийся учёный. Впрочем, в истории бывали подобные аномалии. И люди, чьи имена вписаны в анналы науки, порой оставляли впечатление совершенно необразованных выскочек. Тем более всем известно, сколько есть блестяще образованных людей, которые, кроме того, чтобы говорить о прочитанном и изученном, ничего не могут. Беседуешь с таким человеком — ходячая энциклопедия. А смог он хотя бы на миллиметр продвинуться дальше изученного? Какую страницу или строку вписал своей жизнью и судьбой в летопись Бытия?

К чему я это? А к тому, что существуют разные реальности, в том числе и непроявленные, духовные, проникающие в наше сознание в основном через шишковидную железу и правое полушарие и влияющие на нашу жизнь. Вот почему — некоторые знают, а некоторые ведают. Но обыденные знания зыбки, изменчивы, постоянно уточняемы, отвергаемы, заменяемы... А ведение — это иррациональный путь, который ведёт к изначальному, к тому, что уже было, даже когда нас не было. И на этом пути совершенно не обязательно знать анатомию, чтобы вылечить человека. Достаточно встать в позицию Создателя — и успех обеспечен. Вопрос лишь в том, позволят ли некие высшие силы эту позицию занять.

Вакуум, что в переводе с латыни означает «пустота», реально оказывается не пустым пространством, а некоей информационной средой, содержащей в себе свыше 99 процентов общей информации Вселенной. Есть основания полагать, что новое знание возникает как продукт взаимодействия сознания с тем, что Вернадский называл полем разума — информационным полем. Создаётся впечатление, что человек — психофизический объект, он находится в некоем потоке формоопределений между микро- и макрокосмосом и является как объектом, так и субъектом трансформационного процесса.

Наука, и прежде всего в зонах непосредственного взаимодействия физики — химии, биологии — генетики, информатики — психологии, приходит ныне к парадоксальной, вчера ещё еретически кощунственной парадигме: между материальным и идеальным нет непроходимого барьера, одно вполне благополучно способно трансформироваться и другое. Можно даже, в связи с открытием биокомпьютера, утверждать: разум, мысль при определённых условиях становятся вещно-осязаемыми в своём прямом воздействии па окружающее. Ментальные и физические процессы не имеют реальных различий — они лишь разные состояния единого. Мысленное воздействие на материальные объекты постепенно приобретает статус научного факта.

Из вышеизложенного следует вывод: мир психофизичен, отдельного, обособленного от сознания физического мира нет и быть не может. И в начале действительно было слово. И ничто может порождать нечто. А виртуальные процессы - физическую силу. Именно поэтому я настаиваю: ментальное, или семиотическое, пространство человека — не только структурированная совокупность личного духовного, эмоционального, социального и исторического опыта, закреплённого в его сознании и окружающей среде специальной проекцией голограммных объектов, но и тонкоматериальный ретранслятор дистантных свойств любых структур Космоса и физического вакуума. Поэтому эволюция человека должна рассматриваться как реализация потенциалов, имеющихся в природе как данность.

И вопрос о научном мировоззрении в связи с феноменом биокомпьютера — это не только вопрос философии. Это вопрос выживания человечества и поиск альтернативного пути его развития.

Вот о каких мировоззренческих проблемах рассуждали мы в Академии. У нас собрался довольно большой коллектив — десятки специалистов в различных областях знаний, из них немало авторитетных учёных. Проводились конференции, симпозиумы. Известные всей стране академики запросто приезжали к нам, чтобы посмотреть наши «чуде-га», а заодно и свое здоровье поправить. С регулярной последовательностью рассказывали об Академии средства массовой информации: статьи в газетах и журналах, информация по радио. Вышеупомянутый фильм Игоря Шадхана «крутили» по ТВ несколько раз.

Конечно, случались и казусы, иногда, с точки зрения вечности, довольно комичные. Вот один из них.

Влип в «историю» с астральным миром один мой близкий друг. Он привёл на занятия в Академию своего сына, и уже через три недели у мальчика открылся биокомпьютер. Ребёнок стал видеть то, чего в семье не видел никто. Он видел, как его отец проводит время, знал, где его можно найти. Даже если папа специально никого не предупреждал дома о своём маршруте, это совсем не гарантировало, что телефон на никому не ведомой квартире вдруг не зальётся тревожной трелью вызова и надрывный мальчишеский голос не скажет: «Уже поздно. Тебе надо идти домой. Мама плачет, и я тоже тебя жду».

Теперь я понял мудрые слова другого моего друга, известного писателя Юрия Полякова: «Хотелось бы, конечно, чтобы у моей дочери Алины был такой биокомпьютер. Но как трудно будет её воспитывать, если она сможет видеть меня насквозь». Он так и не решился отдать свою дочь на учёбу в Академию. Нет, это не обывательская осторожность, а серьёзная моральная проблема.

А у друга дела семейные пошли из рук вон плохо. Дома знали буквально всё, что он делал. Это «напрягало» и тех, кто знал, и того, о ком знали. Получалось совсем не то, чего он хотел. Он-то рассчитывал с помощью сына понаблюдать за другими. Но «другие» ребёнка не волновали, его волновал отец. Сын буквально шпионил за ним с утра до вечера и с детским простодушием укорял отца в любом выявленном проступке.

— Что будем делать? — спрашивал друг. — Парень меня доконает. Я не знаю, как от него защититься.

— Открой себе тоже биокомпьютер, поставишь программу защиты, — советовал я.

— А время где взять? У меня четырнадцать заводов. Тысячи людей зависят от того, сумею я добыть заказы или нет. У меня всю жизнь на себя времени не хватает.

Друг нервничал, комплексовал. А я не знал, чем помочь. Сын его явно переигрывал в этой борьбе характеров, поскольку с детским максимализмом считал, что правда всегда только одна — та, которую он понимает. Для его поднадзорного был запретен любой шаг в сторону от семьи, что, безусловно, превращало жизнь в кошмар. Получилось, как в популярной песенке о волшебнике: «Сделать хотел грозу, а помучил козу». Коза вышла изрядная и грозила забодать семейную жизнь моего друга. А я ничем не мог помочь, поскольку биокомпьютер — это нечто большее, чем новые возможности человека. Это пропуск в другой мир, заря которого уже пробилась сквозь завесу приближающегося года миллениума. Но никто ещё не знал в том, 1997 году, каким будет солнце нового тысячелетия. Будет ли это солнце тьмы или солнце света? Тогда об этом не знал никто. Даже боги.

Сотни людей, избавившихся от своих неизлечимых, по мнению врачей, болезней, создавали Академии странный образ некоего мистического учреждения, где работают волшебники или маги. Лапшин не пугался этой сомнительной репутации. Более того — поддерживал её, проводя регулярные лекции о взаимодействии с потусторонними силами. Я слушал и запоминал то, что говорил Вячеслав Михайлович, но не мог вместе с тем отделаться от какого-то глубинного, внутреннего сопротивления картине мироустройства, Которую он пытался навязать ученикам и последователям. Ног, дьявол, Царство мёртвых и работа с ним — всё это пыл о одновременно экзотикой и некоей не очень желательной ориентацией, которую мне навязывали. К тому же, в то время я всё ещё считал себя человеком атеистических взглядов, я принимал содержание лекций за мифологические сюжеты и не связывал с реальностью повседневной жизни.

Однако до открытой конфронтации дело не доходило. Лапшин, вопреки своей резкой, довольно бестактной и вульгарной манере общения с людьми, именно со мной был весьма тактичен и осторожен в выражениях. И кроме того, результаты... Что ни говори, а исцеления были не мнимые, а подлинные. Я не раз был свидетелем тому, как слепые люди, иногда весьма пожилого возраста, вдруг начинали кричать: «Я вижу! Вижу!» Они вдруг начинали безошибочно ориентироваться в помещении, где ещё минуту назад беспомощно спотыкались о стулья.

Во имя таких результатов можно было терпеть внутреннее несогласие с мировоззрением Лапшина, воспринимать его как некое чудачество достойного мэтра.

К этому времени известность Лапшина действительно приближалась к мировому признанию. О нём были сняты фильмы на Украине, в Греции, Германии, Франции. Несколько раньше во время визита Клинтона в Киев жена американского президента Хиллари нашла время для посещения центра Лапшина.

В большом зале центра, где её встречали, навстречу гостье вышел, с трудом передвигаясь, маленький мальчик с огромным букетом цветов. Семилетний ребёнок ещё недавно был приговорён врачами провести жизнь в инвалидной коляске из-за детского церебрального паралича. И вот он шёл через зал, что-то бормоча себе под нос и счастливо улыбаясь. Дойдя до госпожи Клинтон, он вручил ей цветы. В этот момент мало у кого на глаза не навернулись слёзы.

Ещё большую известность Лапшину принёс фильм, показанный несколько раз подряд по ТВ. Зрителей поразило, что очень простые упражнения позволяют слепым на первом этапе развить альтернативное радарное зрение, а на втором вновь обрести способность видеть глазами. Это стало настоящей сенсацией.

Для многих явилось открытием, что у нас в затылочной части головного мозга, в зрительных буграх, имеются клетки, способные излучать и принимать электромагнитные полны, и этот способ видения в природе имеет гораздо большую перспективу, чем традиционный, глазами.

Поэтому казалось вполне естественным, что однажды Вячеслава Михайловича пригласили принять участие в теме-шоу. Обещали предоставить время для выступления и просили, чтобы кто-нибудь из наших детей продемонстрировал способность читать тексты с завязанными глазами.

Не знаю почему, но что-то меня настораживало в предстоящем телемероприятии. Было какое-то неясное ощущение угрозы или «подставки». Я очень советовал тогда Лапшину быть осторожным и взять с собой не обычных, здоровых детей, а кого-нибудь из слепых, чтобы не было и ген и сомнения в достоверности результатов.

Как оказалось, предчувствия томили меня не зря.

Телешоу, в котором должен был участвовать Лапшин, готовила телекомпания «Облик». Передача называлась «Суд идёт». Это был театрализованный трибунал над практикующими целителями, экстрасенсами, шаманами, колдунами. Устроители передачи постарались, чтобы обстановка мероприятия как можно более соответствовала замыслу: присяжные, адвокаты, обвинители, свидетели. И даже судья в мантии, которому, правда, время от времени подсказывали, что говорить и когда стучать молоточком.

В общем, на суде как на суде. Было кому судить, было кого судить. Да и что греха таить — мало кто из нормаль-тих людей не страдал душевно, видя упитанных девушек го с печами, выделывающих балетные па вокруг желающих «нить «венец безбрачия», или торгующих зельем доморощенных магов.

Я никогда не считал себя поклонником экзотических специалистов поворожить о чём угодно или полечить от чего пожелаете. Потому воспринимал происходящее как бы с позиции человека, никакого отношения к действу на «суде» не имеющего.

Вначале всё было довольно пристойно. Выступил Лапшин и, как

всегда, не вполне внятно для людей, далёких от эзотерики, пытался что-то говорить о сути своей методики. Его, тоже как всегда, мало кто понял. Все ждали практической демонстрации достигнутого.

И вот вышел Саша. Это был четырнадцатилетний мальчик — инвалид детства по зрению. Диагноз: аномалия развития зрительного нерва, расслоение сетчатки, косоглазие. К тому же ещё, в результате удара при падении, у него развилась катаракта правого глаза. Это был реальный слепой, со своей горькой историей жизни, протекавшей в основном в специальной школе-интернате для слепых и слабовидящих.

Саша вышел к трибуне для свидетелей. Ему поднесли какие-то листочки со стола судьи. И мальчик, надев на глаза тёмную повязку, стал довольно быстро читать. Потом дали другой текст — и снова тот же результат. В зале установилась такая тишина, словно люди только что лично приобщились к чуду. В этой тишине, казалось, можно было слышать даже удары сердец и вполне осязать волны изумления и потрясения. Я внутренне ликовал, ожидая аплодисментов.

И вдруг происходит что-то непонятное. Поднимается один из организаторов шоу — и вызывает для разоблачительной процедуры корреспондента журнала «Огонёк» господина Никонова.

В проходе появляется стремительный, самоуверенный молодой человек и, едва не отбрасывая от трибуны растерявшегося ребёнка, громогласно заявляет: «Я сейчас разоблачу этих шарлатанов».

Затем он уверенно и чётко объясняет, что через мельчайшие дырочки в ткани повязки можно без всяких затруднений, разумеется, после некоторой тренировки, читать тексты и неплохо видеть.

— Там, где я появляюсь, — как заправский шоумен, кричит в зал Никонов, — чудеса заканчиваются.

То, что подобным образом после некоторой тренировки можно читать, было известно и раньше. Подобные фокусы показывает Юрий Горный. Только при чём здесь Лапшин? Его пациентам при радарном зрении маска нужна, чтобы оградить их от внешних воздействий. Её используют на начальном этапе для концентрации внимания при лечении ДЦП, сахарного диабета и других патологий.

И потом, Саша — почти слепой. Подумалось: может, для чистоты эксперимента Никонову сначала глазки выколоть, и затем уже тексты дать почитать?

Но это я про себя говорю. А в зале волнение, все чрезвычайно напряжены.

Никонов просит у ребёнка повязку, надевает её себе на глаза. Берёт в руки поданный ему текст и начинает уверен по читать его. Все вскакивают, в зале невообразимый шум и смятение. Зрители не замечают, что Никонов читает, сместив лист бумаги вправо. Они, впрочем, не знают, что означает это смещение. А означает оно, ни много ни мало, как то, что Никонов читает, используя тот же метод, что и Саша, — радарное зрение. Именно так видят практически м(е, у кого открывается экран внутреннего видения, по крайней мере первые два-три года.

Молодого шоумена, рвущегося к телеславе, не смутил ни растерянный вид мальчика, ни отчаяние его отца, пытавшегося что-то возражать в поднявшемся на ноги зале. Я в перерыве разговаривал с Никоновым, пытался объяснить некорректность его поступка, но молодой парень, не глядя мне в глаза и всё выискивая вокруг взглядом признаки своей спланированной популярности, без обиняков заявил, что его интересует только то, как эффектно он выглядел в телепередаче. «Это же шоу, всего лишь шоу», — растолковывал он мне.

Нет — это не шоу! Это дискредитация метода, который может помочь тысячам безнадёжно больных обрести здоровье. Цинизм и нечистоплотность обличителя здесь явно зашкаливали за дозволенную грань. А тут ещё кто-то из детей узнал в журналисте дядю, занимавшегося по методике Лапшина в Московском институте стали и сплавов. И тогда стало понятно, почему Никонов спокойно читал текст, который держали у него не перед глазами, а справа, возле уха. Как я уже упоминал, так поначалу читают при радарном зрении из-за смещения изображения на 60 — 90 градусов. Если последнее предположение верно — то произошедшее не просто глупость и душевная глухота, а скорее подлость, причём заранее спланированная.

Странно, что устроители передачи использовали в качестве эксперта не специалиста, а журналиста. А ведь в зале были профессиональные медики с безупречной репутацией, учёные с громкими именами, которые лично знали и самого Лапшина, и вылеченных им детей. Напрасно они упрашивали администраторов компании дать им слово. Почему-то сразу кончилась плёнка, перегрелись лампы юпитеров, истекло отведённое студией время. Ну буквально все напасти разом!

Я тоже пытался растолковать режиссёру передачи некорректность подобных сенсаций. Всё было напрасно, пока вдруг оператор, снимавший этот бутафорский суд, не заявил: «Здесь что-то не так. Я сам работал с сюжетом о Лапшине в Тверской медицинской академии. Там были настоящие слепые, и они точно могли читать».

Этот сюжет впоследствии вышел в эфир без разоблачительных махинаций Никонова. От провокации спасло то, что Саша действительно был инвалид по зрению. Устроители шоу не рассчитывали, что на их «суд» приведут почти слепого ребёнка. Они, видимо, думали, что все вокруг махинаторы вроде них самих.

Этот случай очень сплотил нас с Лапшиным. У него в отношении ко мне появилась какая-то сердечность. Он стал больше мне рассказывать, доверительнее относился к моим идеям и проектам.

То, что я стал узнавать, ошеломляло. Мир, в изложении Лапшина, оказался вполне стройной и динамичной системой. Причём, кроме широко известных эзотерических конструкций, он содержал в себе такие детали, о которых не мог знать посторонний, чуждый этому миру, изучающий его лишь по известным литературным источникам. Мне, как профессиональному информациологу, особенно интересны были его рассуждения об информационных основах мироздания.

Вечерами мы оставались одни, и он втолковывал мне:

— Информация — это обозначение формы пространства. Если для каждого человека книга — это какая-то автором написанная информация, то для меня книга — межпространственное отверстие, дыра, в которой находятся скопища неких сущностей, а я у этих сущностей каким-то образом являюсь пастухом. Я знаю, как с ними работать. Книжки, которые стоят у вас на полке, могут вас завтра съесть с потрохами или, наоборот, вылечить. Это не шутки. Я объясню, к чему всё идёт, почему через нас осуществляется трансляция этой информации, для чего мы пишем книги, что вообще происходит с этой информацией и как с этим обращаться. Я объясню свою точку зрения, как с этим работаю, как я с этим живу.

При этом он часто вспоминал Библию:

— В первых строках Библии читаем слова о том, что сначала были Свет и Тьма. Бог отделил Свет от Тьмы. Мало кто обращает внимание на то, что появляется третья (оставляющая. Свет, Тьма и нечто промежуточное — отделяющая одно от другого прямая линия. Знаете китайскую пророческую «Книгу перемен», И Цзин? Гексаграммы по «Книге перемен» имеют два типа линий: одна сплошная, другая разорванная. Разорванная линия обозначает взаимодействие двух пространств: света и тьмы. По символике чисел сплошные линии называют «девятками», а прерывистые — «шестёрками». В первом случае закрытые пространства не взаимодействуют между собой, во втором случае происходит взаимодействие пространств, что ведёт в итоге к искажению пространства в обеих сферах. Формы искажения, деформации пространства человек обозначил как информацию.

Понимаешь, в «Книге перемен» всё внимание уделено объяснению качеств и свойств, которые заложены в серединном состоянии, в разделяющей линии. Если на эту проблему посмотреть немного с другой позиции, то возникает не что иное, как технология книжной магии. Если развернуть эту линию, то получается плоскость. Эта плоскость имитируется в различных материалах, включая компьютерные дискеты, на которых человек что-то записывает.

Другими словами, первое появление информации связано с появлением света и тьмы. Существует определённая форма искажения в пространстве света и в пространстве тьмы. И существует информация, которая возникла как продукт взаимодействия света и тьмы, именно в серединном состоянии. Вообще такое серединное пространство ещё называется тибетским словом Бардо — промежуточное пространство, где находится, по данным, приведённым в «Апокрифах древних христиан», «пять деревьев в раю, которые неподвижны и летом и зимой, и их листья не опадают. Тот, кто познает их, не вкусит смерти».

— Имеются в виду структуры, — свои объяснения он, как правило, сопровождал рисунками, — первая, вторая и так далее, хотя для обозначения структур серединного пространства используют шесть линий. Но ориентироваться нужно не на линии, а на пространства между ними. В зависимости от того, как происходят разрывы между пространствами в этой серединной части, зависят проявления различной информации.

Рассмотрим более упрощённый вариант. Пространство света, где мы с тобой находимся, — это астрологическое пространство, то есть пространство Бога Сына. Не астрологическое — нематериальное, ангельское пространство — это мир Бога Отца. Промежуточное — это мир Святого Духа. Информация может быть как пространство, искажённое в сторону света, то есть материального мира, или в сторону тьмы, то есть нематериального мира.

— Таким образом, — резюмировал он, — есть три вида информации: нематериального мира, материального мира и промежуточного Бардо-мира.

Далее шла технология, как оказалось впоследствии, весьма близкая к тому, что довелось мне познать на личном опыте.

— Срединная бардовая информация (идея) воплощается сначала слева, как некая виртуальная реальность, как проект (нематериальное пространство), и затем поступает для исполнения вправо, в материальное пространство. Точно так же, как чертёж, поступив в цех завода, обретает форму и функциональные свойства изделия.

Вот так, в интерпретации Лапшина, выглядит мироздание. Есть заказчик (кто?), есть проектный институт, где его идеи воплощаются в проекты и чертежи (форма), и есть заиод, где в соответствии с этими чертежами появляется всё, что угодно, например (если это касается сообщества людей) революция, гражданская война. Или наоборот: стабилизация, процветание.

Правда, если внимательно проанализировать историю, то право на заказ, то есть идею, имеют по меньшей мере две соперничающие друг с другом структуры (иначе концы с концами не сойдутся). Две некий вселенские корпорации «Свет» и «Тьма» постоянно ведут конкурентную борьбу за сбыт своего товара в материальном пространстве мироздания. Потребителями же на первом этапе являемся мы, люди. А на втором, в зависимости от того, чей товар или услуги мы потребляли, употребят нас самих. Кто? Одна из двух старейших, заслуженных корпораций — или «Свет», или «Тьма». А всё это вместе называется — базовое информационное взаимодействие. И редко кому удаётся вырваться из череды повторяющихся спиральных взаимоотношений материальных и нематериальных пространств.

То, о чём рассказывал Лапшин, всегда производило на меня довольно странное впечатление. Было такое ощущение, что, когда он определённым образом сосредоточивался, в нём включалось некое трансляционное устройство и вещало через него весьма сложные, а порой даже малопонятные идеи. При этом он явно не разбирался ни в основах физики, ни в основах медицины, на ниве которой достигал эффектных результатов, от которых бледнели маститые академики. Стоило этому вещающему устройству выключиться, как он немедленно превращался не то что в заурядного, я бы даже сказал, в посредственного человека. Но он умел манипулировать своими состояниями «включения» и «выключения», и мало кто догадывался о странной особенности его сознания.

Я, как правило, проверял то, что сообщал мне Лапшин, и находил порой весьма любопытные параллели в мире официальной науки, особенно у физиков.

На российско-американском семинаре «Vision of the Future»

(Санкт-Петербург, 1993) физики А. В. Московский и И. В. Мирзалис сделали доклад «Сознание и физический мир». В нём утверждалось: «Если буквально следовать структуре квантового формализма, то весь мир как бы распадается на два. Первый — своего рода квантовое Зазеркалье, где одновременно существуют и по своеобразным законам взаимодействуют потенциально возможные состояния Вселенной. Эволюция этого мира описывается, например, уравнением Шрёдингера, так что можно говорить о непрерывном потоке интерферирующих потенциальных возможностей, «виртуальных путей», «теней», «облаков вероятности» и т. д. и т. п. — набор метафор можно продолжать, но главное здесь в парадоксальном, невозможном в классическом мире взаимодействии того, чего как бы и нет. Второй план — это реальный, макроскопический мир, пространство действительных событий, в котором нет места неопределённости, двусмысленности, а если это и возможно, то лишь благодаря нашему незнанию того, что происходит на самом деле».

Ещё радикальнее выглядит позиция американского физика, нобелевского лауреата Юджина Вигнера, который считал, что окончательное «охлопывание» квантового волнового пакета происходит в сознании наблюдателя. Только сознание обладает уникальным свойством — сознавать самоё себя. Как экран в кинотеатре, который даёт возможность фотонам из светового потока обрести определённое место в пространстве, которого они до взаимодействия с ним не имели.

С этой точки зрения «принцип реальности» содержится не в физическом мире, а в плоскости сознания. Или, точнее, Сознания. То есть всё с точностью до наоборот от общепринятых космогонических теорий: физическое — эфемерно, а психическое — реально.

Не менее радикальный подход развивает Эверест, который пришёл к выводу, что наш мир не уникален, но существует в бесчисленном множестве равноправных копий, из которых наше сознание выбирает какой-то один сценарий мира. Иными словами, не бытие определяет сознание, а, напротив, сознание определяет бытие.

Не будем сейчас уходить в анализ утверждения, что основным формирующим фактором Вселенной является не её саморазвитие, а влияние нематериального поля информации. Очевидно, что подобного рода мировоззренческие концепции должны активно и всесторонне обсуждаться. Давайте хотя бы констатируем тот факт, что основания для такой перестановки акцентов имеются, и существенные. Потому что выяснилось: в таинственной «пустоте» вакуума информация необъяснимым образом запечатлена ещё до того, как она выражена. Более того, на материальном уровне Бытия, какой бы ни была первопричина, именно информация стала определяющей силой, творящей новую действительность.

> *Быть может, прежде губ уже родился шёпот,*
> *И в бездревесности кружилися листы,*
> *И те, кому мы посвящаем опыт,*
> *До опыта приобрели черты.*

> О. Мандельштам

Мир переполнен умными машинами и механизмами. Новое информационное пространство стремительно самоорганизуется, совершенствуется, обзаводится новым интеллектом, лишённым прежней расточительной эмоциональности. Уже повсеместно человек становится не управителем и распорядителем, а лишь обслуживающим персоналом или пользователем глобальных компьютерных систем, которые как бы начинают жить собственной, независимой жизнью. Духовные устремления людей, их нравственные искания в этом техногенном мире всё более и более обесцениваются, всё менее способны воздействовать на жизненно важные общественные решения. Унификация массовой культуры в полном смысле слова уничтожает человека как личность, стимулирует его усреднение, нивелирование, стандартизацию.

Передовые страны уже давно вступили на путь построения информационного общества, в котором приоритетное значение имеет не выработка вещества и энергии, а создание новых информационных технологий. Но чем дальше они продвигались, тем более зависимыми от своего порождения становились.

От нормальной работы инфраструктур, от интенсивности информационных обменов, полноты, своевременности и достоверности информации, циркулирующей в компьютерных и телекоммуникационных системах, непосредственно зависит вся жизнь современного государства. Потому что ни один, даже самый выдающийся специалист не может объективно оценить предложенный информационной суперсистемой проект без помощи самой суперсистемы.

Компьютерная техника, благодаря открытой академиком Э.В. Евреиновым возможности распределённой обработки информации, теперь функционирует с суммарными скоростями выше скорости света, и хотя быстродействие ЭВМ это другая скорость, но для нас, пользователей ЭВМ, на практике данный факт означает, что в принципе невозможно соперничество человека (в том виде, в каком он существует на данном этапе развития) с порождённым им самим миром «умных машин». Потому что пока мы учимся наши знания безнадёжно устаревают. В школе чтением, повторением, зубрёжкой губят у детей наиболее эффективный вид памяти — эйдетический, совершенно не принимая во внимание, что интуитивное мышление намного эффективнее логического.

Более того, иллюзорные стандарты «образованности» блокируют, а не развивают интеллект людей. Ведь они чаще всего обучают мыслям, но не способности мыслить.

Похоже, оправдываются опасения философов: успехи технических наук породили положение, в котором к сущности человека стали относить только то, что в принципе поддаётся математическому и техническому моделированию. Тем самым открывается новая страница истории: не человек формирует технику по образу и подобию своему, а напротив, современные технологии с их быстродействием, помехоустойчивостью и прочими функциональными качествами начинают предъявлять свои требования к устройству и функционированию не только индивида, но даже общества в целом. Интересно, нужна нам такая страница истории? Чем мы, духовные личности, можем ей ответить?

Но Лапшин до таких тонкостей не доходил. И почему-то мне всё чаще казалось, что мы с ним — по разные стороны света и тьмы. Впрочем, меня в то время больше мучили метаморфозы моего сознания.

Казалось, что мой мозг, вобравший в себя новые силовые линии пространственных и временных координат, расшифровал их и отозвался странными картинами заново сотворенного мира. Оставалось только набраться смелости, чтобы узнать: какой это мир и какое время?

* * *

117

Иешуа остановился на пороге и окинул долгим внимательным взглядом собравшихся на встречу с ним. Хозяин дома, фарисей Симон, увидев рабби, приподнялся со скамьи, на которой полулежал по римскому обычаю, и лицо его осветила приветливая улыбка. Симон считал себя человеком широких взглядов и любил всё, что показывало другим искренность и простоту его сердца. Вот и сейчас, пригласив в свой дом этого странного проповедника из Назарета, он оставил для него почётное место на скамье в кругу избранных, у стола, где тот мог чувствовать себя равным среди равных. Хотя сделал это не без колебаний в сердце.

— Мы ждали тебя, учитель, — подтвердил он приглашение в дом свой, переданное проповеднику через слугу. — Вот место у стола, садись и раздели с нами трапезу.

Когда он говорил, чёрная с проседью борода его двигалась вверх-вниз, как во время проповеди в синагоге.

Сняв сандалии и оставив их рядом с другой обувью у входа, Иешуа переступил порог и остановился на толстом груботканном ковре. Увидев, что Симон идёт навстречу для почтительного приветственного поцелуя, сказал: «Мир тебе, мир дому твоему, мир всему твоему».

Симон поклонился в ответ, по обычаю ответил: «Да благословит тебя Господь. Проходи, рабби».

Несколько низких крашеных столов в просторной комнате были окружены невысокими скамьями-лежанками. На столах большие блюда с рисом и мясом, либбан, фрукты. Только одно место, рядом со скамьёй хозяина дома, было свободно, и, поняв, что учеников его не пригласят к трапезе, Иешуа, опустив глаза, прошёл к указанному месту.

Дом из тёсаного камня, несмотря на уличную жару, хранил свежесть и прохладу. Открытые окна и двери комнаты выходили на большую деревянную галерею, откуда открывался вид на западный берег Генисаретского озера. От галереи, столбы и карнизы которой были обвиты плющом, веяло обещанием отдыха и покоя. Гости фарисея Симона, блаженно расслабившие тела на лежанках, приветственно лакивали головами, принимая в свой круг человека, о котором ходила молва как о способном творить чудеса.

Гость прилёг на приготовленное ему место, огляделся. Никто из слуг не приблизился с тазиком и кувшинчиком, чтобы он смог омыть руки перед едой, никто не озаботился тем, чтобы соблюсти канон. Иешуа усмехнулся, и запустив в еду ловкие проворные пальцы, с немалой сноровкой стал утолять голод. Во всех его движениях чувствовалась привычка не стеснять себя правилами и обрядами, и у собравшихся вырвался вздох облегчения — это не Мессия, как говорят о нём простолюдины, это человек.

Постепенно дом заполнялся всё новыми и новыми людьми. Прослышав о приходе в Магдалу проповедника, поспешили к Симону соседи, для которых редкая возможность послушать и поспорить была настоящим праздником. Они теснились вдоль стен, обступая лежанки избранных гостей, оттесняя пришедших с проповедником учеников.

В госте не было ничего таинственного, и они недоумённо оглядывались друг на друга, словно молчаливо спрашивая: «Тот ли он, о ком говорят?»

Уловив начавшее сгущаться сомнение, хозяин бросил гостю, как сладкую приманку для своего известного всем красноречия, почтительный вопрос:

— *О тебе свидетельствуют как об искусном ораторе. Где на-учился ты этому знанию и этому дару убеждать людей? Ведь из-вестно, что в Назарете, откуда ты родом, нет ни Бет-мидраша, ни Бет-раббана. Ты даже писать можешь, хотя никто тебя не учил.*

Склонённая над блюдом голова проповедника, с чётким прямым пробором, приподнялась. Спокойные глаза его обратились к тому, кто задал вопрос.

— *Учитель мой во мне. От него всё знаю.*

Недоумённо оглядевшись, словно ища свидетелей тому, как неле-по ведёт себя гость, Симон заметил:

— *Что может говорить в нас, кроме голоса божественной при-роды, у которой мы все учимся и на призыв которой идём, когда она нас зовёт к себе?*

Иешуа спокойно пропустил мимо ушей банальную лесть и при-стально посмотрел на Симона.

— *Вы не учитесь, вы крадёте, — бесцеремонно заявил он, не от-водя взгляд от полыхнувшего жаром обиды лица хозяина. — Крадё-те её формы, но не постигаете её сути. И путь звериного человека, которым вы идёте, освещает вам свет звериного круга. Скоро он отразится в небесном зеркале Бога - и вы увидите в нём, какие вы.*

— *Ты обвиняешь нас в том, что мы не знаем пути Господни? — с брезгливой интонацией душевно чистоплотного человека изумил-ся Симон и привстал на своём ложе. — Но мы здесь все друг друга знаем и каждый день возносим Господу нашему молитвы, и ходим в храм, приносим жертвы и соблюдаем законы святости. В чём же тогда можно упрекнуть нас? — вопросил он тоном человека неза-пятнанного, как Сам Господь.*

Но бродячий проповедник не смутился его пылкой отповедью.

Тень суровой насмешки скользнула по его лицу.

— Молитве не нужен храм, — угрюмо бросил он. — Молитве нужно чистое сердце. И жертвоприношения при-носят священникам, а не Богу. И законы святости вы создаёте, чтобы легче толкнуть людей к греху. Смотрите, как бы самим не упасть в эту яму. Не оправдана ли на вас пословица: «От избытка сердца глаголют уста?»

— Уста и созданы, чтобы глаголать, — ехидно заметил один из друзей Симона, сидевший слева от него, почти напротив проповедника из Назарета.

— Не то оскверняет человека, что входит в его уста, но то, что исходит из его сердца, — мгновенно отразил насмешку странный гость, которому невозможно было отказать в ораторском искусстве и смысл речей которого смущал сердца. — Вы поклоняетесь Богу в храме, — продолжил он, — а я поклоняюсь Отцу в духе и истине. Для этого не нужны алтари и не нужны служители алтарей.

— Ты хочешь сказать, что мы слепы и не знаем своего пути? — уточнил Симон.

— Всё, что вы видите, приходит из Тьмы. Всё, что слышите, — из Безмолвия. Если скажут вам: идите на Восток, и вы пойдёте, то придёте на Запад. Если скажут вам: это сын Божий, — вы засмеётесь. Кто поймёт, что крона растет из корня, — пусть зрит в корень. Бог указывает, но не приказывает, — воля оставлена человеку.

— Но кто тот избранный, что видел указания Бога? в отчаянии, что красноречие пришлого проповедника затмило его ораторский дар, выкрикнул Симон.

— Будь как ребёнок, который бежит в расставленные для объятия руки матери, — тихо ответил Иешуа, — и узнаешь путь.

Вдруг внимание его привлекла женщина, пробиравшаяся за спинами окружающих столы людей. Он видел не только её неотрывно смотрящие на него глаза, изящество её движений, густые вьющиеся волосы и гибкий, манящий мужские взоры стан, но и то, что было недоступно зрению обычных людей, — переливающееся многоцветное сияние вокруг её тела. Из головы женщины, словно отблески драгоценных камней, вырывались трепетные голубые и оранжевые лучи и уходили вверх сквозь потолочные перекрытия. На лбу сияла серебристым металлом не видимая никем, кроме него, небольшая пластинка с высвеченным золотом именем. «Мария», — прочитал Иешуа и вспомнил предназначенное ему.

Женщина пробиралась всё ближе и ближе. Заметив её, Симон покривил лицо презрительной гримасой и поморщился.

— Не подпускай её, — посоветовал он гостю, — она осквернит тебя.

Его злой намёк не произвёл на проповедника никакого впечатления. Тот всего лишь на мгновение отвёл от женщины взгляд, чтобы заметить недовольные лица собравшихся, и открыто обратился к ней.

— Сядь у ног моих, женщина, — спокойно сказал он.

Лицо незнакомки на мгновение озарила улыбка счастья. Проворно и ловко проскользнув среди окружавших столы людей, она опустилась на пол, исподлобья пристально вглядываясь в черты позвавшего её.

— Ты, может быть, не знаешь, рабби, — снова заговорил Симон, — но эта падшая женщина недостойна быть в нашем собрании. Она осквернит нас. Зачем тебе знаться с такими?

— Не здоровым нужен врач, а больным. И кто, кроме Отца, зна-

ет, чего достоин этот, а чего — тот? — он повернулся к Симону.

— Ничего не желай для себя — ни хорошего, ни плохого. Будь в земле — землёй, в воздухе — воздухом, в воде — водой, в огне — огнём, но не особой частью их. Только так соединяется чистое с чистым.

Он говорил негромко, но все слышали. И особенно та, что теперь была у ног его. Лицо женщины то покрывалось румянцем, то внезапно бледнело от волнения.

— Не бойся ничего, Мария, — приободрил Иешуа её, и тут же по комнате разнёсся ропот изумления.

— Как узнал он имя её?

— Не знакомы ли они?

— Он действительно видит незримое!..

Недвижимая, точно зачарованная, смотрела на проповедника из Назарета Мария — и вдруг упала ослабевшей головой на его ноги и волосами своими отёрла их, как святому. У пояса её был небольшой алавастровый сосуд с драгоценным миром. В каком-то исступлении сорвала она его с пояса и, вылив на ладонь дорогую мазь, стала растирать ею ступни и голени странного человека, знавшего ее имя, которое ему не называли.

Сверху он видел только очертания её щёк, и подбородка, и красивых, припухлых от плача губ. Неуверенно улыбнувшись, он стал разжимать её руки с такой силой, что они побелели в тех местах, где он стиснул их своими пальцами.

Мария затихла, не поднимая головы, и на ноги ему упало несколько горячих слезинок. Он тоже вздрогнул от неожиданности, и дрожь его тела немедленно передалась ей. Она подняла на него такие огромные, такие страдающие глаза, что он не удержался и ободряюще погладил её по щеке.

— Это не человек, а сорняк. Не стоит жалеть её, — почти приказал, глядя на происходящее, Симон.

Глаза его — два чёрных, неотступных отверстия — извергли презрение на склонившуюся к ногам гостя женщину.

— Небесный Отец наш — садовник, — снова негромко отозвался назаретянин. — Он хотел, чтобы в саду Его росли только прекрасные цветы. Он ухаживал и поливал. Но многие благородные растения так и не распустили свои бутоны, потому что цветок тоже должен хотеть стать совершенным и прекрасным, он должен парить на крыльях мечты. Если не захотел — кого винить? Надо отделить то, что хочет стать лучше. Потому что всё в этом мире совершается не во имя прошлого, а во имя будущего. Бог — садовник... Мало ли что растёт и ветвится в саду Его?..

— Ты говоришь так, будто знаешь, — задумчиво признал Симон. — Но что ты знаешь? Кто учитель твой? Где путь твой и звезда твоего пути? Кто засвидетельствует, что ты не свернул с верной дороги, ведущей к Отцу нашему? И не к пропасти ли ты идёшь, слепец, увлекая за собой других?

Ученики Иешуа встревоженно переглянулись, услышав чин опасные упрёки.

— Отец Сам находит тех, кто ищет Его, — ответил гость. — Я пришёл в дом твой, и ты воды мне на ноги не дал. А она слезами облила мне ноги, — кивнул головой он на Марию, — и волосами головы своей отёрла их. Ты целования мне не дал, а она с тех пор, как пришла, не перестаёт целовать у меня ноги. Ты головы мне маслом не помазал, а она миром драгоценным помазала мне ноги. Прощаю грехи её многие за то, что она возлюбила много. Истинно говорю вам — только тот станет тьмой, кто не станет светом. Ищите *путь в Царство Божье в себе, а не снаружи. Если не умрёте здесь, то не умрёте и на небе.*

Уверенность, с которой говорил назаретянин, безусловно, производила впечатление. И Симон, который никогда не считал себя религиозным ортодоксом, даже находил в сказанном особую поэтичность и логику, но что-то внутри его сопротивлялось признать в этом плохо одетом бродячем проповеднике великого пророка или Мессию, как признавали многие. В нём не было ничего таинственного, хотя речи его очаровывали. Но мало ли кто в Иудее мог красиво говорить!..

— Если этот мир - ступень к Царству Божьему, почему в нём так много несправедливости и страдания? — вдруг спросила Мария, всё ещё сидевшая у ног Иешуа.

Он повернул к ней голову и спросил:

— Разве не через страдание приходит женщина к радости материнства, а ребёнок в жизнь? Разве можно прийти в радость Царства Божьего, не познав мук земных? Как узнаешь тогда — что есть радость и что страдание? Как узнаешь цену дарованному? Чтобы получить — надо просить, чтобы найти — надо искать, чтобы отворили — надо достучаться.

— Мы услышали, что в Наине ты воскресил мёртвого. Как это можно? — спросил кто-то из толпы.

— Никто не мёртв у Бога, пока Он сам не разрушит равновесие видимого и невидимого. Бог в каждом из нас — там же и Царство Божье, говорил я вам. А кто не попадёт в Царство Божье, тот будет в Царстве мёртвых.

— А где оно? — спросил недоверчиво Симон, уже почти уверовавший в то, что бродячий проповедник, умеющий так ловко дурачить

народ, станет хорошим приобретением для партии фарисеев.

Иешуа пристально посмотрел в глаза хозяина дома и, словно прочитав его тайные мысли, ответил:

— Ты спросил, где Царство мёртвых? Неужели не знаешь, мертвец?

— Откуда знаешь, что я мёртв? — усмехнулся Симон.

— Вижу, — лаконично ответил назаретянин.

— Как ты можешь видеть то, что не показывает нам свет? Какими очами? — насмешничал Симон.

— Кому дано, тот может увидеть и без глаз. Смотри...

Назаретянин протянул руку и сдёрнул с плеча Марии платок.

Он закрыл глаза повязкой и завязал её на затылке. Как только тьма стала беспросветной, он приказал, чтобы из другого пространства возникла яркая белая точка и разверзлась на все стороны света. Теперь Иешуа видел всё так, словно глаза его не были закрыты платком. Даже более того — он видел не только перед собой, но и с боков и сзади. Он мог видеть теперь и то, что происходило рядом, и то, что было далеко, и то, что было в прошлом, и то, что произойдёт в будущем.

Странный гость встал со своего ложа и уверенно прошёл между столами. Подойдя к слуге, стоявшему в дверях с блюдом, на котором возвышалась гора фруктов, указал пальцем на большое яблоко и спросил, обернувшись к Симону:

— Хочешь яблоко — красивое, видишь, как солнце подрумянило его бок? А может, тебе дать этот замечательный финик?

И безошибочным движением поднял продолговатый плод с блюда. Лица присутствующих вытянулись от изумления. Слуга, державший блюдо, задрожал, губы его отвисли, и оттуда соскользнула на пол слюна.

— Вытри слюни, — приказал ему назаретянин. — И не трясись, а то уронишь блюдо. Нет, пожалуй, я дам Симону ягоду винограда.

Его рука без колебаний протянулась к большой кисти и сорвала с неё ягодку. Так же уверенно он вернулся к столу Симона и протянул ему жёлтую ягоду.

— Возьми.

— Может, ты подглядываешь? Может, чувствуешь хорошо? — выразил своё недоумение Симон, принимая в руку ягоду.

— Оттуда, где я стою, двор не виден? — спросил назаретянин.

— Не виден, — подтвердил Симон.

— Выйди на галерею. Смотри, твоя сестра взяла лопату и несёт её к стене. Возле каштана поставила.

Симон сделал, как ему велели, и посмотрел вниз. На его лице отобразился ужас.

— Ты воистину необыкновенный человек, — со стоном признал он неоспоримое. — Как ты это делаешь?

— Есть свет внутри человека света, и он освещает весь мир. Если не освещает, то тьма...

И люди, сорвавшись с места, тоже выбежали на галерею. Мария, которая снова опустилась у ног Иешуа, обняла его колени и прижалась к ним щекой. Лицо её в этот момент казалось почти детским.

— Ты пойдёшь со мной? — спросил Иешуа, и Мария молча кивнула головой.

— Я тоже пойду с тобой, рабби, — вдруг решил Симон, повернувшись к столу.

— Нет, ты не сможешь, — возразил назаретянин. — Тяжело найти путь тому, кто утратил свои глаза.

* * *

Легенда это, предсказание или ещё что? Но наши ученики видят то же самое по тем же законам, предсказанным две тысячи лет назад. А может, больше?

Так изначально сложилось и в истории философии, и и истории человечества, что постоянно борются две линии понимания мира и его устройства. Одна из них идеалистическая: мир создан Богом, и только это является фактом. Идеалистическим направлением занимается прежде всего религия. Вторые говорят: нет, мир случайно зародился («флуктанулось» в пространстве что-то), стал саморазвиваться, структурироваться каким-то образом, и вот материя это единственное, что может быть. Ну, что сказать? И то правда, и другое правда. Если мы имеем сразу две правды, значит — самое время поискать что-то третье — истину.

Похоже, и то и другое составляют некое единство. И ни то, ни другое не могут существовать друг без друга. Сожитель и созданное возникли одновременно.

Когда религия пытается объяснить идею самозарождения Бога, то одновременно надо рассматривать и процессы развития мира, поскольку одно не бывает без другого. Это просто разные уровни существования единого живого организма. Ведь никто не считает, что голова и тело не составляют единства. Но у них различные функции и весьма отличная специфика существования.

Многие учёные сегодня утверждают, что в живом космосе понятия неживого просто не существует. Жизнь и интеллект присущи как материальным структурам на уровне , атомов и молекул, так и субатомным частицам, находящимся за порогом нашего пространства.

Когда Эйнштейн разрушил иллюзию пространства и времени, он это совершил не только в своём воображении. Произошло нечто весьма реальное — исчез один из «законов» природы, считавшийся абсолютным. Упразднив линейное время, Эйнштейн вместе с ним упразднил и трёхмерное пространство. Он же указывал: «В основе реальности понятие линейного времени отмирает».

Следовательно, есть такая реальность, где нет линейного времени. Некоторые даже утверждают — что есть безвременность, то есть ВЕЧНОСТЬ. Так в современной физике появилось СВЕРХПРОСТРАНСТВО, потому что в ВЕЧНОСТИ потеряла свои границы протяжённость.

Как новое мировоззрение может повлиять на нашу жизнь, на конкретные жизненные ситуации?

«Власть всемогущая Природы Нам потому не тяжела, Что чувство видимой свободы Она живущему дала», - писал Самуил Маршак. Подвижность тела в механике измеряется степенями свободы. «Это сладкое слово свобода» будоражит народные массы в разных уголках планеты. А до какой степени необходима свобода человеку? Размышляя об этом, я снова сталкивался с Лапшиным.

Глава 5

Лапшин, как правило, появлялся в моём худлитовском кабинете ближе к вечеру. Он садился за низкий приставной столик, я располагался напротив. Секретарь Тамара Викторовна Филатова, которая почему-то не очень любила моего странного друга, тем не менее, помня обычаи гостеприимства, немедленно стелила на столик белую скатерочку, ставила вазочку с печеньем, подавала чай или кофе.

Он пил чай, почти никогда не притрагиваясь к печенью, и «включал» вдруг в себе диковинный внутренний ретранслятор.

— Урок первый: хочешь стать богом — будь им.

— А второй урок?

— Душа человека — диада. Её составляют материальные и нематериальные излучения вакуума - организующие силы. Но они — как лёд и пламя. Их взаимодействие часто завершается катаклизмами. Биологическая жизнь — механизм, в котором возможно сотрудничество двух противоположностей, и поле битвы, где изначальные силы пытаются одолеть друг друга. Поэтому ты должен научиться владеть своими чувствами. Разум человека — это точка пересечения, или сборки, подсознательных и сверхсознательных процессов. Именно эта точка является нашим сознанием. Если в ней возообладают центростремительные силы — она коллапсирует. Если центробежные — она растворяется в беспредельном. Опасно и то, и другое, если сознание не станет своеобразным гомеостазом двух противоположностей. Главное, помни: нет ничего невозможного, что не может быть произведено мыслью. Можно, например, смотреть сразу во всех направлениях, не поворачивая головы, можно проходить через стены, уходить из мира во внемир или Бардо.

— Зачем в Бардо?

— Бардо — межпространственный туннель. Он как лифт между этажами. Каждый этаж — новый мир. Если ты сумеешь создать идама в Бардо — у тебя начнёт действовать программа бессмертия, и ты станешь неуничтожимым.

— А кто это — идам?

— Что-то вроде двойника, в который можно при необ-ходимости перемещаться.

— Я смогу летать между мирами?

— Хоть на помеле.

— Для чего нам такие странные преимущества?

— Чтобы завладеть миром.

— О, какие у тебя глобальные цели, — смеюсь я.

Он отвечает долгим пронзительным взглядом.

— Если мы будем вместе, захватить мир нетрудно. Я обладаю не-обходимыми знаниями для этого. Ты даже не подозреваешь, какие могучие силы меня поддерживают. У меня власть над миллиардами долларов. Я могу влиять на события и направлять их в нужном для нас направлении.

— Я-то тебе зачем? Ты — маг, я — человек. Какой смысл в таком объединении? Слон в союзе с муравьём?

— Ты ничего о себе не знаешь, — опять серьёзно говорит он. — Ты владеешь самым мощным видом магии — Словом. Помнишь, персты Бога лежали на книге? Не на шаре земном, не на мече — на книге.

— Вот смотри: бумага, — он берёт сбоку, с моего стола, лист бумаги, достаёт авторучку и протыкает лист насквозь. — Видишь, я сделал отверстие. Сымитировал разорванное пространство. Что происходит при этом? Полевая структура листа меняется. Теперь в это отверстие идут потоки: одни вверх, другие — вниз. Вроде такая мелочь — проткнули лист бумаги, сделали дырочку. На самом деле мы с тобой сейчас здесь получили мощнейший генератор. Вспомни, как в сказках говорят: «Что написано пером — не вырубишь топором». То есть такая мелочь может оказаться опаснее топора.

Я могу написать сейчас здесь какой-нибудь знак или заклинание, создать мыслеформу — и объект приобретает совершенно другие качества. Возникает мощнейший туннельный переход, идут связи с космическим пространством, возникают такие взаимодействия, что трудно даже вообразить. Именно эту технологию используют демоны, чтобы подтолкнуть людей к войне, к любым желаемым действиям.

— Проткнём листочек — и что будем дальше делать? — посмеиваюсь я.

— Власть для начала захватим. Не так трудно, как кажется. Будем здесь всем вертеть, как пожелаешь.

— А чего сам, один, не вертишь?

— Ты нужен, — не то всерьёз, не то в шутку отвечает он.

— Мне сейчас не до этого, — отказываюсь я от соблазна захватить в стране власть. — Мне сейчас через биокомпьютер такое показывают, что впору в церковь бежать.

— Ты же неверующий.

— Так теперь как бы немножко уже и верить стал. Уж больно всё убедительно показывают.

Он поднимает чашку, лениво выпивает, спрашивает, как и несерьёзном:

— Что показывают?

— Про Христа.

Лапшин напрягается.

— А подробнее?

Я рассказываю ему последние картины мистерии и вижу нарастающее в его глазах отчуждение.

— Ну, пошла старая сказка про белого бычка. Боги создали людей, люди создали богов — и теперь не знают, что друг с другом делать. Зачем ты в эту канитель ввязался?

— Так разве я сам...

С Лапшиным явно происходит что-то неблагополучное.

— Давно тебе это кино крутят?

— Да два года уже...

— Что же ты мне раньше не рассказывал?

— Так думал, что тебе неинтересно будет.

— Вляпался я с тобой в какашки Христовы, — морщится Вячеслав. — Теперь не отмоешься.

Я не понимаю, о чём он. Думаю, просто шутит. И улыбаюсь.

* * *

У меня появился новый дар — дар провидца. За несколько месяцев до августовского государственного дефолта 1998 года я увидел во сне все предстоящие события, связанные с приближающимся кризисом, и общую экономическую ситуацию, вытекающую из него. Более того, вдруг стали ясны и те конкретные меры, которые необходимо принять в «Худлите», чтобы не допустить его фактически неотвратимой гибели.

133

Немедленно объявил общее собрание коллектива. Конечно, не для того, чтобы рассказать о своих снах. Просто сделал буквально помесячный анализ развития событий вплоть до сентября, изложил программу противостояния нарастающим, по моему мнению, негативным факторам экономике страны.

То, что я сказал, ошеломило собравшихся. Внешне всё выглядело как раз наоборот. Новое правительство во главе с Кириенко производило впечатление команды грамотных, уверенных в себе и в своём экономическом курсе специалистов. Газеты, комментарии телевизионных аналитиков переполнены самыми радужными надеждами, а я предлагаю свернуть наши зарубежные программы, немедленно перейти на режим жесточайшей экономии валютных средств, создать долларовый резерв, перевести активы в Сбербанк, под низкий процент.

На меня смотрели, мягко говоря, с недоумением. Ведь всего полгода назад я убеждал коллектив в обратном. Доказывал выгодность наших зарубежных проектов в Германии и Франции. Несколько раз мы с моим заместителем Сергеем Георгиевичем Колесниковым ездили в Мюнхен и французский город Дрё, где убеждали партнёров дать нам многомесячные отсрочки по заказам «Худлита». Заключили выгодный контракт с венгерским издательским концерном. По сути, за счёт этих отсрочек мы перешли па режим кредитования своих проектов под процент западных банков, который был более чем в десять раз ниже отечественного. Более того, западные кредиты стали резервом оборотных средств, которых мы не могли иметь в России из-за ярко выраженного правительственного намерения задушить собственные государственные предприятия именно через механизм налогового давления и отказа от кредитования проектов.

Кредит позволял отсрочить налоговые платежи до разумных, приемлемых сроков. Решал он и вторую проблему. И вот теперь всё так удачно начатое я предлагаю немедленно свернуть и вновь переориентироваться на российскую полиграфбазу, которая и качеством своей работы несравнимо ниже зарубежной, и кредитов не даёт.

В зале ропот. Люди отказываются меня понимать. И надо признать — основания у них для этого имеются. Растеряны даже мои заместители. Кажется, только главный бухгалтер Инара Борисовна Степанова, которая одновременно и замечательный экономист, улавливает хоть какой-то смысл в том, что я говорю. Она задаёт вопросы, что-то уточняет для уже запущенного в сознании процесса анализа.

Ещё замечательнее позиция главного редактора Валерия Сергеевича Модестова — одного из ветеранов издательства, чья голова поседела в этих стенах и авторитет которого среди сотрудников очень высок. Модестов встаёт, и я с ужасом жду, что он скажет по поводу моей непредсказуемости и непоследовательности. Он говорит:

— Я совершенно ничего не понимаю в экономике, тем более в нынешней. Но я знаю, что, если бы не Аркадий Наумович, «Худлита» уже давно бы не было. И наш Пегас пасся бы где угодно, только не на склонах литературного Олимпа. То, что он сейчас говорил, далеко не соответствует тому, как вижу ситуацию я. Но как я её вижу, если, как честно признался ранее, ничего не понимаю в экономике? Думаю, что и остальные здесь присутствующие разбираются в ней не лучше меня. За исключением, может быть, двухтрёх человек. Поэтому я просто верю нашему директору. Я знаю главное: он не хочет ничего плохого ни для нас, ни для издательства. И призываю вас тоже просто поверить. Вот не умом, а сердцем поверить. Поверить, и всё. Надо же понимать: то, что мы сейчас здесь наговорим, насоветуем, вряд ли окажется полезным. Кроме одного — нашего доверия.

После этой замечательной речи Валерия Сергеевича всё разом как-то успокоилось — волнения и ропот утихли, по залу прокатилась тёплая волна единения и понимания. Собравшиеся люди сумели преодолеть первоначальный всплеск эмоций, настроиться на конструктивную работу.

В результате все необходимые решения, хотя и не без некоторой доли сомнений, были приняты. Мы приступили к переориентации наших проектов с зарубежной полиграфбазы на отечественную и к созданию валютного резерва, что впоследствии и спасло нас от августовской трагедии, когда в считанные дни погибли тысячи более благополучных предприятий, чем наше. Из дефолта 1998 года мы благодаря заранее принятым мерам вышли не только не потеряв ни одного рубля, но даже, напротив, за счёт увеличившейся разницы курса американской и российской валют получили спасительную устойчивость в кризисе неплатежей, сопровождавших обвал экономики.

Некоторое время после нашего разговора о Христе Лапшин не появлялся у меня и даже как-то сторонился. Затем неожиданно зашёл. Он собирался на месяц уехать к себе на родину, в Феодосию. Объяснил, что там пройдут встречи с людьми, которые помогут нам в нашей работе. И, пристально глядя в глаза, предложил:

— Поедем вместе.

Я быстро проанализировал ситуацию: дела в издательстве стабилизировались, погода хорошая, если взять с собой кого-нибудь из детей — получится замечательный отдых.

Словно читая мои мысли, Вячеслав усилил натиск:

— За жильё не волнуйся — обеспечим, поблизости от пляжа. Феодосия - очень красивый город, к тому же это один из центров силовых энергетических линий. Я собираюсь провести там магические обряды. Ты сможешь увидеть её своими глазами. Тебе как писателю просто необходимо и этом поучаствовать.

Я принял решение и стал собираться в дорогу. Из детей со мной радостно согласились ехать двое — старшая дочь и младший сын. Неожиданно к нашей уже сформировавшейся группе присоединился Анатолий Иванович Бережной. Получалась весёлая компания.

В Феодосии мы действительно устроились недалеко от моря. Летняя жаркая погода притянула детей к пляжу и воде. Мы же с Анатолием Ивановичем старались побольше времени проводить с Лапшиным.

Он жил в центре города, возле Армянской церкви. Вернее, не жил, а собирался жить, потому что его бывший дом больше напоминал руины, чем жильё. Дом сгорел несколько лет назад по никому не понятной причине.

На склоне горы, посреди большого участка, обнесённого каменной стеной и зелёным колючим кустарником, стояли развалины выложенного из ракушечника строения. Говорили, что в него попала шаровая молния и дом разом вспыхнул. Но в том, что она попала именно в дом Лапшина, соседи, да и сам Вячеслав Михайлович, не склонны были усматривать случайность. Людей настораживали подозрительные компании, которые постоянно собирались во дворе у Лапшина по ночам, шаманские обряды с бубнами и пронзительными воплями. Шла какая-то отличная от привычных норм существования жизнь, и это не могло не сказаться на атмосфере проживания Лапшина в Феодосии: к нему относились подозрительно, с опаской.

Через несколько дней Вячеслав сообщил, что всё готово к очень важному обряду взаимодействия со стихиями.

— Возле церкви было кладбище. Теперь оно ликвидировано, но остался межпространственный туннель в Царство мёртвых. Вот им и воспользуемся, — серьёзно посвятил он нас в свои планы. И лишь в самом конце тирады по губам его скользнула улыбка.

Ни я, ни Анатолий Иванович не придали особого значения его словам о Царстве мёртвых и взаимодействии с ним. Последнее время мы многое воспринимали в словах Вячеслава как эпатаж.

На следующий день мы застали Лапшина за серьёзными приготовлениями. Посреди двора стоял теннисный стол, вокруг скамейки. На столе статуэтка женщины, сидящей, подогнув под себя ноги.

— Это оккультная вещица, — пристально глядя нам в глаза, объяснил Вячеслав, — Мать Земля. Её нашли в скифском кургане. У меня, кроме неё, есть ещё возможность получить жезл власти. Осталось найти третью составляющую эгрегора — Золотого коня. Его когда-то спрятал здесь Мамай, после разгрома на Куликовом поле. Если его найду — власть на Земле будет принадлежать мне.

Мы насмешливо переглянулись с Анатолием Ивановичем. Наши взгляды красноречиво говорили: «Чем бы дитя ни тешилось, лишь бы нам интересно было».

Десятка полтора учеников Лапшина расчищали от обломков место будущего сакрального действия.

— Там туннель, — пояснил Лапшин. — В двенадцать часов начнём.

— Пошаманим? — ёрничаю я.

Лапшин оценивающе смотрит на меня. Похоже, он до сих пор не определил, кто я по отношению к нему — союзник или противник. Мои подковырки и нежелание запить чёткую позицию в связи с его странным мероприятием, безусловно, выводят Вячеслава из равновесия. Он пытается меня вразумить, вывести из шаловливого настроения.

— Человек должен занять позицию гомеостаза между с истом и тьмой. Тогда он поставит их в зависимость от себя. Надо обмануть и тех и других. Это срединный путь.

Мы садимся вокруг стола. Слушаем.

— Именно сейчас идёт подготовка к появлению новых людей. Скоро появится человек с совершенно новыми качествами. Он будет знать в совершенстве информационные процессы и использует их для своего могущества. Все остальные — обречены. У них начнутся психические мутации, и они исчезнут.

— Все умрут, а мы останемся? — снова пытаюсь я поколебать его вождистский пафос.

— Ну, а почему бы нет? — принимает вызов Вячеслав. Человек уходит из жизни лишь потому, что сам не знает, зачем он здесь нужен. Он уходит из этой системы непонятно куда. А ведь центр его сборки по-прежнему здесь, на этой планете. Вот он и гибнет тут, и умирает там — до бесконечности.

— «Там» — это где? — словно репей, цепляюсь я.

— В Царстве мёртвых.

— Ты уверен, что нам туда надо?

— А куда денешься — все там будем! — переводит в шутку мою контрпозицию Вячеслав.

— Ну вот возьму и не пойду, — настырничаю я.

—А как же твой дракончик? Головы-то прибавляются? — достаёт из рукава свой козырь Вячеслав.

Я усмиряю сопротивление и пожимаю плечами. С дракончиком действительно происходила какая-то странная и непосредственно сопряжённая с моей судьбой история.

Появившись как некий герой событий в стране внутренних видений, где он помогал и покровительствовал мне, дракон вдруг неожиданно наполовину высунулся, если можно так сказать, и в нашу реальность. Дело в том, что на энергоинформационном уровне, через экран внутреннего видения, несложно увидеть не только ауру человека, но и целый ряд информационно-управленческих структур, воздействуя на которые можно добиваться самых разных целей, в основном связанных со здоровьем и благополучием человека. Одна из таких структур — защитный квадрат. Он окружает человека в виде информационно-геометрической фигуры. И в нём, под влиянием различных космических воздействий, проявляются архетипические образы, с которыми связано то или иное зодиакальное влияние. Так вот, с некоторых пор у меня на вершине квадрата появился или, вернее, проявился дракон. Он рос, матерел, и вскоре вместо одной головы у него выросли целых три. Ясновидящие замечали его и изумлялись. Головы дракона были увенчаны коронами, тело осыпано изумрудами. Во время лечения больных я нередко обращался к нему за помощью. И он неведомым мне способом действительно производил эффективное и почти мгновенное исцеление.

Когда я рассказывал о своём дракончике Вячеславу, тот сразу становился весёлым и подшучивал:

— Расти, расти дракончика. Только не забудь — с ним ещё силами придётся помериться. И неизвестно, кто кого — ты его копьём пронзишь или он тебя с потрохами слопает.

Я не понимал, на что он намекает, хотя и подозревал, что некий тайный смысл в его уколах имеется. Ведь не раз прежде, мимоходом, он замечал: «Каждый, прежде чем стать человеком, должен победить дракона в себе. А как его победишь — ведь он бессмертный? Убить нельзя, и убежать невозможно».

Да, с драконником действительно что-то связано — тайное и мистическое. Он совершенно неспроста появился на моём защитном квадрате и так активно разрастался в «разные головы». И всегда ли он будет таким добродушным помощником, каким прикидывается сейчас? Не захочется ми ему действительно в какой-то неведомый мне день раскрыть свою зубастую пасть и попробовать на вкус хозяина, откормившего его своим увлечением эзотерикой? А может, хозяин не я, а он?

Вячеслав, словно угадывая моё внутреннее смятение, подливал масла в огонь.

— Сколько у него сейчас голов-то? — скалился он с улыбкой.

— Три.

— О, хорошо его кормишь! Уже Змея Горыныча вырастил, — восхищался он с наигранным уважением. — Смотри, чтобы больше голов не появилось. А то ведь даже Георгий Победоносец только с одноголовым сражался. По стати ли поединщика себе растишь?

— А мы с ним вроде не собираемся ссориться, — легкомысленно отторгал я мысль о борьбе с безобидной и полезной голограммкой на вершине моего защитного квадрата.

— Ну-ну, — посерьёзнел вдруг Вячеслав. — Я бы тоже не советовал тебе с ним ссориться. Лучше договориться о сотрудничестве. Ведь он тебе помогает?

— Помогает, — без особой охоты соглашаюсь я.

К вечеру стали собираться люди, приглашённые Вячеславом на шаманский обряд. Публика была самая разнообразная, в основном столичная, — тут был и бывший советник Михаила Горбачёва, и какие-то учёные, и даже работники спецслужб. И ещё много детей, обученных по методике Лапшина и владеющих ясновидением.

На расчищенном от обломков месте, прямо на пепле пожарища был очерчен мелкими камушками круг. В центре статуэтка Матери Земли. Фонарь со свечой внутри направлял на неё необычный, замысловатый рисунок какого-то тайного, неведомого мне знака. Вячеслав крутился возле него, отлаживая позицию фонаря по отношению к статуэтке. Рядом скамейки и стулья для гостей, зрителей магического обряда. Один из них подошёл ко мне.

— Здравствуйте, мне говорил о вас Вячеслав. Я Дмитрий, работаю в Горбачёв-фонде. Гадаю на рунах.

Дмитрий был высок, приятен в манерах.

— Магистр ордена драконов, — словно подзуживаемый иронией, по инерции разговора с Лапшиным, представляюсь я.

— А вы знаете, я уже привык, что здесь можно встретить самое необычное, — с обезоруживающей улыбкой согласился мой новый знакомый. — Даже если сейчас сюда прилетит ведьма на помеле, я и тогда не очень удивлюсь. У Вячеслава надо быть готовым ко всему. Я это ещё три года назад понял, когда впервые попал сюда.

Мы разговорились. Дмитрий рассказал много интересного о жизни бывшего президента страны, который, по его словам, пал жертвой своей доброты и человечности. В этом я был с ним согласен — Горбачёв действительно всегда был мне симпатичен. Если бы ему немного побольше твёрдости — страна не оказалась бы вновь в революционных преобразованиях, управляемая людьми, больше способными на разрушение, чем на созидание.

Незадолго до начала мистического спектакля (так, по крайней мере, я относился в то время к происходящему) произошёл странный, быстротечный, но очень яростный скандал. Одна из девочек вдруг наотрез отказалась участвовать в подготовленном Лапшиным мероприятии. Ей предназначалась роль зодиакального знака, к чему её долго и тщательно готовил Вячеслав. Теперь напрасно он её уговаривал — сначала мягко, потом с недвусмысленными угрозами. Бунтарка просто поворачивалась и уходила от него.

Никогда я не видел Вячеслава в такой ярости. Угрозы, брань, отчаяние — всё было перемешано в его выкриках обиды по поводу неблагодарной девчонки, для которой он гак много сделал и которая подводит его в самый ответственный момент. Напрасно мы с Анатолием Ивановичем пытались его утихомирить. Отказ ребёнка, кажется, действительно разрушал некий внутренний, глубинный смысл происходящего и свёл на нет долгий упорный труд Вячеслава.

— Такой день бывает только один раз! — в отчаянии жаловался он нам. — Она всё испортила. Мне некем её заменить.

— Ну, поставь кого-нибудь другого, — легкомысленно советовал ему я. — Какая тебе разница, кто из детей будет стоять вокруг и что из себя изображать — звёздочку или мотылька?

— В том-то и дело, что разница есть, и очень существенная, — прорычал в ответ Лапшин. И глаза его при этом полыхнули фосфоресцирующим пламенем.

После ещё одной безуспешной попытки усмирить неожиданный бунт, Вячеслав выбрал кого-то из своих новых учеников и наспех стал его готовить на предстоящую роль в мистическом спектакле.

Ближе к полуночи Вячеслав зажёг свой фонарь и расставил по особой схеме вокруг статуэтки двенадцать ясновидящих детей. Потом он позвал в круг меня и Анатолия Ивановича. Мы сняли ботинки, как это полагалось, и босиком вошли в центр действия, на сцену эзотерических событий.

Специально вызванный на мероприятие профессиональный шаман предупредил нас:

— То, что будет сейчас происходить, очень серьёзно. По-прошу вас отнестись к этому без насмешек. Загадайте желание — и оно, скорее всего, сбудется.

Я немедленно загадал желание написать много-много хороших книг. Что загадал Анатолий Иванович, не знаю, он не пожелал делиться, поскольку несколько серьёзнее, чем я, относился к происходящему.

Вскоре посерьёзнел и я. Когда шаман, стуча в бубен, об-ходил нас, завывая и выкрикивая обращения к стихиям воздуха, земли, воды и огня, вдруг в полном безмолвии летней феодосийской ночи, когда можно было, казалось, услышать даже шёпот звёзд, неведомо откуда возникли вполне ощутимые порывы ветра. Ветер не только ударил в наши лица, но и произвёл похожий на рёв звук, который медленно стих. А вместо него сверху прямо на статуэтку богини упал лёгкий, с лунными переливами луч. Он был едва заметен, зыбок, но всё-таки вполне ощутим. Видели его все — и участники, и зрители.

Теперь приступил к действию Вячеслав. Он обратился поочерёд-но к стихиям, спрашивая их о готовности к сотрудничеству. Потом велел им открыть в центре круга канал к планетарному ядру. Я стоял в центре круга, рядом с Анатолием Ивановичем, и не видел ничего особенного. Ни моё обычное зрение, ни экран внутреннего видения не отмечали каких-либо аномальных явлений, кроме тех быстротечных, что произошли ранее и которые моё сознание к этому времени вполне благополучно и материалистично объяснило случайным порывом ветра и необычным ракурсом зрительного восприятия.

Вячеслав что-то выкрикивал. Если доверять тому, что он говорил, перед ним действительно разверзлась бездна. И оттуда ему обещали могущество и жезл силы, который он сможет использовать для установления своей власти на Земле. Но это слышал, как мне тогда казалось, только он. Потому что я ничего не слышал и не видел, а по-прежнему воспринимал происходящее как игру, как некий материал для моей литературной работы.

Кажется, Вячеслав добился того, к чему стремился. Шоу явно произвело впечатление на всех присутствующих. Может быть, в отличие от меня, они действительно видели то, о чём вещал Вячеслав. Косвенно это подтвердил новый сбой и спектакле: ребёнку, который неожиданно для себя заменил в круге взбунтовавшуюся девочку, вдруг стало плохо. Его поспешно отвели в сторону.

Несмотря на последовательно происходящие срывы сценарного замысла, действие шло своим чередом. Вячеслав, получив обещание верховной власти, объявил о закрытии канала, поблагодарил за сотрудничество стихии и завершил церемонию.

Дети разошлись, фонарь погасили, статуэтку унесли.

— Я теперь так понимаю — ты стал тёмным Владыкой Вселенной, — ёрничая, обратился я к Вячеславу. — И чего делать будешь? Чем соответствовать?

Он насмешливо посмотрел в ответ. Хорошее настроение сочилось из него благодушием.

— Теперь надо брать власть, — ласково объяснил он. — Не сразу, конечно, постепенно. Но и не очень затягивая. Рассчитываю на вашу помощь и сотрудничество, коллеги.

— Академия земного шара или галактики Млечный Путь! — восхищаюсь я. — Хороший у тебя замах, широкий. И главное, никаких комплексов! А хватит знаний-то такой махиной управлять? Ведь недавно ты на кладбище надгробные плиты долотом выдалбливал — и вдруг во главе планеты всей вознамерился встать.

— С вашей помощью, с вашей помощью, — ничуть не обижаясь, уточняет Вячеслав. — Ведь вы, в отличие от меня, академики настоящие. Будете при моём троне советниками.

Нет, сегодня явно ничто не могло испортить его хорошее настроение. Видимо, он и вправду верил, что в эту ночь получил мандат на управление Землёй. Хотелось бы в таком случае знать, кто его выдал и кто утвердил. А может, и вовсе — не выдали и не утвердили, а только пообещали. Л обещанного, как известно, три года ждут. За это время — ого, сколько всего произойти может.

* * *

Все следующие дни Вячеслав кипел восторгом и энтузиазмом. И пока мои сын и дочь валялись на пляже, он таскал нас с Анатолием Ивановичем по горам, рассказывал об истории Феодосии, об Айвазовском, которого называл одним из Посвящённых и утверждал, что свои картины этот великий художник рисовал с помощью биокомпьютера.

— Вообще, всё великое и значительное создано на Земле с помощью биокомпьютера, — пафосно возносил он свой гимн таинственным силам бытия, — хотя сам биокомпьютер всего лишь прибор, с помощью которого на мгновение или побольше в чью-то пустую голову сливают необходимую для развития человечества информацию. Сидит этакий мыслитель где-нибудь в своём кабинете, морщит лоб на пустой голове, а кто-нибудь сверху — раз ему в капустный кочан идейку. Вот тебе и открытие!

— И книги тоже так пишутся? — интересуюсь я.

— Ну, а как ещё? — насмешливым вопросом отвечает Лапшин.

— Значит, всё, что я написал, — это какой-то дядя сверху за меня делал? — выпытываю я, хотя и догадываюсь об ответе Вячеслава.

Лапшин осветил своё лицо счастливой солнцеподобной улыбкой.

— Ну, наконец-то и ты поумнел, Аркаша. То, что ты гордо именуешь личностью, человеком, — всего лишь шкурка, скафандр. Настоящая личность прячется под этой шкуркой и ловко манипулирует ногами, руками, языком. И если ты хочешь освободиться от этих манипуляций, то надо стать своеобразным гомеостазом между космическими и земными влияниями. Помнишь, я цитировал тебе апокрифы древних христиан: «Тот, кто нашёл себя, — мир недостоин его». Надо сделать так, чтобы и Земля, и Космос стали от нас зависимы. Не мы от них, понимаешь, а они от нас.

Я никак не пойму — шутит Вячеслав или говорит серьёзно? Даже если считать его позицию осознанной и условно принять то, что он говорит, за истину, — всё равно уравнения ио получается. И я озвучиваю сомнения, обращаясь за поддержкой к Анатолию Ивановичу. Всё-таки уравнения больше по г го части как профессора математики.

— Представляешь себе тождество? — едва сдерживая смех, спрашиваю я его. — Вячеслав Лапшин равняется Космос плюс Земля!

Анатолий Иванович озабоченно почесал пятернёй затылок.

— Я такими уравнениями не занимаюсь.

— Зря смеёшься, — заметно раздражается Вячеслав. — Смотри, как бы не опоздать к разделу пирога с таким вот неопределённым отношением к серьёзным делам.

— Да я к твоему пирогу и не пристраиваюсь, — тоже начинаю сердиться я. — Меня даже в этой фантастической теории моральный аспект тревожит. Космос породил всё живое — и Землю, и человека. То есть, как ни крути, — он наш родитель, так?

— Так, — соглашается Вячеслав.

— А ты говоришь: давай отца обманем и сами всем тут рулить начнём. Более того, родителя своего под нашу дудку плясать заставим. Такой план действий вырисовывается?

— А ты что, не хочешь править на Земле? — уточняет Вячеслав, и в глазах его недвусмысленное немое изумление. — Вся власть, все финансы будут в наших руках. Ты хоть понимаешь, что в ту ночь произошло? Мне же обещали жезл власти. И вы нужны мне.

— Кто обещал? — пытаюсь уточнить я.

Вячеслав прячет глаза. Кажется, он не хочет никакой определённости в этом вопросе.

— Есть могущественные силы, которые нам помогут, — уклончиво объясняет он.

Я внимательно смотрю на него и не могу понять: где кончаются выдающиеся, редкостные способности и начинается шизофрения? Неужели он не понимает, сколько нужно всего знать и уметь, чтобы стать президентом земного шара? Чем соответствовать-то будет?

Наши споры и разговор, похоже, не столько забавляли, сколько утомляли Анатолия Ивановича. Вечерами, когда мы садились в беседке за арбузиком, а дети убегали есть шашлык, он отчитывал меня:

— Что ты с ним сцепился? У него нет даже высшего образования. Его кругозор едва выходит за пределы начальной школы, а ты с ним о Космосе, о Вселенной.

— Но если он такой, как ты говоришь, — опять пытаюсь добраться до истины, — что же мы здесь делаем, чему пытаемся научиться?

— Утоляем любопытство, загораем на пляже, купаемся, — перечисляет Бережной. — Зачем всему такой помпезный смысл придавать? Надо просто отделить рациональное от нерационального.

— Ну, что здесь рационального? Жезл власти или Слава Лапшин — Президент Земного Шара, что?

— Ну, опять ты в крайности, — осаживает Бережной. — Глупость, конечно. Но ведь слепым-то зрение он возвращает и диабет лечит! Это как? Значит, наша традиционная наука действительно что-то недопонимает, упускает нечто важное и не хочет признаться в своём бессилии. Вот мы и должны понять, осмыслить, привлечь к феномену внимание общественности. А его бредни о вселенской власти пусть с ним и остаются. От них-то никому ни горячо, ни холодно. Главное, понять механизм того, что возвращает людям здоровье.

* * *

В Феодосии у меня снова случилось видение. Но содержание его после шаманского обряда изменилось. Это было уже совсем другое кино, и показывали его уже совсем другие мастера вселенских иллюзионов.

Как прежде, видение отличалось от снов необычной яр-костью изображения, сопровождение происходящего восприятием всех органов чувств. Это была как бы вторая реальность. А может, даже первая, поскольку всё происходящее там было более явственным, чем обычно мы привыкли воспринимать в этой жизни.

... Я видел Космос где-то неподалёку от Земли. И в нём было так

тихо, словно умерли все звуки. Какая-то странная конструкция из сфер, сопряжённых в пирамиды, недвижно застыла в беспредельности. Одна из этих сфер притягивает, манит меня к себе. Она нижняя в нижнем треугольнике. Но под ней тоже есть сфера, которая хотя и входит в единую конструкцию сфер, но расположена обособленно. Без какого-либо напряжения, словно стихия безвоздушного пространства не создаёт проблем моему существованию в нём, перемещаюсь к этой сфере. Она растёт, становится всё больше. Голубая планета с очертаниями материков. Это Земля, и она всё ближе. Я вхожу в атмосферу, лечу над поверхностью, и её материнские энергии обволакивают, ласкают, убаюкивают меня. Чувствую себя как младенец в колыбели. Мне хорошо, уютно, безопасно на этих волнах энергий Земли. Я закрываю глаза и дремлю на ладонях родной планеты. Цепочки каких-то ассоциаций «сплывают в сознании, череда символов, букв, зодиакальных знаков, священных имён проплывает перед внутренним взором. Такое ощущение, будто я знаю и понимаю, что они выражают собой. Но откуда ко мне это знание странного космического компьютера, где несложно найти любой бит информации или внести своё собственное желание и поведение в бесчисленные программы перекрёстных взаимодействий через сочетания символов, созидаемых волей и сознанием?

Я открыл глаза и понял, что сплю. Потому что ничем иным, как сном, нельзя было считать происходящее. Я лежал на холодном квадратном камне в тесном и душном подземелье. Стены из рыхлого серого песчаника искрошились, выветрились, и одну из них в вышине пересекала трещина, через которую падал плоский, как доска, поток света. Ни дверей, ни окон в похожем на склеп подземелье не было.

Откуда-то накатила волна затхлого, гнилого воздуха. Я опу-

стил глаза и заметил, как пол качнулся под ногами, словно грязная, маслянистая, болотная вода. Холод страха смертельным спазмом перехватил горло: это действительно склеп. Склеп, в который я заточён прихотливым сочетанием обстоятельств, случайных сил или галлюцинаций.

Словно вскинутый пружиной, я поднялся с камня, на котором лежал, и встал на его краю. Из-под ног скользнули на пол длинные ослизлые твари, пропали внизу. Опустил ногу — осторожно, словно пробуя на болоте зыбкую опору травянистого покрытия, скрывающего под собой бездну. И нога провалилась во что-то мерзкое и опасное.

«Ну, что ж, — подумал я с каким-то внезапным облегчением, — есть только один достойный ответ смерти — плюнуть ей в лицо».

Вдруг почувствовал, что темнота вокруг меня неуловимо меняется. Снизу по ногам потянуло холодом, и ледяные иголки вонзились в кожу. Их частые уколы поднимаются всё выше и выше, и всюду, куда достигают их удары, тело мертвеет и становится будто неживым. Поднявшись до груди, холодные удары стихли у самого сердца. В тот момент, когда я подумал, что всё кончилось, острая боль пронзила позвоночник. Меня словно проткнули ледяным копьём, и оно прошло внутрь, как булавка энтомолога сквозь тело бабочки. Ноги оторвались от плиты, и я повис в воздухе на стержне невыносимой боли. Сзади раздался слабый вздох, и меня рывком развернуло к пятну на чёрной маслянистой поверхности под ногами, в глубине ко-торого появилась неясная игра теней. С большим усилием я разглядел внизу странную кубическую конструкцию из прямоугольных зеркал, поверхность которых переливалась разноцветным мельте-шением энергий и красок. Мгновение спустя в едва обозначившейся

зеркальной зыби возникло сияние, к которому я почувствовал стран-
ное эмоциональное притяжение, как к огоньку костра в зловещем
дремучем лесу. Свет был холодным, чистым и очень изменчивым.
Вдруг раздался голос — глубокий, мелодичный. Невозможно было
определить, кому он принадлежал — мужчине или женщине.

— Надо принять решение, иначе не придётся больше ни жить,
ни думать. Пока мы ещё можем договориться.

— Кто ты? — пересиливая боль, спросил я.

— Посредник, — последовал лаконичный ответ.

— Между кем и кем?

— Между чем и кем, — поправили меня.

Я покорно согласился:

— Между чем и кем?

— Между смертью и тобой, — спокойно ответил голос.

— Я должен испугаться?

— Зачем? Смерть - всего лишь цена, которую платит жизнь у
врат, ведущих к успокоению.

— И тем не менее смерть по своей воле никто не выбирает. Что
я должен сделать?

— Принять решение.

— Какое решение? — спросил я сквозь муку боли.

— Решение одно, а пути три: куда надо, куда хочется и куда
попадёшь. Правда, возможны варианты, — например, в «куда надо»
можно попасть через «куда хочешь». И в «куда хочешь» через «куда
попадёшь». Как повезёт.

С трудом осознавая происходящее, собрал остатки сил и про-
хрипел:

— Что угрожает мне?

Раздался вздох, и донеслось почти шёпотом:

— То, чему ты только что хотел плюнуть в лицо.

Понимая, что моя ярость была бесполезной, последним напряжением умирающего тела вытолкнул из себя ещё остававшийся в лёгких воздух, и тот сорвался с губ лёгким, похожим на хлопок, звуком:

— Тьфу...

И склеп заполнил стон:

— Зачем?

В тот же миг меня будто разнесло вдребезги на атомы, и каждый из них в отдельности стали опиливать напильником.

«А всё-таки плюнул», — с удовлетворением успел подумать я. И перестал быть единым человеком.

С каждым мгновением становилось всё труднее и труднее ощущать свои физические пределы, определять, где кончается тело и где начинается втянувшая его в себя сила. Тьма, охватившая меня, клубилась, пульсировала, сгущалась вокруг нарастающим ощущением немой смертельной угрозы, вбирала в себя то, что когда-то было моим телом. Его, разъятое на атомы и частицы, переставшее быть чем-то материальным, буквально растворяло в себе нервными спазматическими движениями чёрное облако, которое, как я догадался, и было смертью.

Не осталось ни зрения, ни слуха, только последнее, угасающее ощущение простейшего эмоционального реагирования: «Так вот как она наступает». В то же время я понимал: ещё чуть-чуть — и утрачу даже слабое ощущение своего былого «я».

И вдруг услышал в себе какой-то настойчивый сигнал, похожий на азбуку Морзе. Слабые импульсы звучали всё настойчивее, по мере того как я терял свою прежнюю сущность, и, как ни странно, разбудили во мне сопротивление происходящему. Внезапная энергетическая конвульсия на мгновение приостановила дальнейший распад почти разъятых тьмой биополей. Яростная мысль пронзила каждую из его расторгнутых частиц: «Со мной ещё не покончено!» И вместе с ней пришла воля к сопротивлению, каким бы бессмысленным в тех условиях оно ни казалось. Немым посылом всё ещё сохранявшего некоторое единство сознания я приказал энергиям своей сущности начать соединение. Разъятые тьмой частицы остановили разбег и, словно сухие листья в неровном, капризном ветре, заплясали на месте, не в силах продолжать движение ни в одну из сторон.

Будто рёв раненого зверя прорезал окружающее, и вдруг вернулся слух, а потом зрение, и я увидел лёгкое, размытое пятно света в чёрной, кромешной тьме.

Осознание возможного спасения проснулось во мне, и невидимые излучения надежды побежали во все стороны, одолевая сопротивление тьмы, восстанавливая ослабленные связи частиц и концентрируя энергетические поля в моей сущности. С каждым мигом росло ощущение того, что схватка со смертью ещё не закончена, что возможности противостоять ей не исчерпаны.

Объятый тьмой, сгусток мыслящей энергии извивался, корчился в судорогах и всё больше и больше сжимался в светящийся комок плазмы, который стал отбрасывать от себя липкие щупальца небытия, двигаться в его владениях по своей воле, к своей цели.

Если бы не замеченное ранее слабое свечение, подсказывавшее направление, я мог навсегда остаться пленником тьмы. Но едва пробившийся сквозь чёрную непроглядность голос света разбудил в сознании почти неосязаемый намёк на возможное избавление. Я до-

верился ему и начал двигаться из последних сил навстречу этой спасительной подсказке. Я расталкивал тьму силой внутренней энергии, и тьма, шипя, сворачивалась рядом, уступая дорогу, обжигаясь о раскалённую напряжением воли плазму.

Почти последним усилием, изнемогая, чувствуя, что через мгновение воля иссякнет и смерть растворит в себе беззащитную и почти не страшную ей связь энергий и разума, я сделал рывок и вывалился из пожиравшей меня тьмы снова на каменную плиту. Упустившая свою добычу, смерть утробно взревела, и волны энергетических сотрясений встряхнули склеп, но я вновь стоял на своей надгробной плите, уже не мёртвый, однако ещё не живой.

Теперь у меня опять было тело. Выпрямившись во весь рост, я огляделся вокруг и понял, что явилось спасительным маяком. Свет, упавший сверху на маслянистую поверхность бездны, полыхал ослепительным радужным огнём в обрамлении чёрного пространства, придавшего свету форму зеркального куба. Посмотрел в глубь свечения и отшатнулся. Изнутри на меня глядело ужасающее существо — человек с ободранной кожей, по обнажённым мышцам которого струилась кровь. Поднял руку к глазам и застонал от гнева — вместо руки было окровавленное сплетение жил и мышц. Отражением в свете был я сам.

Кровь сочилась и падала с тела на серую поверхность камня. Обессиленный кипевшим во мне чувством, я согнул колени, сел на холодную шершавую плиту. Плечи мои сгорбились, и я надолго затих от слабости и отчаяния.

Потом я потерял среди голых стен ощущение времени. Вдруг подумалось: лучше бы я сдался смерти, чем вырваться из её объятий таким, каким я стал. И тут же, словно отвечая на мои невысказан-

ные мысли, раздался знакомый тихий, вкрадчивый голос:

— Если ты хочешь, можешь спать. Тебя разбудят, когда понадобится, через века или тысячелетия.

Апатия погружала в расслабленность, но я всё же спросил:

— Кто разбудит?

— Необходимость, — прошелестело эхом. Невыносимая тишина, тревожная, опасная, стала обволакивать сознание.

— И нет никакой надежды избежать этой участи? – бесстрастно поинтересовался я.

— Надежда — дочь силы, а сила — сестра воли. Теряешь одно, исчезает и другое.

На этот раз тембр и модуляции голоса были определённо женские.

— Если я засну, что увижу?

— Миражи радости и счастья.

— Если останусь бодрствовать?

— Увидишь путь, ведущий к цели, которой никто не знал, никто не знает и никто не будет знать.

— Унизительный страх перед неведомым не остановит меня, — с неожиданным мужеством произнёс я.

— Слова, — с лёгкой насмешкой раздалось в ответ.

— Могу поклясться святым распятием, что всё это так, — повысился мой голос, и я приподнял окровавленную руку, чтобы совершить крестное знамение, но невидимая собеседница остановила меня.

— Зачем утруждать себя бесполезным? Распятье — частность мироздания, всего лишь путеводный знак для робких душ, — рассмеялся голос. — Можно в испуге прижаться к нему, всю жизнь ожидая сомнительного спасения. Но что изменится? Тебе ли не знать об

этом? *А может, желая надеть на голову терновый венец мученика, ты втайне меч-шал о венце властелина всех миров? Разве ты не знал, что ненец властелина иногда доставляет не менее сильную голодную боль, чем терновый венец?*

— *О чём ты говоришь?* — крикнул в отчаянии окровавленный кусок мяса на могильной плите.

— *О тебе,* — донеслось вкрадчивым шёпотом. — *Ведь ты сам захотел пройти путь человеком.*

— *Кто ты?* — яростно выкрикнул я.

— *У меня много имён,* — со вздохом печали раздалось в ответ. — *Некоторые меня зовут матерью, другие смертью!*

— *Зачем ты меня отрыгнула, мамочка?*

— *Чтобы показать грядущий день.*

— *Не хочу знать такое будущее!* — крикнул я отчаянно. — *И так всё ясно — с меня содрали кожу жизни.*

— *Но ты же сам захотел пройти путь человеком,* — опять напомнили мне. — *И тебе ли не знать: свет и тьма, жизнь и смерть, правое и левое — братья друг другу. Поэтому и хорошие — не хороши, и плохие — не плохи. И жизнь — не жизнь, и смерть — не смерть. И всё может быть только так, как может быть.*

В моём сознании мгновенно взорвались варианты смоделированных смертью предстоящих событий и истаяли в путях грядущего.

— *Ты видел?* - спросил голос.

— *Да.*

— *И что думаешь об этом?*

— *Откуда ты знаешь, что всё произойдёт именно так?*

— *Ты вряд ли сейчас поймёшь, но я отвечу. Каждое мгновение я вбираю в себя информацию с любого из миров. Всё подвержено ана-*

лизу и прослежено во времени. Шанс что-либо изменить — ничтожен. Только Единый может изменить грядущее - и ты, если угадаешь путь. Но чтобы угадать — надо вспомнить будущее. А ты его забыл.

Насмешка над моим беспамятством попала в цель. Вскинув голову вверх, к лучу, я зажмурился. И тут же я услышал в себе резкий вопрос:

— Что с тобой?

— Ослеплён светом, — мысленно признался я.

— Кто ослеплён светом, тот должен видеть тьмой прозрения, — прозвучал немедленно совет. И он был как подсказка, как приглашение.

— Я вдруг почувствовал себя в могиле.

— Ты сам похоронил себя в гробнице своих прежних желаний и речей. Теперь исправь совершённое. Мы же можем заключить союз. Не то и вправду останешься в ней.

— И буду гнить, как все?

— Твоё слово давно разрывает сердце моей сути, и я тоже страдаю по твоей вине, — обвинила бездна. — Этот образ, надеюсь, ты понимаешь?

— Почему ты меня винишь? — возмутился я. — Ведь всё, что происходит со мной в мире, давно завершено внутри тебя. Ты сама сказала об этом. Или то, что ты сказала, не истина?

— Истина — не истина... Река твоей жизни пока в моих берегах. В своих пределах ты волен плыть по течению, выпрыгивать ввысь, нырять в глубину, плавать от берега к берегу и даже бороться, насколько хватит сил, со стремниной времени и событий. Это поможет осознать потенцию движения и покоя. Но в программе могут *быть сбои. Ты и прежде был очень непредсказуем. Я желаю приглядывать за тобой. И лучшее место для этого трудно подыскать.*

— *В спектакле смерти моей овацией будет смерть,* — не спрашивая, а утверждая, отозвался я, почему-то зная о грядущем. И то, что я вдруг почувствовал и узнал, совершенно не соответствовало произнесённому вслух.

В ответ донеслось что-то вроде глухого фырканья:

— *Возможно, смерть, возможно, только перерождение. И даже у меня нет возможности прояснить твоё «тёмное» будущее. Но здесь, в этом склепе, ты как игрушка в чоих руках.*

— *Сколько было их у тебя — неужели всё ещё интересно?*

— *А чем другим заняться?* — обиделась невидимая собеседница. — *Я умею только обманывать и рушить. Я противоречие, заключённое само в себя, отрицающее то, что утверждало, обращающее ничто в нечто, а нечто в ничто. И всё, что возможно, возможно для меня лишь в этих пределах.*

— *Значит, я должен добровольно отдаться в объятия смерти?*

— *Ты боишься снова стать частью меня, чтобы вызреть для нового рождения?* — спросила бездна. — *Не доверяешь?*

— *Да, опасаюсь,* — подтвердил я. — *Отдаться смерти всегда смертельно.*

«*Но некоторым удавалось преодолеть свой страх, неужели не помнишь?*» — вкрадчивым шёпотом пронеслось в мозгу.

— *Чем я могу усилить свои шансы?*

— *Верой в себя.*

— *Чем ослабить?*

— *Неверием в меня. Ведь предлагаю тебе союз.*

— *Кто-то может помешать задуманному тобой?*

— Да, я же говорила, — все вольны в пределах своей неволи.

— Отсюда должен быть выход.

— Я уже объясняла тебе, — их три.

— Но ты объясняла загадкой...

— О, великий Бог. Если бы я могла, то покраснела бы за тебя. Неправильно даже то, что я так долго говорю с тобой. Никто не может нарушить законы Изначального. Важнейший из них: каждый сам выбирает свой путь. Ты переступил через одну из моих ипостасей. Но этого мало. Ты должен воплотить в единое разобщённости своих жизней во всех предыдущих измерениях. Только объединяя их, ты можешь подняться всё выше и выше.

— А мне туда надо? — с сарказмом спросил я и поднялся во весь рост. — Там нужен этот кровоточащий кусок мяса, не помнящий своего прошлого, не уверенный в своём будущем? Этот ничтожный человек? — и засмеялся безудержным смехом, нескончаемым, как безумие происходящего.

— Вот видишь, нам лучше договориться и не тратить силы на борьбу.

— Мне однажды намекали на это. Но где они, мои силы?

— Всё может измениться, — прозвучал ответ.

— Мне кажется, я слабею.

— Да, ты теряешь кровь.

— Я могу умереть?

— Правильнее сказать — уснуть.

— Верно. Ты говорила уже об этом. Значит, предел нашему общению всё же есть: так сказать, естественный предел —, запас крови во мне?

— Да.

— *И ты будешь отвечать на мои вопросы, пока я смогу их задавать?*

— *Буду, — подтвердил голос.*

— *Тогда ответь: что подо мной?*

— *Бездна тёмных миров.*

— *А надо мной?*

— *Глубина верхних миров.*

— *А зачем здесь зеркальный куб?*

— *Если угадаешь, то старое покажет новое, когда войдёшь в глубину сути, и невидимое явит себя сквозь визуальное и виртуальное.*

— *Опять загадка?*

— *Не такая уж и сложная для того, кто от сути Сущего.*

— *Кажется, у меня не осталось времени на дальнейшую приятную беседу, — признался я и с трудом поднялся на ноги. — Если я ошибся, не держи на меня обиды. Я старался быть достойным твоего странного сочувствия.*

— *Хорошо, — с грустью прозвучало в склепе.*

Подчиняясь молниеносно вспыхнувшему инстинктивному чувству, я собрал силы, напрягся так, что, казалось, от потуг могли разорваться жгуты мускулов, на мгновение вернувшие былую мощь, и прыгнул через чёрное колышущееся месиво на переливающуюся светом зеркальную поверхность куба, в которую упирался упавший сверху луч.

Я не слышал звука расступившейся подо мной бездны. Да его и не было. Просто светящаяся, пульсирующая поверхность беззвучно вобрала в себя упавшее на неё тело, и я снова попал из объятий смерти в объятия судьбы.

Мир, в котором я очутился, был странным, необычным и весь как бы состоял из лёгких, размытых контуров и энергетических сияний. И я сам вдруг стал какой-то могучей переливающейся энергией, мгновенно меняющей свою форму. И вот я расту, ширюсь, чувствую, как во мне вскипают энергии, упорядочиваются в потоки, начинают циркулировать, обеспечивая взаимодействие сопряжённых полюсов. Космические излучения, попадая в меня, взрываются, образуя мириады разноцветных вихрей, питающих мою новую плоть.

У меня нет больше глаз, и я вижу как бы всей своей сущностью разом — вверху солнце, ослепляющее нескончаемыми фосфоресцирующими вспышками, и землю внизу, по которой скользит моя гигантская тень, озаряемая переливами пульсирующего во мне внутреннего света.

Я даже могу смотреть внутрь себя. Моя новая плоть теперь — поля, энергии, сочетания и взаимодействия вакуума, астрала, гравитации, материи и антиматерии, молекулярных и су б молекулярных связей. Все эти моря и водопады энергий, соединяющие их реки, ручьи и перепады силовых взаимодействий — моя новая грозная сущность. И я волен выбрать по наитию любую из невероятных, неведомых прежде сил и обрушить их против всего, что посмеет противостоять.

Меня переполняет восторг.

Постепенно я стал видеть резче и отчётливее. И я узнал себя в форме большого, переливающегося различными цветами шара. Но и эта форма недолго оставалась стабильной. Она быстро иззыбилась и стала последовательно являть всё новые и новые очертания — то чёрного грозового облака, кипящего молниями и громами, то лёгкой воздушной змейки, струящейся лентой по извивам энергетических волн и наполняющейся восторгом от этого игривого передвижения.

Я хорошо чувствовал своё положение в пространстве неведомого мира, вибрации космических потоков, голоса звёзд и звёздных скоплений, прибой нейтронных океанов и (фотонных течений. Я понял, что могу превращаться с огромной быстротой в любые формы жизни и энергии.

Пересоставив магнитные силовые линии своих полей, я изменил направление воздействия гравитации таким образом, что она теперь влекла меня вдоль Земли, к сияющему над горизонтом, переливающейся охрой шару Солнца.

С огромной скоростью нёсся я в пространстве, и чем больше вглядывался в окружающее, тем более знакомым казалось всё вокруг. Внизу не было привычной тверди Земли. Но, всматриваясь в зыбкие, пульсирующие очертания её поверхности, цветов, деревьев, нетрудно было догадаться, что все эти энергии изливаются из её материнского лона. Я взмывал ввысь и видел, как на зелёно-жёлтые острова леса мерно набегали пёстрые энергии открытых пространств.

Я смотрел вверх и уже не замечал на огромной скорости ни Солнца, ни каких-либо иных светил, но они угадывались едва видимыми абрисами отражений сквозь заполнившие пространство нежно-розовые, золотисто-пурпурные и голубые сияния. И это пространство не было пустынным. Эфирные создания, которые прежде являлись в минуты душевного напряжения или сна, неслись со всех сторон, окружали хороводом, и я наконец понимал, что они хотели сказать.

— Приветствуем тебя, владыка! — звучали вокруг их радостные мысли.

И я не словом, а мыслью отвечал им:

— Рад вас видеть!

— Ты вернулся! Ты снова с нами!

Одно из эфирных созданий приблизилось ко мне вплотную. Оно не было ни мужчиной, ни женщиной, и сквозь полу-прозрачную плоть, окружённую золотистым сиянием, просвечивали сосуды, по которым бежала не кровь, а энергия.

— Будь осторожен. Миген ищет тебя.

— Он очень силён. У него право первого удара.

— Царица Земли помогает ему, - подсказал кто-то.

Я начал сканировать пространство и нащупал дотянувшееся до сознания щупальце чьей-то тревоги. Пройдя через возникший контакт по лабиринту сплетённых в жгут энергетических стволов, обнаружил нужный мне образ и увеличил его. Изображение сначала было двухмерным, потом трёхмерным, и наконец обрело чёткость голографической копии. Прекрасное женское лицо холодными насмешливыми глазами встретило мой взгляд. Усилием своей воли я создал напротив вызванного образа новый образ — своё лицо. И придал ему выражение непреклонности и суровости. Губы этого голографического изображения шевельнулись и издали звуки:

— Я мог бы трансформировать тебя прямо сейчас, но сначала хочу разобраться во всём.

Женское лицо улыбнулось в ответ на угрозу и поджало губы:

— Разобраться?.. Подобных претензий у меня нет. Лучше не ссориться, а? Тем более что за тобой должок, ты не забыл, надеюсь?

Женщина снова улыбнулась, пока я изучал её лицо, и тут же вызванное мной изображение против моего желания иззыбилось и истаяло.

— С ней так не справиться — она теперь очень могущественна. И она тебя не испугается. Ты не должен был проявлять враждебность, — пояснил один из старых друзей.

— Я её тоже не боюсь, — хвалюсь легкомысленно.

И вдруг снова возникает напротив лицо царицы Земли.

— Хочешь увидеть прогнозную фазу, герой? В книге времён есть и такой вариант. Можно договориться, пока не поздно.

Я молчу, услышав вновь недавнее предложение «пока не поздно»' и знакомую интонацию голоса. Но моё согласие, похоже, спрашивали формально.

— Посмотри в себя.

Я смотрю в себя и вижу: спиральные вихри поднимаются вверх, почти растворяя в беспредельности первоначальное творение, потом спускаются вниз, уплотняя дух в материю. И я знаю: к центру может возвратиться лишь тот, кто однажды ушёл из него, потому что прежде, чем происходит сжатие, должно произойти расширение. Только так можно обрести исток собственного существования.

Мне хорошо, уютно, покойно. И вдруг всё вокруг мгновенно меняется. Я внутри пещерного храма. Над головой толща гигантской скалы, в щели которой падают пласты света. Я стою на краю небольшого подземного озера, обнажённый, в окружении двенадцати прекрасных женщин в длинных одеждах. Это жрицы. На поверхности воды рассыпаны лепестки роз. Я помню, я знаю: роза — цветок Христа, и она символизирует рождение, жизнь и смерть. Смерть, после которой будет воскрешение.

Женщины осторожно поддерживают меня под руки и помогают опуститься в воду, где меня подхватывают руки других жриц. Такое ощущение, что меня опоили наркотиком: апатия, безволие, всякое отсутствие собственных желаний. Бесстрастно я воспринимаю *ласкающие тело руки прекрасных женщин, готовящих меня к таинственному обряду.*

Меня омыли в воде и подняли наверх. Силы вроде воз-вращаются, и, словно понимая это, женщины всё сильнее стискивают мои запястья, локти, уже не столько поддерживая, сколько сдерживая. Они почти силой ведут меня к огромной статуе в середине пещеры. Это та самая фигура, что была на шаманском обряде у Вячеслава. Только теперь она огромная, её голова уходит под самый купол скального храма. Её ноги так же подогнуты под себя, а между её раздвинутых колен устроено уютное царское ложе. Меня кладут на него, и какая-то сила сдерживает, пленяет, не даёт подняться на ноги. Я делаю попытку сопротивляться этой силе, но, несмотря на её кажущуюся мягкость, вязкость, она надёжно приковывает к ложу. Жрицы располагаются по бокам — по шесть с каждой стороны.

Из тёмной глубины храма появляется та красивая женщина с короной на голове — царица Земли. На её плечах зелёный плащ с алым подбоем. И под плащом она обнажена. Я знаю, кто она и что будет дальше. Царица Земли вступает на ложе. Она встаёт надо мной, переступив через поверженное тело, и пристально вглядывается в моё лицо. Улыбка скользит по её губам.

— Ты не хочешь войны в мире, ты хочешь гармонии мира, но забыл, что за всё надо платить. Нужна жертва, — вкрадчивым голосом говорит она и, откинув полы плаща, опускается на моё тело. Я чувствую её нежную тёплую кожу, её сильные руки, которые толкали меня в грудь, едва я пытался привстать. — Христос выкупил Землю на Кресте. Твой выкуп куда как приятнее — на ложе, — насмешничает она. — Ну соглашайся, соглашайся...

Теперь её лицо близко. Я пытаюсь что-то сделать со своим те-

лом, как-то привести его в движение — всё бесполезно, невидимые узы волшебства сильнее моих мускулов.

— Зачем ты сопротивляешься? Ведь тайком от себя ты сам хочешь того, что произойдёт. И потом — союз Неба и Земли должен быть оплачен, — говорит она, и её пальцы ласковым успокаивающим движением скользят по моей груди. — Ты Царь, я Царица — и всё вокруг наше царство. Разве не об этом ты мечтал?

Её слова неагрессивны, спокойны. Я чувствую силу её красоты и отзываюсь на неё. И она, точно улавливая возникшее притяжение, соединяет свою плоть с моей.

— Аркадий, Арка, Аркада, мост через радугу, через семь пространств, — вкрадчиво произносит она, даря своими волнообразными движениями ощущение высочайшего восторга.

Я чувствую, как ослабели сдерживавшие узы, но не отталкиваю женщину, а ласковым скольжением ладоней по сё телу ободряю и поддерживаю возникшее чувство единения. Моя ладонь скользит по её спине, и я чувствую, как под кожей перекатываются мощные жёсткие образования. Я догадываюсь: там возникает и исчезает гребень дракона. Царица — женщина-дракон, и под чарующей женской ипостасью таится жестокая суть Изначального Змея. Пели это не изменить — скоро мы соединимся в единое существо — Небесный Адам и Земная Ева. Возникнет Андрогин, у которого будет одно тело и две головы — мужская и женская. Это будет Новый Человек — правитель Земли,в котором примирятся Земное и Небесное. И с которого начнётся Золотой век — очень счастливое время. Оно продлится тысячу лет в обычном исчислении Земли.

Моя ладонь с нежностью скользит по её спине, над перекатывающимися подвижными буграми выдирающейся из плена тела *драконьей сути её существа. Она угадывает, понимает, что ласка искренна, что её проявление вызвано не разумом, а чувством, что я преодолел в себе комплекс плена и жертвы. И в такт этим чувствам её движения теряют энергию грубого захвата, излучаемые вибрации становятся более тонкими, нежными. Это уже не насильственное овладение одного другим, а соединение, соитие, слияние двух могучих вселенских энергий, двух изначальных, гармоний бытия — женской и мужской.*

Судорожное выдирание из её хребта драконьего гребня останавливается, уходит в глубь внутреннего космоса царицы. Теперь она просто женщина, добившаяся желаемого. И не важно, что она сделала для того, чтобы это произошло, — она победила, чтобы подчиниться, чтобы встать рядом со своим царём, чтобы обрести своё царство.

В последний момент, погибая от наслаждения, я запрокидываю голову и вижу над собой в вышине довольное, улыбающееся лицо Матери Земли.

Видение истаяло и больше не возвращалось. Что это было? Из каких глубин подсознания извлечено? Я чувствовал, что попал в лабиринт длиною в жизнь. И каждый шаг здесь имеет значение не только для назидания, но и для выстраивании собственной судьбы.

* * *

Вернувшись из Феодосии, я с новым энтузиазмом приступил к работе. Не знаю почему, но всё удавалось как-то очень легко, без каких-либо особых усилий. Было такое ощущение, что мне помогали. Я одновременно вёл издательские дела, писал книгу о Лапшине, участвовал в работе над сценарием о достижениях Академии, читал десятки эзотерических книг, прорываясь к сути происходящих со мной событий. Никогда прежде, даже в самые продуктивные для меня восьмидесятые годы, мне не удавалось сделать и малой части того, что теперь происходило легко, без всякого напряжения, как бы по волшебству. Я был полон сил, энергии и даже стал забывать о куче неизлечимых заболеваний, которые по всем законам жанра должны были отравить годы моей уже почти наступившей старости.

Но старость не наступала, а даже наоборот, отступала. Болезни перестали меня терзать — хотелось работать, ставить перед собой всё более сложные цели и достигать их, вопреки стереотипам предпенсионного возраста. Сперва удалось завершить книгу о Лапшине. Я издал её за свой счёт, она сразу сделала Вячеслава знаменитым. Книгу охотно брали магазины, и она довольно быстро разошлась и нашла своих читателей.

Скоро был готов и фильм об Академии. Правда, с ним возникли сложности. У Академии не было денег на производство, хотя все понимали связь его показа по телевидению с тем самым финансовым благополучием, отсутствие которого сдерживало съёмки. И хотя моё материальное положение в то время было не очень радостным, поскольку я всё-таки потерял те акции, что закладывал в банке для спасения «Худлита», я с трудом нашёл шесть с половиной тысяч долларов, необходимых для завершения съёмок. Почти такую же сумму нашёл другой сценарист, который был одновременно директором проводившей съёмки киностудии. Он взял эти деньги под залог своей квартиры и, естественно, под обещание Лапшина, как президента Академии, вернуть затраты из будущих доходов от продажи фильма, от ожидаемого потока клиентов, которые, безусловно, будут этим фильмом привлечены к целителю из Феодосии.

Но ожидаемое сбылось только наполовину. Всё, что касалось славы для Славы Лапшина, — это как раз получилось, и даже сверх всяких ожиданий, а вот что касалось его честного слова, как честного человека, всё честно вернуть, здесь у него возникли осложнения — не то с памятью, не то с честностью. И я лишился денег, а директор киностудии едва не лишился своей квартиры, но это уже случилось потом. А пока... пока всё шло своим чередом, согласно другому сценарию, в написании которого принимали участие, как позднее выяснилось, не менее талантливые мастера, чем ваш покорный слуга.

У каждого события есть своя точка отсчёта, своя нулевая координата. В той череде событий, которые так неожиданно и творчески благотворно вторглись в мою жизнь, феодосийский обряд, безусловно, имел какой-то важный смысл, хотя в суть происходящего никто меня так и не посвятил. Просто это произошло, я в этом участвовал, и это мало влиять на мою судьбу.

Вячеслав, с которым мы в это время виделись как никогда часто, был очень внимательным ко мне, бросал любые дела, когда я к нему заходил, отвечал на любые вопросы по поводу прочитанных эзотерических книг, большинство которых сам же мне и рекомендовал. Он явно занимался моим оккультным образованием, хотя то, что я изучал, воспринималось мною скорее как свалка сомнительных знаний, в которой надо отыскать научное зерно истины, чем как подлинное тайное знание, пришедшее к нам из глубины веков. Смущало и то, что Лапшин время от времени возвращался к своей излюбленной теме захвата власти.

— С помощью этих технологий мы можем влиять на события, — утверждал он. — Мы должны создать тайный орден и подчинить ему всё.

— С какой целью? — деловито осведомляюсь я.

— Чтобы править, — отвечает Лапшин.

— А чего ради взваливать на свои плечи правление? — не унимаюсь я. — К чему поведём народы, к какой волшебной мечте или сияющей вершине? У тебя есть мечта для всех?

— Разве нынешние правители ведут к мечте?

— Нет, — соглашаюсь я. — Но они хотя бы делают вид, что выводят народ из того тёмного леса, куда его завели предшественники.

Вячеслав едва сдерживает смех.

— Это волшебный лес. Он бесконечен, если не знаешь его тайных троп. Да и зачем ты мучаешь себя такими вопросами? Главное — это взять власть. И когда я её возьму, у меня не будет никаких сомнений — что делать, как делать? Я прекращу это разгильдяйство. Все будут выполнять то, что я прикажу.

— А кто не будет?

— Тому я тюкну жезлом власти по голове. И голова разлетится вдребезги. Ты читал про киллеров-экстрасенсов? Так вот, их возможности в сравнении с тем, что даёт жезл власти, — это как возможности муравья в сражении с великаном.

— А от меня что требуется?

— Вступить в мою мафию. Нужен третий по условию игры. Двое уже есть.

— Кто?

— Я и ещё один, ты его знаешь.

— А зачем третий-то? Вдвоём разве скучно земным шаром управлять?

— Я же сказал — по условиям игры, — улыбается Вячеслав.

171

— Так это игра?

— Угу, — подтверждает Вячеслав. - Только я в этой игре не в шутку, а всерьёз три раза экзамены сатане сдавал.

— О, в какую ты меня компанию затягиваешь, — приторно пугаюсь я. — Нет, в вашу тройку я никогда не пойду. У меня на шерстяных и рогатых с детства аллергия. Вы там как-нибудь сами управляйтесь.

— Не могу, — отвечает Вячеслав. — Твой код судьбы на бесконечность вышел. Без тебя конструкция не соберётся.

— Вот какая я важная фигура, — смеюсь я, все ещё считая, что Вячеслав меня разыгрывает. — Без меня, значит, — ни туды ни сюды.

— Точно, — соглашается Лапшин. И тоже смеётся. — Ни туды ни сюды. Так что ты кончай по центру корячиться, пока ещё зовут. А то вдруг без тебя обойдутся, пожалеешь.

— Да не торопи, дай разобраться. А то у меня вот опять драконьи головы начали расти, — отшучиваюсь я. — Книгу написал — голова выросла. Фильм сделали — ещё одна появилась. И такие же необычные, в коронах. Меня дети ясновидящие просто замучили. Говорят, что даже у твоего дракона всего три головы без корон. А тут, понимаешь, уже пять. Что с ними делать-то?

Что у моего дракона больше голов, чем у самого Лапшина, похоже, задевает Вячеслава.

— То, что у дракона головы растут, конечно, важно, -соглашается он. — Но ещё важнее — у кого жезл власти. А он, как ты знаешь, у меня.

— Покажи, — требую я.

— Зачем показывать? Всё равно не увидишь! Он же не в материальном пространстве, — отказывается предъявить полномочия Лапшин.

* * *

Однажды я всё-таки решил поближе разобраться с моим странным сожителем в информационной структуре, которую Лапшин называл защитным квадратом. Я не ощущал никакого антагонизма по отношению к дракону, тем более что он действительно не только явственно решал мои проблемы со здоровьем, но и никогда не отказывался помочь другим. И помощь эта была совсем не виртуальной, а вполне реальной.

Сам не понимаю, почему я так спокойно относился к этому совершенно необычному факту постороннего присутствия, причём в виде такой неоднозначной личности, как дракон. На Востоке ему поклоняются, считают Учителем света, но на Западе, напротив, извели рыцари всех этих учителей с полного одобрения церкви.

Пора было провести допрос с пристрастием. И я стал готовиться к нему.

Как-то вечером вместе со своей ученицей Тамарой сели рядышком. Она «включила» свой экран внутреннего видения, и мы стали общаться с этим необыкновенным гостем из виртуальной реальности по заранее подготовленному плану.

— Короны сияют и ослепляют, — начала свой осмотр Тамара. — Их зубцы — лепестки треугольной формы. Над ними на золотых стебельках, как колокольчики, висят бриллианты. В серединах лбов, над глазами, огромные рубиновые камни. Шея, как у жирафа, гладкая и длинная, глаза глубоко посажены, морды похожи на крокодильи. Хвост покрыт зелёной чешуёй. По хребтовому гребню тоже драгоценные камни. Крылья очень красивые, цветные, чешуя на спине золотая, на животе серебряная. Он — огнедышащий. Поворачивает голову и смотрит на меня.

— Спроси — можно с ним поговорить? — приступаю я к эскалации отношений.

Тамара спрашивает и получает разрешение на общение.

— Что означают пять голов дракона в драгоценных коронах? Это программа? — спрашивает Тамара.

— Не программа, а очень важная миссия.

— Сколько лет ему отводится, чтобы её выполнить?

— Восемь лет. Надо, чтоб выросла ещё одна голова.

— В чём заключается миссия?

— Научная работа, с которой начнётся новый этап человеческой эволюции.

— Что означает изображение дракона в защитном квадрате?

— Высший разум.

— Какое место в космической иерархии занимает дракон с драгоценными коронами на шести головах?

— Третье место. Шесть голов — это двенадцать аспектов силы.

Я замираю от сладкого ощущения своего высокого положения.

— Лапшин — человек или он из Космоса?

— Внедрён.

— Как?

— Из кокона.

— Кто он?

Дракон создаёт рядом с собой картинку. На ней человек с головой птицы. Она похожа на голову вороны.

— Зачем биокомпьютеры присутствуют в энергоинфор-информационной структуре человека?

— Они включают и контролируют программы развития, являются также инструментами и средством связи.

— С кем?

— С богами, сущностями, иерархиями.

— Что они делают ещё?

— Если человек теряет вкус к жизни и ему становится неинтересно жить, они фиксируют это состояние.

— И что?

— Когда человек перестаёт стремиться к социальному успеху, к творческим достижениям, к новым знаниям, он становится неинтересен для биокомпьютера. В этом случае они осуществляют отвязку от человека и инициируют смерть.

— Кто заказал программу, Дракон?

— Юпитер, отец богов.

— Её цель?

— Установить полное сотрудничество Солнца и Юпитера, энергии Инь и энергии Янь. Кодировка процессов идёт из ядра Галактики. Космическая органика контролирует их отношения.

— Там, где заканчиваются материальные частицы, — есть жизнь? ч— спрашиваю я через Тамару.

— Да, там живут сущности, проекты, эгрегоры, которые материализуют себя через людей в этом пространстве.

— Зачем всё это?

— Чтобы человек смог дойти до вершины эволюции, он должен совершенствоваться. Он умирает и снова возвращается в жизнь, чтобы отработать свою кармическую программу. Христос отработал свою кармическую программу. Теперь у него есть эгрегор, с которым он соединился. Теперь Он — Бог!

— Но ведь Он сын Создателя!

— Человек может достичь этих высот и стать со-творцом Вселенной. Это трудный путь, но он возможен. Христос ведь смог... Вы все созданы по образу и подобию Божьему. Искра Его души — в каждом из вас. И каждый из вас сам решает — карабкаться ему вверх, катиться вниз или стоять на месте, как богатырю на распутье.

Я понимаю, какое странное впечатление могут производить такие диалоги на тех, кто никогда в жизни ни с чем подобным не сталкивался. Но я-то столкнулся. И должен рассказать о своём опыте. Уверен, он поможет многим людям правильно сориентироваться. И потом — двести лет назад вряд ли кто из людей понял бы принцип действия телевизора или лекцию современного учёного о радиации. Радиацию невозможно увидеть глазами, а приборов для её измерения и регистрации в то время не существовало. Как поверить в то, что невозможно увидеть, пощупать, попробовать на язык? Как ни странно, с тех пор мало что изменилось. Если один человек заявляет, будто имеет некий таинственный экран внутреннего видения, а тысяча ничего подобного не имеет, то эта тысяча всегда будет считать ненормальным именно одного нормального среди них.

История сохранила для нас немало случаев спонтанного открытия «биокомпьютера». Сократ, если верить Ксенофонту, обладал даром предвидения и объяснял свои пророческие способности помощью божественного существа, даймониона, который появлялся внутри него и подсказывал, что надо делать. Сократ утверждал, что даймонион ни разу не ошибся в своих прогнозах. (Исследователи античной философии различают термин «даймон», то есть «отдельное божество», и «даймонион», то есть нечто более отвлечённое, менее определённое — вообще «божественное»).

Пифагор, Платон, Демокрит, Альберт Великий, Данте, Парацельс, Жанна д'Арк, Рене Декарт, Вильгельм Лейбниц, сэр Исаак Ньютон, Эммануэль Сведенборг, Иоганн Вольфганг фон Гёте, Франц Антон Месмер — все они пользовались возможностями получать знание из тех самых феноменальных миров, которые традиционная наука долго отрицала только на том основании, что не умела разработать надёжный инструментарий для изучения подобных явлений. Но ведь это проблема самой науки, никак не тех, кто уже практически использует открывшиеся им возможности. Примитивным догматическим отрицанием ничего, кроме спокойной жизни, достигнуть нельзя. История учит, что движение науки вперёд происходило именно тогда, когда учёные сознательно и последовательно обращались к «неправильным явлениям». Пролистайте свои энциклопедии — и убедитесь, что в формулах современной науки гораздо сильнее звучит голос исключений, а не того, что почиталось правилом.

Великий Карл Густав Юнг предупреждал, что сама рациональность здравого смысла может быть самым худшим из предубеждений, поскольку мы называем разумным то, что нам таковым кажется.

Менделеев увидел свою знаменитую периодическую таблицу во сне как данность и лишь затем стал искать закономерности, соединяющие химические элементы в единую систему, через произвольно открывшийся биокомпьютер. То есть сначала он получил знание и лишь позднее начал подбирать ему объяснение.

Феномен Джуны, Кулагиной, Кулешовой, Ванги, Ури Геллера, Шри Сатья Саи Баба, Чжана Боошена, Янь Синя и даже Копперфильда, который старательно прикидывается фокусником, также непосредственно связан с работой биокомпьютера. Жаль только, что каждому из них самостоятельно, как бы на ощупь, приходилось пройти пути познания закономерностей работы этого уникального механизма взаимодействия с другими пространствами.

Год назад, приступив к исследованию феномена, я и не предполагал, что вовлеку в это дело почти всех своих родственников, друзей, коллег. У многих из них, особенно у тех, кому не был помехой возраст или недостаток времени, от-крылись обещанные специалистами нашей Академии способности. Но даже те, кто не достиг максимального результата, смогли весьма существенно поправить своё здоровье.

А ведь совсем недавно я был одним из самых яростных противников экстрасенсорики. Помню первые занятия, где мне с трудом удавалось сдержать свой скепсис.

Инструкторы объясняли нам, что во время энергетических упражнений мы как бы работаем с плазмой. Потирая руки, мы вызываем прилив крови к ладоням и за счёт этого создаём электромагнитное напряжение, в котором растягиваем в разные стороны тонкие энергии, заставляем их двигаться сначала к катоду (отрицательному электроду), а потом к аноду (положительному электроду). Выполняя эти несложные требования, я чувствовал себя малышом в детском садике. Но позднее мне попались в руки материалы исследований, которые проводились в биохимической лаборатории Роузери Хилл колледжа (Буффало, штат Нью-Йорк). И я перестал себя чувствовать ребенком. В опытах участвовал известный экстрасенс Оскар Эстербани — американец венгерского происхождения.

Биохимик Джаста Смит специализировалась на энзимах — больших белковых молекулах-катализаторах, ускоряющих течение биохимических реакций. Обнаружив, что при обработке энзимов сильным магнитным полем их химическая активность повышается, она заинтересовалась, не имитируют ли руки Эстербани такой же эффект. Эксперимент состоял в том, что Эстербани держал пробирку с энзимами, в то время как ассистенты при помощи инфракрасного спектрофотометра каждые пятнадцать минут промеряли уровень их химической активности. Они обнаружили, что энзимы вели себя так, будто они были помещены в магнитное поле порядка 13 000 гауссов. Это в двадцать шесть тысяч раз больше, чем магнитное поле Земли, однако магнитометры при замерах не выявили вокруг рук Эстербани никакого аномального магнитного поля. В другом эксперименте измеряли уровень гемоглобина в крови у пациентов, которых Эстербани лечил методом прикладывания рук. В течение шестидневного периода уровень гемоглобина у пациентов повысился в среднем на 1,2 грамма на 100 кубических сантиметров крови. У пациентов, не воспользовавшихся услугами экстрасенса, уровень гемоглобина не повышался.

Проведённое в дальнейшем обследование воды, обработанной Эстербани, выявило в ней наличие чётких спектро-фотометрических отличий от воды, не подвергавшейся обработке. Об этом эффекте независимо друг от друга сообщили несколько лабораторий. Положение усугубляется тем, что молекулы воды, обработанные экстрасенсорным воздействием, слегка ионизировали.

Иначе, как вызовом физике, это не назовёшь. Ведь процесс превращения атомов и молекул в ионы требует значительной энергии. Но что это за таинственная сила, способная катализировать субатомные взаимодействия?

Однако если допустить, что излучаемая экстрасенсом энергия способна за счёт внутриатомных взаимодействий создать внешнее электрическое поле, то дальнейшее вполне можно объяснить уже известными из физики явлениями. Согласно физике плазмы, в таком внешнем поле, превышающем электрическое поле в микрообъёме тела человека, возникшие электрон и ион ускоряются и при столкновении с атомами сами действуют как ионизаторы, образуя новые заряженные частицы на своём пути. Таким образом, нарастает лавина зарядоносителей, происходит пробой изолятора, как правило, там, где человек имеет какие-либо телесные патологии. За счёт этого начинается процесс лечения.

Представления о микроплазме и связанных с ней экстрасенсорных эффектах получили неожиданную теоретическую поддержку со стороны, казалось бы, такой далёкой от этой области науки, как геология. Ещё В. И. Вернадский и В. В. Докучаев, исследуя механизмы развития земной коры и эволюции неживой материи в живую, обозначили как важнейший фактор геологических процессов так называемый биоэнергетический потенциал Земли. В дальнейшем было установлено, что высокоэнергетическая плазма, образуемая в зонах активности разломов земной коры, создаёт мощный заряд, который необходим кристаллам кварца для зачатия органических структур.

По своим физическим характеристикам геоплазменная энергия соответствует гамма-излучению, следовательно, способна приводить ядра элементов в возбуждённое состояние. Солнечный протонный поток способствует образованию нейтральной оболочки вокруг каркасной структуры (скелет человека). Причём для плазмы нет границ проникновения, так как её потенциал превышает все сверхмощные связи жёстких структур.

В свете новых фактов становится весьма вероятной гипотеза, что именно через плазму, вырабатываемую планетарным ядром Земли в столкновении с протонным солнечным потоком, осуществляется информационное кодирование всех планетарных процессов развития и взаимодействия.

Мне кажется очень важным вывод об информационной организованности биосферы через геоплазменные процессы. Видимо, через этот механизм осуществляется зарождение и внедрение в сознание и жизнь озарений и идей, которые мы затем материализуем на нашем уровне Бытия.

Давайте наконец определимся: если какое-то необъяснённое или отвергаемое наукой явление всё-таки играет устойчивую роль в жизни общества, значит, за ним стоит нечто, требующее изучения.

И Окена, и Ламарка, и Чамберса в своё время топтали строгие ревнители «правильной» науки, но появился Дарвин, проповедующий ту же самую ересь, только соблюдая каноны научного изложения, — и все палачи виновато потупились: мол, мы искренне ошибались, но время открыло нам глаза. А сколько было других: Сократа отравили, Бруно сожгли, Галилея заставили отречься, Вавилова уморили в тюрьме...

Квантовая физика изменила представления о строении мироздания. Оказалось, что мир — это отражение нашего сознания, которое его же и воспринимает. Мы все находимся в странном кинотеатре, где таинственный квантовый излучатель готов предложить нам любую действительность, в зависимости от личных возможностей восприятия. Частицы, они же кванты излучения, сочетающие в себе нечто невозможное с точки зрения рационального разума — телесную сосредоточенность в пространстве (корпускулу) и пространственную рассредоточенность (волну), готовы показать вам любой аспект действительности, который способны воспринимать ваши органы чувств. Но проблема именно в том и заключается — а что же и чем вы можете воспринять?

Вселенское поле энергии и информации никогда не перестаёт преобразовывать себя. Люди, совершенно не осознавая этого, являются постоянными абонентами единого информационного пространства. Биоплазма человека, порождаемая электромагнитными колебаниями его тела, объединяясь с планетарными информационными структурами, способна создать устойчивый канал связи с ноосферным суперкомпьютером. Уже не учёные, а практики показывают нам, что у людей всё шире выявляются скрытые до сих пор способности воспринимать разного рода поля и излучения, то есть чисто эмпирическим путём намечено решение основного вопроса наступившего тысячелетия: «Что с нами будет?»

То, что мы называем разумом человека, — особое явление пространства и времени. Мы все состоим из атомов, которым, как минимум, пять миллиардов лет. И пустота внутри каждого атома пульсирует интеллектом. Любая клетка — не что иное, как разум, организовавший взаимодействие бесчисленного множества составляющих. В каждой из них ежесекундно происходит не менее девяти триллионов реакций. Какой мощности компьютер необходим, чтобы управлять совокупностью подобных процессов!

Почти никто не заметил, что у нас уже произошла скрытая революция, связанная с практическим использованием возможностей человеческого сознания, способная обеспечивать глобальный прорыв во всех областях знаний.

Россия богата не только своей душой. Возможно, она предназначена для рождения новой (пока недоступной для обычного понимания) жизни.

Уже сегодня многие учёные предсказывают, что в ближайшее время перед человеком откроются такие возможности, как сохранение в нас и в пространстве информации обо всём увиденном, услышанном, продуманном, прочувствованном, всей эмоциональной и ментальной жизни каждого человека. По сути, это альтернатива компьютерному хранению информации. Предсказывается возможность существования неразрушимых форм тонких структур сознания, открывающих путь к реальному бессмертию.

Более того, предсказание начинает сбываться самым активным образом. Хотя поначалу не совсем так, как ожидалось.

Глава 6

Мне сообщили о нескольких случаях, когда у детей, которые занимались в Академии и открыли себе биокомпьютеры, начались тревожные психические отклонения от нормы в поведении. Это не были психические заболевания — до клиники, к счастью, дело не дошло. Но снились по ночам кошмары — мертвецы и прочая нечисть. На фоне постоянных разговоров Лапшина о личной дружбе с сатаной и работе по технологиям Царства мёртвых подобная информация не могла оставаться без внимания.

При каждой встрече с Вячеславом я пытался получить ответ по нарастающей статистике негативных сообщений о здоровье детей, обученных по его методике. Моя настойчивость в этом вопросе его явно раздражала.

— Они сами виноваты. Повключали себе биокомпьютеры и лазают с их помощью по всему тонкоматериальному миру. Вот у них и начинается патология сознания. Я всех предупреждаю о технике безопасности, говорю им: никуда не надо лезть. А они не слушаются. Так какие проблемы? Я виноват или их чрезмерное любопытство?

— Но ведь они — дети, и любопытство надо было предвидеть, — возражаю я. — Если им дали в руки такую необычную игрушку, они будут возиться с ней, пока не сломают.

— Кого — игрушку или себя? — агрессивно уточняет Лапшин.

— Но ведь игрушка и есть часть их самих. Ты должен был это учитывать. Почему раньше биокомпьютеры открывали лишь у тех, кто прошёл определённый путь духовного развития?

— Раньше — это не сегодня. Сейчас биокомпьютеры сами открываются. Из трёх детей, которые к нам приходят, двое уже с работающими биокомпьютерами. Я что, тоже за них отвечаю? или Останкинская телебашня?

— Ну, башня при чём?

— При том, что своим излучением она провоцирует открытие биокомпьютера. И ещё много чего. Почему с Академии наук за это никто не спрашивает? Ваши академики сферу обитания человека так изменили, что спровоцировали всю эту вакханалию магов, колдунов, телепатов, экстрасенсов. Они создают людей с аномальными способностями через весь свой поганый научно-технический прогресс и в НИИ отсиживаются. Они, видишь ли, здесь ни при чём! Они только компьютеры создали! А что с людьми завтра все эти обычные компьютеры сделают, они подумали? Они же совсем ничего не понимают в том, что навязывают человечеству как благо. А завтра все эти компьютеры создадут глобальную, направленную против человека тонкоматериальную цивилизацию и начнут жать из ваших мозгов недостающую им компоненту сознания. Вы даже не заметите, как сами станете роботами в услужении у этих железяк.

Когда Вячеслав так кипятился, он нередко проговаривался. В обычном состоянии он всё-таки контролировал спои монологи. На лекциях, например, он мог часами говорить на заданную тему и при этом умудрялся ничего существенного не сказать. Вообще — ничего. Я не раз пытался анализировать записи его лекций на кассетах — иначе, чем лапшой на уши, назвать эти откровения было нельзя. Там неё было перевёрнуто с ног на голову — терминология, понятия, описание тонкоматериальных конструкций.

Но при этом всё-таки оставалось подозрение, что он действительно знает что-то важное, о чём постоянно боится проговориться.

И вот в такие минуты открытой конфронтации он вдруг иногда изрекал нечто такое, от чего у меня кровь стыла и жилах. Он высказывал вроде близкие мне мысли, но мою тревогу превращал в пародию, в издёвку над человеком.

— Вы всё ещё никак не поймёте, что всего лишь марионетки. Вами манипулируют из мира, который остаётся для вас невидимым, — скороговоркой, буквально пронизывая меня колючими карими глазами, вещал он. Вячеслав явно входил в лекционный экстаз, и я на этот раз не пожелал спорить с ним и сбивать его несогласием. — Вы видите мир вокруг себя и не догадываетесь, что это пародия (ну просто читает мои мысли!) на мир, которую вы создали в виде наук, образования, культуры. Они совершенно не соответствуют той первооснове, которая у человека существует изначально. На человека влияет всё — дракон земной, дракон небесный, сущности сопровождения, сущности рода, сущности протокультуры подземной цивилизации, сущности первооснов «тени», сущности перехода. Есть ещё сущности проклятья. Всё это давит человека, манипулирует им, ведёт от одной проблемы к другой, от незначительного заболевания к серьёзному. Мы все этим окружены, мы во всём этом барахтаемся. Если хочешь знать, любой прыщ на лице — привязка энергетического паразита. А ты говоришь мне о нескольких мальчишках и девчонках, которым стало плохо от моей методики.

— Но это факт, — решаюсь возразить я.

— Факт, — неожиданно соглашается Вячеслав. — А сколько людей губят в больницах! Ты послушай, что рассказывают люди. Нам до них далеко. Ни один злодей столько бед не натворит, сколько добрые люди в белых халатах. И ни за что отвечать не будут. Там такое паскудство, такая круговая порука и безответственность, что я у них ангелом с крылышками могу представиться.

— А ты всё-таки кто — ангел или наоборот? — вдруг, подчиняясь какому-то глубинному наитию, спрашиваю я. Видимо, шабаш в Феодосии не прошёл для меня бесследно.

Вячеслав опять пронзает меня своими карими недобрыми глазами. Колеблется и уклоняется от ответа.

— Злой-добрый, ангел-чёрт — это всё относительно. Мы же не сами по себе. Нас уже сейчас формируют, лепят из будущего.

— Кто?

— Будущие неокультуры. Но только для нас будущие, а для кого-то уже прошлые. Происходит взаимодействие систем, структур. Если человек осознанно овладевает этими процессами, он становится драконом.

— О, знаменитый персонаж, — не удержался я от восклицания. — На этом месте, пожалуйста, подробнее.

Лапшин вдруг спохватывается, что и так много наговорил лишнего.

— Можно, конечно, и о твоём драконе поговорить, но мне с тобой до сих пор ничего не понятно — ты со мной или против?

— Ты опять о том, как власть над миром захватить?

— Об этом, — не стал отрицать Вячеслав.

— Я тебе уже говорил, что не рвусь земным шаром в футбол играть, не тянет меня.

— А к чему тянет?

— Помогать людям чем могу. Хочу новые книги напитать. Я, кстати, там, в Феодосии, именно об этом, прежде чем в круг войти, попросил твои стихии.

— Да-да — вижу. Бегаешь, как Данко с горящим сердцем и руке, а мужики из-под хвороста ворчат: чего носишься со споим факелом,

187

спать не даёшь, — засмеялся Вячеслав.

Ночью, после моего разговора с Вячеславом, вдруг опять включилось старое кино, которое ненадолго прервалось в Феодосии. Вернулся Христос, и вернулся путь, который показывали почему-то мне.

* * *

Тёмное пространство было глубоко и создавало странное ощущение отстранённости от того, что открылось его /пазам.

У подножия деревьев, словно в многократно повторяющемся сне, он опять увидел «овец стада своего», очищенных посредством проповедованного учения: Марк, которого привлёк к рабби просыпающийся писательский дар, могучий Иаков, мечтатель Иоанн, скромный Филипп, начитанный Варфоломей, робкий Матфей, скиталец Фома, вечно сомневающийся во всём. Свернувшись калачиком и обняв мешок со спрятанным в нём коротким мечом, всхрапывает во сне порывистый, смелый Пётр, а рядом спокойно спит самый первый ученик рабби Андрей. Ворочается, будто предчувствуя надвигающуюся беду, Фаддей, задевая во сне Симона. Спят другие, кто последовал за рабби.

Нет только Иуды Искариота, который, вопреки своей сокровенной любви к рабби, обречён на вечную роль предателя. Он уже ведёт в Гефсиманский сад храмовую стражу. Иуда должен своей судьбой показать всем, что нельзя продать любовь, чтобы на вырученные деньги купить счастье. Он единственный смертью своей докажет истинность пред-сказания пророка Захарии: «И взял тридцать сребреников».

Как мало осталось времени, чтобы найти возможность изме-

нить раз и навсегда установленный ход вечной трагедии. Память, хранившая увиденное им в горах у Назарета, теперь услужливо выталкивала из своих глубин всё новые подробности.

Он вспоминал будущее — лица воинов, беснующейся толпы, священнослужителей и отчётливо понимал, что никто из них не был убеждён в его божественности. Особенно жрецы — вечные враги Сына Человеческого. Они, распявшие его, первыми объявили себя рабами Иисуса и присвоили себе предназначенное ему. Оказалось очень удобным — быть рабами властелина, который не может помешать им властвовать. Они изуродовали, исказили, приспособили под свои ничтожные нужды его великое учение, растащили его грубо разъятые части по своим владениям — храмам и хлевам, святилищам и вертепам. Его, открывавшего людям путь любви и единения, использовали для вражды и ненависти. Именем Иисуса объявляли войны и грабили народы, приговаривали к смерти лучших из лучших — тех, кто через сомнения и мучительную борьбу с очевидным несовершенством мира шёл к истине, кто растил дух свой, а не только веру свою.

О, как Иешуа презирал этих лицемеров! Но его презрение временно было безопасно для палачей, усердно восхвалявших небесного господина.

Он теперь понимал, почему всё закончилось противоположно задуманному. Но по-прежнему не знал, что надо сделать, чтобы исправить ход великого дела, изодранного в клочья его лжеслужителями и скроенного ими заново под свои подлые нужды, пристрастия и тайные страстишки.

Иешуа первым услышал шум толпы со стороны города. Вскоре они появились — стражники храма, ведомые Иудой. В зыбком, из-

менчивом свете факелов их толпа казалась огромной. Они окружили разбуженных голосами учеников и, вглядываясь в лица, стали искать учителя.

Иуда первым увидел рабби. Никому ничего не сказав, он приблизился к учителю. Остановился напротив, чтобы поцелуем, согласно уговору со стражниками, указать того, кого следует взять.

Видя, что предательство уже приведено в действие, Иешуа, в свою очередь, молча взял в ладони лицо своего апостола, принявшего на себя роль предателя, и, склонившись, поцеловал его.

Слёзы навернулись на глаза Иуды.

— Не мне судить, что делаешь ты, - прошептал он. — По ещё не поздно, рабби. Уйдём отсюда.

— Нет. Мой крестный путь уже обозначен, и свернуть с него нельзя, — вновь, как и тогда, в видении у могил пророков, отвечал он. — Ты всё сделал правильно, Иуда. Теперь иди. Они уже приближаются к нам.

Иуда отошёл в сторону, и Иешуа окружили со всех сторон воины храма.

— Это он, хватайте его, — крикнул кто-то. Грубые сильные руки рванулись к рабби, верёвка захлестнула запястья и стянула их. Оскалив злорадными улыбками лица, враги тесно столпились вокруг жертвы. И вдруг с выражением ужаса отпрянули в стороны. С диким криком бросился на воинов храма из темноты могучий Пётр, и меч блеснул в его руке. Глаза его в свете факелов горели яростной сосредоточенностью, и каждый, кто видел их, понимал: этот человек не остановится перед необходимостью пролить кровь.

И он пролил её. Один из служителей — то ли слишком смелый, то ли не успевший заглянуть в глаза Петра — сделал шаг ему навстречу.

Подобно молнии сверкнул во тьме меч апостола, и голова стражника могла покатиться на землю, если бы Иешуа концентрированным усилием воли не отклонил лезвие меча. Нападавший поплатился только своим ухом и, скуля от боли, метнулся в темноту.

Опомнившиеся от страха воины выхватили оружие и уже приближались к Петру, когда раздался голос:

— Опустите ваше оружие, вложите меч в ножны, ибо все взявшие меч от меча и погибнут. Я должен испить чашу, которая предназначена мне.

Тяжело вздохнув, Петр повиновался и отступил в толпу учеников и апостолов. Успокоились и воины. Вцепившись в верёвку, они поволокли пленника на суд синедриона.

У первосвященника Каиафы в ту ночь собрались многие члены синедриона. Пришли также старейшины и книжники иудейские. Воины храма ввели преступника, обвиняемого в осквернении святости религии, изложенной в Талмуде. Его поставили посреди зала и зажгли рядом две свечи, чтобы все видели бесстыдное лицо и лживые уста хулителя.

Каиафа повернулся к преступнику и направил на него взгляд — пронизывающий и неумолимый.

— Ты ли тот человек, которого называют Мессией, Сыном Божьим?

Мощные стены зала, которые горделиво несли ношу справедливости и законности, грозным эхом отозвались на слова первосвященника.

Иешуа улыбнулся:

— Да, так.

Тишина в зале взорвалась ропотом возмущения.

— Богохульник!

— Лжец!

— Безумный!

— Сын дьявола!

В голосах вибрировал ужас, но Иешуа знал, что их страх притворен и неискренен. Он окинул взглядом окружавших его людей. В глазах у них было равнодушие, а губы искривлялись презрением и отвращением.

— На что нам ещё свидетели? Вы сами теперь слышали его богохульство. Как вам кажется? — снова зазвучал теперь уже насмешливый голос Каиафы.

И одобрительно отозвались другие голоса, отражённые от стен:

— Смерть ему...

— Повинен смерти...

— Смерть...

Всё как и раньше. Как в провидческом видении у родника. Эти знакомые голоса, направляющие на Голгофу бессмертия.

Грядущие муки Иешуа росли, множились в нём, и вместе с ними росла, множилась и пульсировала сила, которой уже было достаточно, чтобы обрушить на сидящих в доме каменную плиту крыши.

Чудо, нужно явить чудо, чтобы все поверили в его божественность, но... Иешуа сдержал всплеснувшую в нём волну раздражения. Здесь люди. Они погибнут. Сегодня они ужасны, но завтра могут стать своей противоположностью. И можно ли исправить всё чудом?

Волосы, мокрые от пота, липли к глазам. Он поднял связанные руки и поправил упавшую прядь. Это простое движение окончательно успокоило его.

— А ещё говорят, ты утверждал, что можешь разрушить храм Божий и в три дня воздвигнуть его вновь? — снова возвысился над шумом голос.

— Ну что же ты молчишь? Может быть, тебе мало трёх дней, чтобы воздвигнуть храм? Ты скажи, мы поймём, — с холодной презрительностью гремел голос Каиафы.

Он мог совершить чудо за три дня. Он смог сочинённую в Египте, на острове Филэ, мистерию перенести с подмостков сцены в жизнь. Он разыгрывал её на улицах и площадях настоящих городов в обетованной земле, с небом, горами, озёрами и деревьями вместо сцены, с настоящей толпой и подлинными эмоциями любви, злобы и ненависти, с реальными гвоздями и истинным страданием.

Но в сценарии была ошибка, которую следовало исправить. И он хотел это сделать. Однако все актеры трагедии слишком хорошо знали свои роли и не обращали внимания на импровизации главного действующего лица.

— Он не желает удостоить нас ответом. Мы ничтожная пыль у ног божества! — насмехался Каиафа.

Иешуа отвлёкся от своих горьких раздумий и поднял на первосвященника взгляд.

— Пылинка подобна Вселенной, и всё подобно Божеству. Что вверху, то и внизу, — смиренно ответил он.

— Вы слышали! — вскричал Каиафа.

— Он богохульствует...

— Пыль сравнил с Богом...

— Повинен смерти, — вновь зазвучали голоса.

— Ты сам вынес себе приговор, несчастный, — подтвердил то, что произносили вокруг, Каиафа. И голос его на этот раз был сдав-

ленным и приглушённым.

Рано утром, в ту же пятницу, первосвященники и начальники иудейские привели связанного преступника на суд к Пилату, чтобы он утвердил вынесенный синедрионом приговор.

Пилат вышел к ним на лифостротон и, увидев членов синедриона, спросил их:

— В чём вы обвиняете этого человека?

— Он развращает народ, запрещает давать подать кесарю и называет себя Христом царём, — отвечали ему.

— Ты царь Иудейский? — спросил Пилат, с любопытством разглядывая стоявшего перед ним. Кроткий, в изорванной одежде, с кровоподтёками на лице, осуждённый не производил впечатления злодея и преступника.

— Зачем мне быть царём этой страны? — вопросом на вопрос ответил Иешуа.

Пилат пристально посмотрел ему в глаза, будто мог одним взглядом постичь столетия бесплодных страданий, наполнивших их болью мудрости.

— Но они утверждают. Значит, ты произносил какие-то слова, из которых они заключили такое?

— Слова, которые в одном месте понимают так, в другом — понимают иначе, тебе ли не знать?

Пилат уловил эхо насмешки в его голосе и молниеносно парировал:

— Я не нуждаюсь в твоём осуждении, бойся моего...

— Власть опасна. Владение ею затмевает взор и от-вращает от мудрости. Использующий власть против других сам себе становится злейшим врагом, — с горечью со-чувствия ответил Иешуа.

Пилат изучающе глядел на него.

— *Ты слишком образован, и твой ум слишком изощрён для простого проповедника. Кто ты? — спросил он, и по ищу его пробежала капля пота. Это ничтожное событие вызвало досаду прокуратора. Зачем в жаркий день он стоит здесь, на лифостротоне? Что ему до человека, говорящего умные слова, которые тут же обращаются в глупость, и упорствующего в нежелании развеять неправдоподобные обвинения?*

— *Итак, ты царь? — спросил Пилат.*

— *Царь, — равнодушно подтвердил Иешуа. — Но царство моё не от мира сего.*

— *Мечтатель, — сквозь зубы процедил прокуратор.*

— *Вы слышали, что говорит этот богохульник, этот ничтожный галилеянин? — шелестел шёпот в толпе.*

— *Так он галилеянин? — обрадовался Пилат. — Зачем же вы привели его сюда? Судить его — дело галилейского царя Ирода Антипы.*

Повернувшись, прокуратор решительно направился через расступившихся воинов к дверям, довольный, что так ловко отделался от неприятного дела.

В печальной задумчивости Понтий Пилат вернулся во дворец. Уличная жара, досаждавшая ему на лифостротоне, мгновенно отступила. Здесь было свежо и прохладно. Пилат сел в кресло, стоящее на мозаичном полу у фонтана, небрежным жестом руки отпустил слуг и воинов. Охлаждённый водой воздух воспринимался как блаженство, и прокуратор задремал, наслаждаясь чудесными ощущениями.

Ему снился Рим и Клавдия Прокула — внучка императора Августа и падчерица Тиберия. Ради неё отказался Пилат от своего великого призвания, от своей страстной мечты, во имя которой он, всадник и сын командующего легионом, стал актёром, чтобы не в жизни, а на сцене побеждать, как Орест, погибать, как Ксеркс, страдать, как Прометей.

Однажды Клавдия увидела его игру, и ею овладела неодолимая страсть. Она, ученица великого Сенеки, не могла остаться равнодушной к таланту красивого юноши и, подчиняясь мгновенно вспыхнувшему в ней чувству, приказала своим рабам вынести её на амфитеатр. Голосом, полным неподдельного волнения, она выкрикнула Пилату в лицо: «Клянусь тебе всеми богами всегда быть твоей сладчайшей возлюбленной, хотя бы это заставило меня порвать со всем миром, ибо только смерть может разлучить нас».

Такая готовность к самопожертвованию требовала ответной жертвы. Пилат оставил театральные подмостки и женился на Клавдии. Тиберий назначил его прокуратором Иудеи и позволил ему, преклоняясь перед столь сильными проявлениями любви, вопреки обычаям взять с собой на службу

Теперь Клавдия постоянно была с ним, наполняя его жизнь чистой негой прекраснейших дней. Высокая, стройная, гибкая, она снилась ему в лёгких прозрачных одеждах на ложе любви. Её прекрасное лицо склонялось над ним, и тёмная волна волос пробегала по его обнажённому телу, вызывая дрожь страсти и желания.

Чей-то лёгкий кашель внезапно прогнал приятное видение. Прокуратор открыл глаза. Его секретарь стоял неподалёку с виноватым выражением лица.

— Чего тебе? — спросил Пилат.

— Они привели его обратно.

— Кого?

— Который называет себя царём...

196

Прокуратор усмехнулся:

— И к чему его приговорил Ирод?

*— Он признал его невиновным и, облачив в чистые одежды, ото-
слал к вам, — ответил секретарь.*

*— Так пусть отпустят, если он невиновен, — взъярился прокура-
тор, встав из кресла. — Зачем опять приволокли иудея сюда?*

*— Первосвященники упорствуют и требуют подтверждения их
приговора.*

— Кровожадные ублюдки! Зачем им смерть смешного мечтателя?

*— Старейшины считают его наиболее опасным из всех достой-
ных смерти, — бесстрастно ответил секретарь. — Они собрали
большую толпу у дворца. И ещё, говорят, повесился один из учеников
галилеянина, по имени Иуда Искариот. Он бросил деньги, полученные за предательство, под ноги первосвященнику Каиафе и шёл по
улице, бормоча: «Нет чуда, нет чуда».*

— Пусть приведут обвиняемого, — приказал прокуратор.

*Раздражённый тем, что его оторвали от созерцания прекрасно-
го сна, он наполнялся глухой ненавистью к первосвященникам и к их
необъяснимому упорству.*

*В зал втолкнули преступника. Он действительно был одет в бе-
лые одежды невинности, но руки пленника по-прежнему стягивала
верёвка.*

— Оставьте нас, — велел прокуратор.

*Пилат был слишком огорчён своим бессилием избавиться от не-
приятного дела, чтобы скрывать это. Он поморщился, словно его
терзала мука, и поинтересовался, когд все ушли:*

— Почему они тебя ненавидят?

— Потоми что, пока я жив, я мешаю им быть божкам в городе,

— сказал Иешуа. Голос его был ровным, как шум горного ручья.

— Ты хочешь отдать свою жизнь, чтобы привести истине скотов, требующих на улице твоей смерти, желающих твоей погибели? — изумился Пилат. — Как же ты их хочешь вести?

— От надежды к мечте, от мечты к истине, — ответил Иешуа, и на его губах обозначилась слабая полуулыбка.

— Этих людей, слепленных из мерзостей и наивной веры? — с горечью в голосе воскликнул Пилат. — Закрой глаза, мечтатель, и не открывай их, пока не прозреешь. Один их твоих учеников уже повесился. Его зовут Иуда.

Иешуа вздрогнул, и слезинка сорвалась у него из-под века.

— Свет уйдёт к свету, а тьма к тьме, — прошептал он и посмотрел на прокуратора так, будто произносимые им слова означали нечто другое, а не то, что он хотел ими выразить.

— Ты сам знаешь, сколько в них грязи, противоречий, непостоянства, — настаивал прокуратор.

— Да, я знаю, — согласился обвиняемый, не избегая пронзительного взгляда. — Но это не их вина. В них звучит слишком много голосов этого мира, чтобы они могли без посторонней помощи слиться в единый согласный хор.

— Подожди меня, — сказал прокуратор и вышел на лифостротон.

У дверей дворца шумела толпа, возглавляемая первосвященниками. Пилат поднял руку, и все смолкли вокруг. Взгляд прокуратора был твёрдым и упрямым.

— Вы привели ко мне галилеянина как развращающего парод. И вот я при вас исследовал и не нашёл его виновным в том, в чём вы обвиняете его. Я посылал его к Ироду, и Ирод также не нашёл в нём ничего достойного смерти. Итак, лучше я накажу его и отпущу.

Первосвященники и старейшины первыми закричали:

— Отпусти нам Бараеву! А того, кто называет себя Христом, смерти предай.

И все в возбуждении тоже закричали:

— Не его, Бараеву!

— Распни его!

— Да будет распят!

— Вараева — убийца, — возразил прокуратор.

— Пусть, — кричала толпа, — отпусти Бараеву.

Пилат резко повернулся к ним спиной и вошёл во дворец. Дверь тут же захлопнули за ним воины, и шум толпы почти стих.

Обвиняемый встретил прокуратора спокойным взглядом.

— Они требуют твоей смерти, — сказал Пилат.

— Я не боюсь смерти. В каждом человеке непрерывно что-то рождается и что-то умирает.

— Значение слов меняется, если речь идёт не о философии, а о распятии на кресте! — возмутился Пилат. — Я слишком скован обычаями, законом и долгом, чтобы поступать как хочу, а не как должно.

— Поступи как должно, — твёрдо посоветовал Иешуа.

— И тогда у тебя останется только один путь, на Голгофу!

— Все мои пути, куда бы я ни шёл, ведут на Голгофу, — терзаемый разноречивыми побуждениями, пробормотал обвиняемый. — Я знаю, каким тяжким грузом ложится тебе на сердце такое решение, и сочувствую.

— Тяжелее, чем крест, который ждёт тебя там? — спросил Пилат, кивком головы отсылая мысли иудея к гулу толпы за дверью.

Пошатнувшись, обвиняемый сделал шаг назад. Лицо его свела су-

дорога грядущей боли, и из глаз изверглось страдание. Едва совладав с собой, он с горечью ответил:

— Тяжёл не крест, а ноша ненависти и зла.

Стиснув зубы от подступившего к горлу бешенства, прокуратор снова вышел на каменную плиту лифостротона. С брезгливостью оглядел притихшую под взглядом толпу.

— Ещё раз говорю вам, я не нахожу в нём вины, — угрожающим тоном произнёс он.

И опять первыми закричали первосвященники:

— Он должен умереть, потому что объявил себя Сыном Божьим!

— Он грозился разрушить Иерусалимский храм и в три дня построить его вновь силой слова своего!

— Мы имеем закон, и по закону нашему он должен умереть!

— Распни, распни его!

И снова захлопнувшаяся за спиной дверь спасла Пилата от криков ненависти.

— Ты слышишь?

— Не мучай себя, сделай, как они требуют, — ответил обвиняемый.

— Ты и вправду обещал разрушить Иерусалимский храм и в три дня силой своего слова воздвигнуть вновь? — взглянул в глаза ему Пилат.

— Да...

— И были свидетели тому?

— Были...

— Несчастный, — произнёс Пилат и отвернулся.

Его сочувствие проявилось слишком очевидно. Иешуа захотелось приободрить прокуратора.

— Я должен победить прошлое зло, не обращая внимания на утраты, и должен показать людям путь, куда им идти, — сказал он. — Какое бы ни было решение, его принял не ты.

— Ну что ж, — согласился Пилат, — я бессилен бороться против них и против тебя одновременно, и пусть приснится тебе в последнем смертном сне, мечтатель, что всё желаемое тобой сбудется.

Хлопнув ладонями, он вызвал стражу.

— Возьмите его и сделайте, как они хотят, — приказал Пилат, вкладывая интонацией в слово «они» какой-то особый, презрительный смысл.

Когда осуждённого привели на Голгофу, то воины подачи ему кислого вина, смешанного с наркотическими травами, чтобы облегчить страдания. Но он не захотел пить.

Вскоре всё было приготовлено, воины распяли Иешуа. Это было около полудня. Рядом с ним распяли двух злодеев, одного по правую, а другого по левую сторону от него. Над головой к кресту прибили дощечку с надписью: «Иисус Назарей Царь Иудейский».

Смутные голоса, доносившиеся издалека, вернули ему чувства. Иешуа не знал, сколько времени прошло с тех пор, когда от боли вонзаемых в тело гвоздей он спрятался но тьму бессознательности. Он почти потерял представление о том, где находился и что должен сделать. Открыв глаза, он увидел холм, покрытый низкорослым кустарником, цепляющимся за расщелины в камне, и небольшую кучку людей, стоявших поодаль за воинской цепью ограждения. Увидев, что сознание вернулось к нему, кто-то закричал:

— Если он царь Израилев, то пусть сойдёт с креста, и мы уверуем в него!..

И ещё один голос подхватил:

— Разрушающий храм и в три дня созидающий, спаси самого себя! Посмотрим!

Они смеялись. Он был для них только падалью, висящей на кресте. У некоторых на лицах застыли гримасы омерзения.

Иешуа судорожно выдохнул и заставил себя вынырнуть со дна мучительной дремотности. Напряженьем воли он пробудил сакральную энергию силы, дремавшую в копчике, и, раскрутив её, словно смерч, вокруг костяного отростка, бросил вверх по позвоночнику в голову, опустил по груди и животу и снова поднял вверх. Пульсация энергии стала нарастать в нём, и в мучительной борьбе с невозможностью выговорить слова с посерелых и обескровленных губ его все-таки отчётливо сорвалось:

— Исполнится!..

Наступившая тишина казалась похожей на молитву. Короткое слово, прозвучавшее на Лысой горе среди испепеляющего зноя, было или кощунством, или пророчеством. Город Иерусалим лежал неподалёку, и все взоры машинально обратились в сторону храма, плоскую крышу которого окружало сияние от множества золотых спиц, размещённых на ней. Он являл собой величие и нерушимость.

— Богохульник!

— Даже на кресте упорствует! — раздались возмущённые голоса.

— Надо побить его камнями!

Иешуа заставил себя забыть о толпе и сосредоточиться. Коротким импульсом он послал тепловую волну по телу, следя, как она перетекает вдоль спины к омертвелым конечностям, преодолевая онемелость приближающегося безмолвия. Он шевельнул пальцами, которые плохо сгибались от боли, и усилием воли отринул от себя зловоние смерти.

Тишина, полная боли и напряжения, установилась вокруг. Заметив, что жизнь, вопреки отнятым у неё возможностям, явственно возвращается к полутрупу на кресте, затихли и проклинавшие его.

Смутная улыбка тронула губы распятого, и тут же лицо его застыло в мрачном ожидании. Глаза вдруг стали сверхъестественно тёмными, как два сгустка ночи. От напряжения вздулись вены. Он кусал губы, словно внешняя боль могла подавить другую, внутреннюю, или по крайней держать её под контролем. Из кожи сочилась слизь гноя от укусов слепней и стекала по щекам. Это отвлекло, и он всё ещё не мог достичь необходимой ему концентрации. Тем не менее что-то изменилось окрест. Неожиданно поднялся ветер и швырнул пылью на стоящих возле креста людей.

Нужно было сосредоточиться на блиставшей золотом крыше Иерусалимского храма. Взгляд Иешуа достиг предельного напряжения. И он увидел, как на крышу храма упал поток света. Мост между внешним и внутренним миром, через который он мог воздействовать на космические силы природы, установился. Великие стихии вечности готовы были отозваться на малейшее движение его воли. И он направил всю ментальную энергию на обозначение своего желания.

Новый порыв ветра ударил по Лысой горе, и напор его становился всё более ощутимым. Люди вокруг стали беспокойно озираться, не понимая причины вдруг начавшегося ненастья. И только распятый на кресте, над головой которого было обозначено «Царь Иудейский», казался вновь полным прежних сил. Его глаза горели яростной сосредоточенностью и были устремлены на крышу Иерусалимского храма.

Высокий шипящий звук наполнил пространство и, будто усилен-

ный напряжением его воли, перерос в рёв надвигавшейся бури. Мощь стихии ударила по распятому, выбив воздух из лёгких, но он всё же сумел прохрипеть в кучку людей, закрывающих одеждами свои головы:

— Исполнится!..

Его хриплый голос, клокотавший глубоко в груди, донёсся до стоявших у креста, однако никто из них не взметнул руки в страстном благословении.

Пульсация энергии стала нарастать в нём, и Иешуа снова сосредоточил свой взгляд на крыше храма. Над горой и городом собирались грозовые облака, и из клокочущей тьмы внезапно вырвался огненный меч молнии.

Люди закричали и в испуге бросились прочь. Только воины и стражи, напялив на головы плащи, остались на посту, верные приказу. Чёрные, клокочущие яростными звуками стихийной мощи тучи уже сформировались в вышине, и гроза разразилась в полную силу. Ветер в горах опрокидывал деревья, неумолимо вытеснял и закидывал грязью солнечный свет. На город Иерусалим из отверстого неба с такой яростью хлынул дождь, будто начинался второй библейский потоп. Всё погрузилось в хаос бури.

Ливень обрушился на холм с тремя крестами на вершине. Казалось, небо хочет исхлестать землю могучими дождевыми бичами за зло, совершённое в этот день на горе, названной Голгофой, что означало: гора-череп. Земля отказывалась принять влагу, и та потоками срывалась вниз, к городу, на который с новой и новой силой бросался ветер.

— Исполнится! — прохрипел сквозь сомкнутые зубы распятый на кресте, и голос его отчётливо разнёсся сквозь завывание ветра *и рёв грозы. Какая-то тень вырвалась из грозы и, борясь с ветром, заслонила собой крышу храма. Но Иешуа был так сосредоточен на управлении происходящим и настолько увлечён осуществлением своей мечты, что не заметил произошедшей перемены. В это время один из солдат, преодолевая сопротивление ветра, подошёл к нему вплотную. Остриё его копья поднялось, нацелилось в сердце распятого, и, разрывая плоть, железо наконечника рывком вдавилось между рёбер.*

— *Благодари прокуратора,* — *услышал он последнее.*

* * *

Эти последовательные сюжеты из жизни Христа — в чём-то похожие, а в чём-то и отличающиеся от известных евангельских текстов — вносили определённую нестабильность в устоявшиеся представления о жизни. Я, конечно же, понимал, что каждое подобное событие вызывало некую трансформацию мироощущения и, более того, меняло сами основы моей жизни. Ведь я стал внимательным к тому, что прежде находилось вне круга моих интересов. Это было похоже на то, что, увлёкшись сюжетом чужой судьбы, вы ид руг сначала как бы сопереживаете главному персонажу, а потом начинаете участвовать в событиях вместе с ним, поправляя по ходу действия некоторые сцены и меняя сценарный план. Но — только похоже. Потому что на самом деле наблюдаемое мной не являлось чем-то отстранённым от меня или развивающимся как бы само по себе. Мне почему-то казалось, что сюжеты являются как бы последовательно активизированными слоями моего собственного сознания, транслирующими определённую историческую информацию в структуры мозга, где осуществляется её раскодировка.

Некоторые косвенные подсказки я находил, читая работы других людей, исследующих феномены сознания. Так, мне попалась работа доктора медицинских наук, академика В. П. Казначеева «Феномен человека: космические и земные истоки», где он высказал интересную гипотезу: «Вся эволюция Вселенной, начиная с Большого взрыва, берёт своё начало от живого космического пространства — гигантской совокупности живых космических потоков и организаций, и которой мы — лишь малая часть».

Сотни тысяч лет назад у первобытных людей, населяющих нашу планету (академик В. П. Казначеев называет их протогоминидами), в головном мозге накопилось 13-14 миллиардов нейронов — своеобразные компьютеры проводникового типа. Они регулировали поведение этих существ в виде инстинктивных реакций. Но наступила космическая фаза появления нового человека и интеллекта. На отдельных участках планеты произошёл удивительный процесс: в голове протогоминидов эти 14 миллиардов нейронов, в каждом из которых уже существовала солитоно-голографическая форма живого вещества, взрывообразно объединяются в один гигантский солитон.

«Все родовые образования оказались связаны солитонными полями, а это значит, что, на какое бы расстояние ни уходил член семьи или первобытной орды, все эти люди видели, знали о нём всё, то есть действовала телепатия, дальняя связь, образное видение друг друга в голографических образах. И это было основой нашего интеллекта. Не отдельная персона, а именно группа, объединённая одним общим полем, и составляла основу самого первоначального человеческого планетарного интеллекта» (Новосибирск, 1991, с. 16-18).

Эти догадки учёного были близки к моему собственному мироощущению. Во мне в то время возрастало убеждение: что бы мы ни делали, куда бы мы ни шли, мы двигались к одной цели — к самому себе, к вспоминанию себя. Люди, потерявшие память о своём прошлом и о своём будущем, похожи на детей, готовых день за днём без устали кататься на одной и той же полюбившейся им карусели. Что-то меняется вокруг — то светит солнце, то идёт дождь, то зеленеют деревья, то опадает листва, то приходят одни посмотреть, как кружатся беззаботно на карусели впавшие в детство люди, то приходят другие. Мы летим по замкнутому кругу, визжим от азарта скорости, забыв, что сами умели в прошлом летать, что все наши восторги — лишь смутные воспоминания о том, кем мы когда-то были.

Научно зафиксированы факты: в состоянии аффекта люди поднимали бетонные плиты весом более тонны, спасаясь от смертельной опасности, прыгали на высоту и в длину, недоступные ни одному из нынешних чемпионов по соответствующим спортивным дисциплинам. Целитель Порфирий Иванов в немецком плену был подвергнут той же пытке, что и генерал Карбышев — его вморозили в ледяной столб. Но, в отличие от генерала, он остался жив.

Нераскрытые возможности человека — беспредельны. Он может знать не только прошлое, но и будущее. Хорошо известны случаи многочисленных и весьма точных предсказаний. О некоторых из них мы уже говорили. Но вот ещё один пример. Прочитайте текст средневекового врача и эзотерика Филиппа Дьедонье Ноэля Оливатиуса, попробуйте сами, без подсказки догадаться, о ком пишет этот ясновидящий за несколько веков до наступившего события: «Франция и Италия произведут на свет сверхъестественное существо. Этот человек, ещё молодой, придёт с моря и усвоит язык и манеры франкских кельтов. В период своей молодости он преодолеет на своём пути тысячи препятствий, при содействии солдат, которых генералиссимусом он сделается впоследствии... Он будет в течение пяти и более лет воевать вблизи от места своего рождения. По всем странам света он будет руководить войной с великой славой и доблестью; он возродит заново романский мир, он положит конец смутам и ужасам в кельтской Франции и будет впоследствии провозглашён не королём, как практиковалось раньше, а императором, и народ станет приветствовать его с превеликим энтузиазмом. Он в продолжение десяти лет и более будет обращать в бегство принцев, герцогов и королей... Он даст народам многие земли и каждому из них дарует мир. Он придёт в великий град, создавая и осуществляя великие проекты, здания, мосты, гавани, водостоки и каналы. У него будут две жены и только один сын. Он отправится воевать в продолжение 55 месяцев. Тогда его враги сожгут огнём великий город, и он войдёт в него со своими войсками. Он покинет город, превратившийся в пепел, и наступит гибель его армии. Не имея ни хлеба, ни воды, его войска подвергнутся действию такого страшного холода, что две трети его армии погибнут. А половина оставшихся в живых никогда больше не вернётся под его начало. Тогда великий муж, покинутый изменившими ему друзьями, окажется в положении защищающегося и будет тесним даже в собственной стране великими европейскими народами. Вместо него будут восстановлены в своих правах короли старинной крови Капетингов. Он же, приговорённый к изгнанию, пробудет 11 месяцев на том самом месте, где родился и откуда вышел; его будут окружать свита, друзья и солдаты... Через 11 месяцев он и его сторонники взойдут на корабль и станут снова на землю кельтской Франции. И он вступит в большой город, где восседал король старинной крови Капетингов, который обратится в бегство, унося с собой знаки королевского достоинства. Возвратясь в свою прежнюю империю, он даст народу прекрасные законы. Тогда его снова прогонит тройной союз европейских народов, после трёх с третью лун, и снова посадят на место короля старинной крови Капетингов».

Стоит ли рассказывать о предсказании, сделанном в 1898 году писателем Морганом Робертсоном в романе «Тщетность», о гибели «Титаника»? Напомню только следующие факты. Название парохода: вымышленный «Титан», реальный «Титаник». Размеры и устройство почти схожи, у обоих лайнеров по четыре трубы и три винта. Длина «Титана» — 260 м, «Титаника» — 268 м. Водоизмещение: 7 — тысяч тонн — 6,6 тысяч тонн; мощность машины: 50 тысяч л.с. — 55 тысяч л.с. Максимальная скорость: 25 узлов — 25 узлов. Причина, место и время катастрофы — одни и те же. Как на «Титане», так и на «Титанике» находились представители высшего общества; на обоих судах не хватило шлюпок. Перечень совпадений настолько велик и достоверен, что заставляет задуматься: как вообще могло осуществиться такое пророчество?...

Понимание, что прежняя, линейная, причинно-следственная конструкция мироустроения не отражает накопленных самой наукой фактов, стало причиной того, что фундаментальные дисциплины начали в корне менять парадигмы своих концепций, всё решительнее формируя новое (а вернее, забытое старое) мировоззрение на стыке материальное — идеальное, прошлое — будущее, смертное — бессмертное.

Не красного словца ради исследователи всё чаще говорят и о «памяти» молекул, атомов и даже субатомных частиц. Может, именно в этой глубинной памяти и спрятано не только наше прошлое, но и наше будущее, которое до поры до времени лежит себе спокойно на полке, где хранятся видеофильмы личной судьбы. В какой-то момент, когда паше внутреннее состояние и развитие оказываются готовыми к восприятию более сложных сюжетов, кто-то нажимает неведомый нам включатель на молекуле дезоксирибонуклеиновой кислоты в глубине ядра одной из клеток — и нот уже новый сюжет фильма разворачивается в сознании. Неё вокруг то же — декорации, актёры, но ход действия становится другим, в соответствии с тем, какие волевые усилия предприняты вами, чтобы вырваться из колеи вами же выстроенных зависимостей. По сути, события следующего уровня возникают лишь тогда, когда ваше сознание, наше личностное развитие становится адекватным потенциалу нового духовного уровня.

Возможно, энергетические тренинги, которыми я занимался в Академии, активизировали эту генную память, вернее, информационное хранилище ДНК и разбудили новые потенциалы организма? Во всяком случае, я воспринимал происходящее довольно спокойно и занимался само-наблюдением в большей степени как исследователь, чем как герой сюжета. Хотя полностью устранить из череды новых событий себя, как непосредственного участника, вряд ни возможно. Всё-таки это происходило со мной, а не с киногероем на экране кинотеатра. Ведь подобие процессов не означает их тождества.

* * *

Отношения с Лапшиным стали активно портиться. Он усердно использует мою книгу о себе и фильм — как само-рекламу. К нему идут толпы людей, у него много денег, а он, похоже, и не думает возвращать занятые суммы ни мне, ни директору студии.

Когда я заговариваю с ним на тему возврата денег, он весело скалится и как-то странно одёргивает меня:

— Ты бы ещё с Бога деньги потребовал.

— При чём здесь Бог? — огрызаюсь я. — Фильм не а Нём, а о тебе сделали.

— Как знать, как знать? — загадочной фразой успокаивает он меня.

Не улучшает наши отношения и деятельность филиала, который мы открыли в подмосковном Пушкине. Несколько месяцев назад я предложил Лапшину использовать помещения бездействующего издательства «Культура». Это было как бы дружеским шагом навстречу его беспрестанным требованиям открывать как можно больше филиалов Академии. Познакомил его с руководителями района, оформил все необходимые разрешения — и что же?

Филиал работает, деньги идут Лапшину, а он даже за коммунальные услуги платить не желает. Похоже, после феодосийского шабаша его действительно невесть куда понесло, если он так недвусмысленно намекает на свою тождественность Богу.

Но я по-прежнему пишу о нём статьи в газеты и журналы, не обращая внимания на его прогрессирующую манию величия. Мне не нравится, как он себя ведёт, но я не могу избавиться от гипноза фактов: перед его странным даром действительно отступают даже неизлечимые болезни. Причём данность эту признаю не только я. И специалисты-медики вынуждены это констатировать.

Вот удалось с помощью моего друга Виктора Глухова -директора знаменитой киностудии «Слово» — устроить серьёзную экспертизу фактов излечения слепых и открытия альтернативного зрения в Институте глазных болезней имени Гельмгольца. Восемнадцать докторов наук во главе с директором собрались на сие научное мероприятие.

Мальчик, ещё недавно подопечный одного из специнтернатов для слепых, демонстрировал свою способность кататься на роликовых коньках, читать обычные книги, смотреть телевизор.

Единодушное заключение: «Представляет несомненный интерес». А потом — тихое, спокойное затухание внимания. Причём не только в этом конкретном случае.

Привлекаю на демонстрацию феномена знаменитого журналиста и телеведущего Александра Бовина. Он всё видит, проверяет, убеждается и лично едет к президенту Российской академии наук Осипову рассказать о потрясших его фактах. Тот немедленно успокаивает его:

— Мы таких чудотворцев по десятку в год разоблачаем.

Откуда он это взял про разоблачения, если научно-исследовательские институты, входящие в структуру Российской академии наук, не опровергают, а, напротив, подтверждают факты исцеления странным, ненаучным психофизическим воздействием?

Впрочем, психологически это объяснимо. У каждого живущего на государственную зарплату, будь он президент академии или рядовой врач, достаточно рутинных хлопот. Впрочем, и у других тоже. Каждый не лыком шит, имеет своё мнение о происходящем вокруг. И когда в жизнь вдруг врывается что-то необычное, требующее душевного и духовного напряжения, переоценки ценностей — мало кто откликнется на зов неведомого. Мы взрослые люди, давайте оставим романтику и прочие фантазии подросткам, а волшебные сказки полуграмотным бабушкам. Это защитная реакция организма, привыкшего к определённому, пусть и неблагополучному ритму. Лучше со старыми болячками в теле и законами в душе — это привычней.

Когда так рассуждает (бессознательно) обыватель, это называется традициями общества. Когда подобным образом обосновывает свою точку зрения учёный — это тот консерватизм, который губит науку. «Учёный сверстник Галилея был Галилея не глупее. Он знал, что вертится Земля, но у него была семья». И так далее, по известному стихотворению Евгения Евтушенко.

Позднее я пытался осмыслить, почему так происходит. Сотни, тысячи больных, которым официальная медицина вынесла свой беспощадный вердикт: «Мы бессильны помочь», — вдруг эту помощь находят. Людям возвращают здоровье, открывают в них какие-то необычные способности, а Российская академия наук по-прежнему пребывает в состоянии блаженного неведения о происходящем.

И дело, наверно, не в том, что кто-то из руководителей отечественной науки хочет утаить от остального человечества истину. Просто они живут совершенно в другом мире, где ничего подобного нет и быть не может. Параметры их мировоззрения предопределены преобладающим развитием левого полушария мозга и связаны с его спецификой восприятия. В этом мире учёный обязан фиксировать и считать реальным только то, что поддаётся наблюдению зрением или приборами, что можно пощупать, измерить, попробовать на вкус, рассчитать по формуле. Они давно забыли, что аксиомы геометрии условны, что постоянная Планка весьма относительна, что вся наука вообще держится на честном слове. Им не хочется думать о том, что буквально в нескольких сантиметрах от привычного им мира есть вход в другое, четырёхмерное пространство. Этот вход называется правым полушарием мозга. Но если они не хотят этот вход найти, то как они могут признать, что такое возможно? Как избавиться от своего левополушарного преимущества, которое их же существенно ограничивает? Конечно, есть исключения — такие, как академик

Наталья Петровна Бехтерева. Но у неё, видимо, всё в порядке и с правым и с левым полушарием.

Чтобы узнать о болезни пациента, медики используют сложные приборы, делают дорогостоящие анализы. Они как бы проводят определённые срезы в едином организме, чтобы понять суть заболевания и его масштаб. При этом они могут какие-то участки организма исследовать хорошо, а другие не очень. Даже компьютерный томограф даёт весьма ограниченную информацию о заболевании. Например, он видит опухоль и далеко не всегда может видеть метастазы. Да даже если бы он видел... Жюль Анри Пуанкаре, напомни из далёкого прошлого этим корифеям о постулате относительности! О том, что любой прибор обладает массой погрешностей!

Человек же с экраном внутреннего видения, у которого, выражаясь научным языком, когерентно работают нейроны правого и левого полушария, способен видеть всю картину в организме больного в мельчайших подробностях, взаимосвязях и взаимозависимостях. Он использует для такого анализа четвёртое измерение. То самое, в которое никак не могут протиснуться высоколобые левополушарные мысли-гели. (Хотя время от времени с умным видом изрекают глупости, что это самое четвёртое измерение и есть пространство нашего существования). Возможно, скоро будет. Пока же оно доступно лишь единицам. И тогда происходит чудо. Для случайных посторонних — чудо. Для целителей — результат долгой работы.

Академик Виктор Иванович Пашкевич — один из самых выдающихся военных хирургов. Он уже несколько раз рассказывал по телевидению о поразившем его случае. Как пригласил он на очередную операцию нескольких детей, у которых был открыт экран внутреннего видения. На столе в операционной лежал больной. Компьютерный томограф зафиксировал у него наличие злокачественной опухоли в области желудка. Каково же было удивление академика, когда подростки сказали ему, что, кроме опухоли, есть ещё метастазы. И показали, где они расположены. По сути, они изменили план операции. Академик уже давно приглядывался к возможностям странного «биокомпьютера», потому он доверился их общему утверждению. Когда началась операция, подтвердилось всё, о чём предупреждали дети. В итоге тинейджеры из нашей Академии спасли жизнь человека.

Впоследствии Виктор Иванович ещё несколько раз привлекал ясновидящих к своим операциям. И никогда не жалел об этом. Увы, постоянно делать подобное он не может. Детей надо отрывать от занятий, надо им (извините за прозу) и платить. А из каких фондов?

При использовании ясновидения нет нужды делать рентген, проводить эксперименты, накапливать данные. Ответ получается с помощью самого совершенного прибора в мире — человеческого мозга, который способен переходить на другой уровень бытия. И надо признать, что если смотреть на мир с новой ступени сознания, то он выглядит совсем иначе. Вспомните, как несколько десятилетий назад учёные-медики вдруг решили, что аппендикс — это рудиментарный, бесполезный отросток. И надёжнее удалять его сразу у новорожденных, нежели потом оперировать с риском для жизни взрослого человека. Они почему-то возомнили, что лучше Создателя знают тело, которое Он сотворил. Начались (особенно в Китае) повальные вырезания. Миллионы людей доверились авторитету науки, отдавали малых детей под нож хирурга. Кто в этом повинился, кто за это ответил?

А ведь аппендикс — не только тупичок для пищевых отходов, как считают анатомы. Он выполняет чрезвычайно важную функцию регулятора резервной иммунной системы организма. И осуществляет он эту функцию за счёт голограммной проекции левого полушария на правое. Если этот механизм нарушится, то вы не сможете эффективно противостоять инфекциям. И, кроме того, вам обеспечены постоянные головные боли из-за роста внутричерепного давления. Но даже если отвлечься от ясновидческой точки зрения, то и тогда аппендикс чрезвычайно важен как своеобразное «депо» бифидобактерий. Периодически во время сокращений он выбрасывает в кишечник нужные бактерии и предотвращает дисбактериозы. А нет дисбактериоза — значит, нормально состояние иммунной системы. Вот что мам предлагали вырезать врачи и академики всем авторитетом медицинской науки. И кто за это покаялся? Кого на это академических званий лишили?

Давайте посмотрим, куда способны завести человека изыски строго логичного левополушарного сознания.

Человек, возомнивший себя хозяином планеты, держащий истину в заднем кармане своих модных штанов, становится глобальным бедствием. В благих целях он сплошь осушает болота (у нас в России) или уничтожает воробьев-тунеядцев (в том же Китае). Баланс природы для него — на уровне двух его ног.

Давайте вспомним: кто был вторым нобелевским лауреатом из русских учёных? Правильно, Илья Мечников, великий физиолог, пропагандист кефира. Первый лауреат из русских — Иван Павлов (1904 г.), а второй — Мечников (1908 г.)

Так вот, в Европе перед Первой мировой войной по рекомендации Мечникова вошли в моду операции по удалению толстой кишки. Дескать, вырежем это ненужное образование — и жизнь человеческая улучшится. Увы, получилось наоборот: операции не только значительно усложняли энтузиастам-пациентам жизнь, но и укорачивали её: через год-другой бедняги умирали. Но кто сегодня помнит об этой зловещей ошибке великого учёного? Воспитываются ли на ней нынешние медики?

Я убеждён, что медицина будущего без ясновидения невозможна. Ведь с помощью расширенного сознания (а ясновидение — это именно и есть расширение сознания) можно не только фиксировать нарушения и сбои в работе вашего тела, но и без особых проблем их устранять. Надо быть весьма недалёким, чтобы добровольно отказаться от подобных возможностей.

Кстати, с помощью ясновидения несложно отследить, как совершается то или иное выдающееся открытие. Как правило, это случайный прорыв в информационное поле Земли, где все возможные технологии уже существуют как данность, как программа эволюции Земли и всего, что её населяет.

Всё в этом случае замечательно, кроме слова «случайно». Хотя если однажды «случилось», то стало больше шансов ещё и ещё раз прорваться в сеть Космического Интернета. Но всё-таки если это происходит, скажем, в результате стандартной процедуры доступа к информации, то как-то надёжнее и продуктивнее. Потому что с помощью ясновидения очень хорошо видно: то, что окружает нас, — планеты, звёзды, галактики, — не само собой получилось. Это часть гигантского разумного организма, который наконец позволяет людям пользоваться малой толикой своего интеллекта, своих знаний. Не отвергайте дар Космоса! Себе же дороже будет!

Хочу также заметить, что становление нового мировоззрения — научного и религиозного одновременно — это не частный и даже не основной вопрос философии, а поиск альтернативного пути развития, выживания человечества.

* * *

В канун 1999 года я получил необычный новогодний подарок. Он пришёл по почте на моё имя в издательство «Художественная литература». В красивом фирменном конверте лежала часть карточной колоды, скреплённая в уголке аккуратным штифтом. Карты были роскошно выполнены на дорогом импортном материале. Три девятки, если их раздвинуть, скрывали главную карту колоды — козырного червонного туза. Необычной была и рубашка карт. Её вы-полнили из мерцающего серебристого материала. Я в то время знал, что серебро — цвет Святого Духа.

Фирма, пославшая мне подарок, называлась «Дубль-У» и специализировалась на поставке издательствам импортных полиграфических материалов. Для прагматиков-бизнесменов, разославших этот новогодний сувенир, смысл его наверняка заключался лишь в том, что они столь оригинальным образом извещали реальных и потенциальных заказчиков о наступлении 1999 года. Но для тех, кто знает о существовании Тонкого плана и о его возможностях, сувенир имел второй, глубинный смысл: надвигающийся год был завершающим в длительном космическом цикле преобразований. Именно он закрывал предшествующий Армагеддону период эволюционного развития человечества в Конце времён, определял направление событий следующего года миллениума — года перемен. И то, что подарок пришёл из организации, имеющей название «Дубль-V», что можно прочесть как «двойная победа», тоже было не случайным, хотя, оговорюсь снова, отправители сувенира, скорее всего, не подозревали о втором, глубинном смысле послания. И тем более — о третьем.

Впрочем, о третьем смысле в то время не знал и я. Бог любит троицу, но не всегда позволяет даже Своим избранникам видеть её разом. Ну что же, на всё Его святая воля!

Рождественские каникулы дали долгожданную возможность осмыслить всё, так неожиданно открытое мне через экран внутреннего видения и во время совместной работы с теми, кому мы открыли биокомпьютеры на занятиях в Академии.

Кроме того, жёстко оформившийся разрыв с Лапшиным тоже требовал осмысления. Тем более, что это был не личностный разрыв двух не сошедшихся характерами людей, а противоречие двух мировоззрений, за фасадом которого скрывалось изначальное: что есть добро? что зло?

И то, что декорацией этих событий было знаменитое здание на Басманной с теми же эзотерическими числами в нумерации (1 + 9 = альфа + омега), вряд ли случайность. Сколько великих писателей прохаживалось в потёртых штанах и прохудившихся штиблетах по этим коридорам, где страница за страницей было описано наше сокаянившееся время, где тома великой глупости и великой мудрости складывались в ступени Бытия, по которым человечество пыталось вскарабкаться на вершину своей эволюции!

Пожалуй, ни в одной другой стране мира, кроме России, никто не стал бы мучиться поиском глубинного смысла в обычном новогоднем подарке или тайнописью вторгающихся в судьбу цифр. Лишь в нашей стране, где не только профессиональный литератор, но самый захудалый бомж на самом дне жизни до сих пор мучается роковым вопросом на толстовско-достоевском уровне: как жить под Богом? И где дорога к Храму?

Вопросы, вопросы, вопросы...

Снова и снова я восстанавливал в памяти череду про-изошедших событий, систематизировал их, пытался понять: какое кино крутят мне на экране моего разума?

Назначение в «Худлит», встреча с Лапшиным, который, подобно катализатору, запустил процесс внутренней алхимии моего духа и сознания, работа в Академии, странный шаманский обряд... Дружба и ссора с Лапшиным, открыто объявившим себя учеником сатаны. Куда это меня завело?

Пора было осознать, почему это происходит. Почему так последовательно включаются одна программа за другой? И что я приобретаю: путь, по которому иду, или, напротив, путь, которым я становлюсь?

Камо грядеши, Русь? Камо гряду я? И если действительно «в начале было Слово» — тогда неужели конец всем извечным богословско-философским спорам?

Между тем я чувствовал, что перешёл в иное качество. Я давно имел зуб на традиционную медицину — и по собственному опыту, и по проблемам ближних. Судите сами: науки медицинские — всё основательнее, врачи — всё профессиональнее, лекарства и прочие препараты — как нельзя более изощрённые. Тем не менее население хиреет. Особенно дети. Говорят, по официальным данным, в стране здоровых школьников менее 20 процентов. Пока я пишу эти строки, число станет ещё ужасней. Кто виноват? Социальные условия? Экологические? Но человек разумный должен сам образовывать среду обитания. «Ноос» или «нус» у древних греков — разум. «Ноосфера» — область разумного человека. В науку это понятие ввели П. Тейяр де Шарден и Э. Леруа. Наш Владимир Вернадский дал его чёткую разработку, привязав к геохимии и Космосу, к прошлому и будущему планеты. Как вписывается в эту глобальную систему биокомпьютер?

Таков грубый конспект мыслей, которые предшествовали следующему шагу в моей судьбе. А результатом его стало создание своего, независимого от Лапшина и формально и по смыслу, Центра биоинформационных технологий. Открыл его в подмосковном Пушкине. Потом переместились и Москву, а в Пушкине и сегодня наш филиал.

Ядро команды составили специалисты из Академии, которые давно тяготились странной манерой общения — криками, оскорблениями и угрозами — Лапшина со своими сотрудниками. И дело пошло...

Уже несколько месяцев спустя о нашем центре заговорили. Люди, которые приходили к нам с очень тяжёлыми заболеваниями — астма, диабет, язва желудка, — излечивались необъяснимым, таинственным для них образом без всяких операций и лекарств. Появилось много новых людей, у которых открывались биокомпьютеры. Они не только умели с завязанными глазами читать книги, но через экран внутреннего видения получали во время учёбы и на экзаменах необходимую для хорошего результата информацию, легко достигали успехов в искусстве, лингвистике, спорте и даже в точных науках, таких как физика, химия, биология, математика.

Не только я, но и многие другие учёные, прежде всего привлечённые мною к работе в Центре, стали приходить к парадоксальной, вчера ещё еретически кощунственной парадигме: между материальным и ментальным нет непроходимого барьера, одно вполне благополучно способно транс-формироваться в другое. Можно даже определённо утверждать: мысль, разум при некоторых условиях становятся вещно осязаемыми в своём прямом воздействии на материальные объекты. Более того — это повседневно подтверждается нашей конкретной работой в Центре, где мы учим людей управлять биологическими и физическими процессами своего организма.

В результате происходило то, что можно было бы назвать чудом: глухие — слышат, слепые — видят, астматики перестают задыхаться, неизлечимые прежде болезни ослабляют свой натиск, а то и просто исчезают. Как тут не вспомнить, что говорил на заре эпохи Августин Блаженный: «Чудеса не противоречат законам природы. Они противоречат лишь нашим представлениям о законах природы».

Сегодня я вполне уверенно могу сказать: материи, отделённой от сознания, не существует. И мы все тоже немного волшебники, потому что именно через личность человека мир получает возможность формоопределения. Сознание человека способно изменить ход событий, даже обратить любое явление в противоположность. Например, недуг — в здоровье, несчастье — в удачу, смерть — в бессмертие.

У человека всегда есть выбор: прозябать, влачить своё существование или созидать, в том числе самого себя. Первая реальность — явная, вторая — тайная. Ведь для того, чтобы созидать самого себя, надо измениться. И тогда услышишь то, чего не слышал, и увидишь то, чего не видел. Люди очень ошибаются, думая, будто существует только то, что они могут видеть, чувствовать, осязать. Биокомпьютер (хотя биокомпьютер ли это?) вполне способен сломать привычный для многих порядок вещей.

Европейская медицина в общей своей традиции не учитывает преобладающей важности тонкоэнергетических связей в организме человека. В результате такого ортодоксально-материалистического мировоззрения появилось у наших врачей убеждение, что можно восстановить функции органов лекарствами, что эти органы можно урезать, вырезать, соединять с искусственными протезами. При этом мало кто обращал внимание, что, как только принимались лечить печень, немедленно заболевало сердце, а если излечивали щиколотку — начинала болеть коленка.

Потому что наличие хотя бы одной энергетической пробки в меридианных каналах или биоактивных точках может привести к возникновению десятков тяжёлых заболеваний.

Сегодня я как никогда уверен: узких специалистов в медицине вообще не должно быть. Врачи должны быть целителями, то есть теми, кто возвращает человеку целостность. И технологии, которые мы разрабатывали в Центре, позволяли добиваться этих феноменальных результатов.

* * *

Наконец наши отношения с Лапшиным приобрели определённость — я написал заявление о выходе из числа учредителей Академии. Это была настоящая ссора идеологических противников. По сути, я заявил о своей убеждённости в том, что его методика не только не помогает людям, но напротив, очень опасна для них в долговременной перспективе, что она порабощает их сознание, что он, словно наук в паутине, оплетает свои настоящие и будущие жертвы энергетическими привязками и зависимостями. Вячеслав был в ярости, когда уходил из моего кабинета.

И уже ночью у меня вдруг резко, самопроизвольно заработал экран внутреннего видения и начал показывать такие страшилки, перед которыми блёкли голливудские фильмы ужасов. Я понял: Лапшин включил наработанную прежде связь и запустил свою программу психофизического воздействия на сознание. Он хотел меня напугать, но я почему-то очень спокойно, без особых эмоций рассматривал обвивавшие меня могучие змеиные кольца, не реагировал на технику усиления — резкое сотрясение кровати и прочие эффекты воздействия. Моё спокойствие, похоже, не было предусмотрено в этом сценарии подготовки пациента для палаты номер шесть.

И тогда я чётко и властно приказал: «Хватит ужастики показывать!» Кино сломалось: сначала появились полосы и мельтешение, как при сбое программ, потом картинки стали наползать одна на другую. А в конце концов и вовсе исчезли. И, словно закрепляя победу, из прошлого (или из будущего?) снова возник знакомый силуэт Христа.

* * *

Когда уснувший проснулся, он был ещё в Иудее. Стоило только посмотреть на крутые холмы, голые вершины, рощи кедров и пиний, долины с пашнями и террасы с оливковыми деревьями, чтобы сердце ещё раньше, чем разум успел пере-работать миллиарды вариантов, угадало: Палестина. Бог стоял на холме, который с двух сторон теснили ущелья, и смотрел на виноградники, окружающие белоснежные дома. Домов было немного, и они были обнесены стеной. Вдали поблескивали волны Средиземного моря.

Он стал спускаться с холма и вдруг за поворотом тропы увидел сидевшего на камне человека. Тёмные волосы, карие глаза, худое тело, чёрная завитая колечками борода и счастливая полуулыбка растерянности не оставляли сомнений в том, что перед ним иудей.

— Мир тебе, — приветствовал Бог незнакомца на халдейском языке.

Иудей встал, тревожно оглядывая неожиданно появившегося

человека.

— Кто ты? — спросил он по-арамейски.

— Странник, — предчувствуя неприятные объяснения, ответил Бог на том же разговорном языке Палестины.

Иудей молчал, медленно обдумывая услышанное.

— Странно, — наконец отозвался он. — Я сижу тут давно, а на холм и подняться и спуститься можно только здесь.

— А чего ты дожидаешься? — обходя его сомнения новым вопросом, спросил Бог.

— Царей! — лаконично ответил чернобородый.

Теперь Христос был уверен, что его не случайно вырвало из Мнимого Времени в древнюю Иудею. Видимо, его мозг хранил подспудно некую важную тайну, разрешить которую можно было только здесь.

— Зачем? — снова спросил он.

— Видишь дорогу внизу? — махнул рукой иудей.

— Вижу.

— Парфянский царь Вологез уступил Риму Армению. Скоро здесь проедет армянский правитель Тиридат ещё с двумя царьками, свитой и дорогими подарками императору Нерону.

— Ты хочешь напасть и отнять подарки? — вскинув брови, спросил Христос, хотя и прочитал мысли иудея, прежде чем спросил.

Иудей скептически окинул его взглядом и сделал отстраняющее движение.

— Они уже давно в пути и едут очень медленно. А вокруг множатся разные слухи. Они гораздо резвее этого посольства. Говорят, что цари-волшебники идут вслед за звездой, которая ведёт их к Вифлеему.

— А на самом деле? - не желая упускать неожиданное и безвредное удовольствие, подсказал Бог.

— На самом деле они, конечно, идут не за звездой, а за тиарой, которую Тиридат должен получить из рук властелина мира. Но кого интересует здесь, в Иудее, что ими движет на самом деле?

— Вот как? — спросил, не теряя серьёзности, Бог.

— Именно так, — резко, почти грубо подтвердил иудей. — Потому что за видимым скрыто невидимое.

Его тупое высокомерие немного утомляло, но говорил он занятно, и Христос продолжал выпытывать:

— Какое невидимое ты подразумеваешь, брат? — он нарочно употребил доверительную форму общения, чтобы расположить к себе странного наблюдателя.

— Надеюсь, ты не хочешь, чтобы я стал предателем собственного дела и разрушил узы солидарности?

— Конечно, нет! — искренне выразил протест Бог. — Я-просто хочу понять, что происходит.

— Происходит история, — засмеялся чернобородый. — Они победили нас мечом, разрушили храм и изгнали Бога. Но вместо старого Ягве появился новый, молодой Бог. Говорят, что когда он родился, пастухи пришли приветствовать его. Но кто захочет поклоняться богу пастухов? Я засвидетельствую, что ему поклонились волхвы. Такого бога никто не осилит.

— А если убьют?

— Не убьют, потому что уже убили. Теперь им с ним не справиться, этим римским собакам. Они не могут убить того, кто уже однажды погиб. Они одолели нас числом — мы одолеем их Богом. Нашим новым Богом, перед которым они склонят колени: невидимым, которого не смогут поймать, несразимым, потому что он бесплотен. Его имя Христос.

— Я слышал про Христа, — заверил Христос, и его голос переполнился искренней горечью. — Его распяли римляне на Лысой горе.

— Он был от нашей плоти. Теперь они не осилят его. Скоро вся Римская империя, от Дуная до Евфрата, погибнет от скоротечного религиозного истощения.

Странный иудей говорил так горячо, так пламенно, что Бог решил ему польстить:

— Ты проповедник, учитель?

В глазах иудея полыхнуло пламя.

— Но ведь сказано: «Не сотвори себе кумира». Это больше, чем иудейский закон, это истина, — напомнил Бог.

— Старые законы обветшали. Нужны новые, которые помогут мстить.

— Так вот зачем ты хочешь увидеть караван?

— Чтобы ярче получился рассказ о волхвах, поклоняющихся младенцу. Я создам книгу и достоверно опишу чудо...

— Десятилетия спустя? И которого не было на самом деле? — резче, чем он хотел, обвинил Бог. — У тебя широкий замах!

Теперь во всём его облике проступила прямая, ничем не прикрытая, ясная властность.

Иудей ответил. Впрочем, не так уверенно и важно, как прежде:

— Мне нужна эта ложь, усиливающая правду, — и бледность разлилась по его лицу. — Кто ты, сошедший с горы, па которую не поднимался?

— Тот, кого ты хочешь оболгать, - констатировал Христос серьёзно, без жалости. — Твоя ложь может иметь для мира столько печальных последствий, что их невозможно будет исчислить.

Иудей упал на колени — разом, как подрубленный, не обращая внимания на боль, которая пронзила ноги.

Христос посмотрел на него и вспомнил слова воина на Голгофе: «Благодари прокуратора. Ты даже не заметил, как стал мёртвым».

Ещё он вспомнил, как его тело на кресте изогнулось в смертельной муке и разом обмякло, как солдату показалось, что оно становится прозрачным и ветер дует сквозь него, как взглядом, полным укоризны за непрошеное сострадание, он внетелесным зрением смотрел на «избавителя».

Он вспомнил, как туча в вышине потеряла свою грозную значительность, как всё рассеялось и исчезло. Остаюсь лишь вечно одинокое молчание.

Глава 7

Меня всё больше и больше тревожит то, что делает Лапшин. Процесс моего саморазвития с помощью экрана внутреннего видения позволил мне убедиться, что он не очень блефовал, когда говорил о глобальных планах взять в свои руки управление Землёй. Биокомпьютер — действительно очень мощное оружие, в том числе и оружие зомбирования. Теперь мне стало понятно, почему он так упорно требовал от всех, кто занимается по его методике, называть явление духовного видения не очень подходящим термином «биокомпьютер».

Изучение некоторых аспектов психолингвистического программирования и нейрофизиологические исследования бесконтактного внесенсорного взаимодействия энергоинформационных связей мозга, которые проводила в Академии, а затем в Центре биоинформационных технологий заведующая лабораторией мозга НИИ традиционных методов лечения Ольга Ивановна Коёкина, помогли разобраться в этом непростом вопросе. И то, что я понял, ужаснуло меня.

Человек как физический объект реальности находится в позиции гомеостаза по отношению к внешним глобальным влияниям. Центр ориентации в этом субъектно-объектном феномене — наше сознание. Именно оно является основой и одновременно направляющим механизмом психоментального восприятия действительности.

Если вы развиваете ваше сознание, ориентируясь на высокие духовные ценности, понимая и принимая, что человек действительно создан по образу и подобию Божьему, — вы выбираете Путь.

Если вы, подчиняясь авторитету, начнёте вслед за ним день за днём, месяц за месяцем называть ваше сознание биокомпьютером, то в один нерадостный день оно действительно станет таковым. И тогда не очень долго придётся ждать умельца, который придёт и подсоединит ваш «биокомпьютер» к своему управлению через своё сознание. Вы даже не заметите и не поймёте, почему одни люди, которые вам были близки и приятны, вдруг отдалятся от вас, а другие займут непомерно большое место в судьбе и жизни. И вы будете готовы без всякого возражения отдать этим людям всё, что они пожелают. Вы никогда не поймёте, как произошло подсоединение, как выстроился бессознательный контакт, в котором вам заранее отведена функция подчинения и зависимости.

Пишу это с горьким чувством стыда и страдания, поскольку сам не смог в какой-то период своей жизни уклониться от гипноза внешне благопристойных программ помощи больным детям, развития человека, его творческого потенциала и прочего, прочего, прочего. Более того, активно помогал этим программистам прорваться на вершины общественного внимания и успеха. Хочу оговориться: я не против развития подобных технологий, нет, я-то — за. Но очень важным считаю определённый общественный контроль за идеологической составляющей процесса. Ведь он касается всех нас, более того — будущего человечества.

За счёт манипулирования чужим сознанием легко перекрыть любые каналы получения достоверной информации. Человек, по сути, теряет возможность за счёт органов своих чувств адекватно воспринимать мир. Ему нравится болеть, например. Он компенсирует в этом случае неудобство постельного режима концентрацией на себе чувств сострадания родных и близких, не зная, что эти чувства для некоторых тёмных сущностей тонкоматериального мира - что-то ироде изысканного лакомства. Именно через биокомпьютер (уже действительно не сознание) они забирают из других людей важные компоненты их чувств, их души. Некоторые, правда, слышали об энергетических вампирах, но мало ли что мы слышим.

Раньше это понималось как одержимость бесом. Теперь другое время, другие силы. Они наподобие вируса стремятся войти в наше сознание, чтобы управлять им и в конечном итоге уничтожить его. Они изобрели с виду научные, модно звучащие, но от этого не менее опасные термины. Среди них — «биокомпьютер». Проанализируйте, сколько людей, заболевших в последние годы компьютерными играми и пристрастиями, потеряли своё здоровье, стали маньяками. Я говорю сейчас об обычном компьютере. Но биокомпьютер Лапшина и просто компьютер вышли из одного цеха. И цех этот находится много ниже уровня земли, там, где светит Солнце-2 — плазменное ядро планеты, или геенна огненная.

В качестве весьма характерного примера пагубного влияния компьютера на человека можно привести слова академика В. Глушкова, бывшего вице-президента Академии наук Украины, возглавлявшего Институт кибернетики АН УССР. Он утверждал, что «возможности кибернетики и компьютеров поистине безграничны. К 2020 году человек отдаст компьютеру и своё сознание... делая себя практически бессмертным^» . Человек «начнёт чувствовать, что он — это он и в тоже время он — это машина. Произойдёт как бы раздвоение самосознания» (Г.Максимович, «Беседы с академиком В. Глушковым». М., «Молодая гвардия», 1976).

Интересно, что и сам Лапшин постоянно в наших беседах цитировал этого украинского академика. Похоже, что идею биокомпьютера позаимствовали именно здесь, а потом уже, основательно подработав, запустили в массы. И пошло-поехало: «В ходе развития электронной цивилизации возникнет высший разум. И этот высший разум станет тем Богом, который реально будет управлять не отдельной планетой, а всей Вселенной» («Народная газета», 11.07.95).

А несколько лет назад научно-техническая и политическая элита ведущих стран мира была потрясена заявлением одного из самых выдающихся теоретиков современной науки Стива Хокинга о том, что в ближайшие тридцать лет Homo Sapiens исчезнет как интеллектуально господствующий вид из числа планетарных живых систем. Свои выводы Хокинг основывал на том факте, что биосфера Земли, включая человека, уже вступила в период интенсивного аллогенеза, то есть периода, характеризующегося появлением особей и популяций с новыми признаками.

Заявление Хокинга — отнюдь не дань общественной моде на ужастики. В ходе эволюции постоянно возникают различные дисгармонии и неустойчивости. Если они не компенсируются, то биоценозные системы неминуемо рушатся и становятся строительным мусором, из которого создаются фундаменты новых антихаотических систем.

Стив Хокинг, проанализировав ситуацию, сделал вывод, что продолжение нашей эволюции возможно только в том случае, если на основе достижений кибернетики, микроэлектроники и генной инженерии удастся сконструировать новое существо — искусственно бессмертного сверхчеловека, который вытеснит из новой субкультуры все устаревшие формы жизни.

Предложено не просто субъективное видение развития будущего — заявлен безальтернативный, математически выверенный идеал, в основе которого симбиоз человека и компьютера как единый бессмертный организм — властелин Вселенной. Это обстоятельство придаёт происшедшему весомый социально-политический статус и позволяет рассматривать доклад Стива Хокинга в Белом доме как самый фундаментальный проект развития техногенной цивилизации в XXI столетии.

Предсказание вызвало шок ещё и потому, что было сделано человеком, уже в какой-то мере олицетворяющим грядущие перемены, — парализованный болезнью, Хокинг фактически объединился через свой суперкомпьютер с «мыслящим океаном» Интернета, где создал собственный виртуальный мир.

Тезисы сросшегося с компьютером гениального мозга о неотвратимости появления «искусственного суперчеловека» были столь убедительны, что США немедленно приступили к анализу социально-экономических последствий этого процесса и к выработке новой концепции будущей субкультуры.

Пресса уже «радует» нас сообщениями, что скоро появятся «продвинутый» шлем для контакта с виртуальным миром Интернета и спецкостюм космического типа, который обеспечит жизнедеятельность организма — станет очищать тело от пота, экскрементов, спермы и женских выделений (короче говоря, от всех отходов, которые будут сопутствовать жизни в «виртуалке»).

В не столь отдалённые времена, обещают компьютерные гении, наши тела расположат на гигантских складах, где автоматика будет поддерживать их жизнедеятельность. Люди в эти периоды окажутся в новых, выбранных ими телах, чтобы жить в виртуальном мире, как в настоящем. Там найдётся всё, что есть в жизни: любовь, убийства, деньги, сигареты, виски... Самое главное — там будут совершенно реальные картины городов и природы, чувства, запахи и т.д. Виртуальный мир посрамит материалистов: всё окажется совершенно реально, но события развернутся не в земной плоскости, а только в нашем сознании.

На следующем этапе люди научатся создавать фантастические виртуальные миры, реалии которых будут заимствованы из любимых романов-фэнтэзи, боевиков, ужастиков, любовных историй и т.п. Каждый сможет выбирать себе не краткий виртуальный сеанс на час или уикенд, а ЖИЗНЬ, которая ему по душе.

И наконец, виртуальная реальность поможет решить проблему бессмертия. Когда человек исчерпает все возможности омоложения, которые ему сможет предоставить медицина будущего, он выберет себе виртуальное тело и, попрощавшись с физическим, перейдёт навсегда в новый мир. Там он будет жить столь долго, сколь долго сможет существовать компьютер и программа, поддерживающие это существование. В некотором роде ситуация станет походить на то, о чём всегда твердили оккультисты: человек не умрёт, он перейдёт из одного состояния в другое. Из грубого физического мира переселится на тонкий, невидимый план. Он сделает это, не задумываясь, а теоретикам оставит задачу — разбираться в том, как соотносятся виртуальный и потусторонний (или астральный) миры. Одно ли это или «две большие разницы»?

По сути, вопрос заключается в том, как продолжится наша эволюция.

Человека, скорее всего, сначала вытеснят на обочину ноной дороги в светлое будущее, а потом...

Впрочем, что будет потом, нетрудно догадаться. Конфликты людей с роботами описаны во многих произведениях фантастики. Вспомните багдадского вора и многорукую механическую красавицу для султана. Когда-то подобное воспринималось как сказка, а теперь американский журнал «Future Sex» сообщает о создании искусствен-

234

ной женщины, с которой можно разговаривать, вовлекать её в сексуальные игры. Робот для секса способен запомнить все ваши пристрастия и капризы. Объём памяти основной программы 7-10 мегабайт.

Новые секс-программы рассматриваются как сверхприбыльный бизнес, разработчики не желают прислушаться к возражениям тех, кто считает, что опасная новинка быстро разрушит традиционные основы взаимоотношений мужчин и женщин. Более страшный удар по основе человеческого социума — семье — трудно себе представить. Ведь нарушается ранее безотказно действовавший механизм самовоспроизведения нашей жизни.

Секс-миры, изощрённая индустрия развлечений в богатых странах с одной стороны, и падение в пропасть всеохватывающего одичания в бедных странах с другой, — вполне вероятные сценарии самоистребления человечества. Тревожат и сообщения о том, что компьютеры всё чаще начинают выходить из-под контроля, создают новую собственную действительность, начинают себя вести как кошка, которая гуляет сама по себе.

Но ведь именно вычислительные машины сегодня всё больше внедряются в сферу, где принимаются ответственные решения. Даже управление ядерными боеголовками поручено электронике.

Кто знает, как поведут себя полулюди-полукомпьютеры, созданные из тех, кого увлечёт перспектива подобного бессмертия, и чью сторону они примут в новом историческом противостоянии? То, что шансы людей на победу в такой ситуации не очень высоки, — очевидно. Но динамика само-развития неумолимо приближает нас к созданию нового вида человека — техногенного. Идеологи этого направления счи-тают, что только таким способом возможен симбиоз человечества и научно-технического прогресса.

Современная франкенштейниада по Хокингу, в сущности, делает человека лишь биологическим компонентом новой компьютерной программы технической эволюции, в которой, говоря словами Андрея Платонова, мы сами «довели себя до вечной разлуки с сияющей силой жизни». Всё более объединённые и организованные структуры производства, атомные станции, компьютерные системы, роботы преобразуются в суперструктуры, у которых формируется коллективное техногенное сознание, своё личное качество саморазвития и самосохранения. Они превращаются в супериндивидуальность планетарного масштаба. Под эту задачу и формируется новый техногенный, компьютерный, бессмертный суперорганизм.

В настоящее время западная наука полностью сосредоточилась на собственных фантастических сюжетах. Понятно, что движет Хокингом: он хочет избежать «энтропийной ловушки», в которой все усилия учёных будут безнадёжно иссякать в лабиринтах коммуникаций. Объём знаний уже «голь велик, что их усвоение требует гораздо больше времени, чем имеется в распоряжении человека. Уже сегодня компьютеры Национального американского аэрокосмического агентства загружаются информацией с опозданием на восемь лет. Такое положение дел лишает учёных инициативы, превращает творца в пассивный объект технической суперсистемы.

Но ведь любая новая технология активно формирует не только декорации и обстановку жизни, но и сам способ восприятия мира.

Компьютеры и телевизор легко могут быть наделены ролью организаторов счастливого потребительского сознания. «Глупый ящик для идиота» (по меткому выражению поэта) вполне способен заменить собой основные контуры реальной действительности. Но очень опасно готовить людей к такому потребительскому мировоззрению.

Впереди тяжёлая борьба за существование, в ходе которой будут решаться проблемы изменений в органическом мире планеты. Мы должны вернуть себе цель существования и внутреннюю устойчивость. Мозг человека имеет неограниченные возможности саморазвития. И сосредоточить усилия общества правильнее всего именно на этом направлении.

* * *

Между тем кремлёвский вулкан выбросил в отечественное небо очередную порцию камушков.

В нашей отрасли опять революция. 6 июля 1999 года вышел Указ Президента «О совершенствовании государственного управления в области средств массовой информации и массовых коммуникаций», в связи с чем Госкомпечати ликвидирован. Вместо него образовано Министерство Российской Федерации по делам печати, телерадиовещания и средств массовых коммуникаций. Министром нашачили М. Ю. Лесина. Представлять его вряд ли есть необходимость. О нём так много писали в связи и с криминальными разборками на телевидении, и тёмными деньгами для «Семьи», что если хоть малая толика опубликованного соответствовала реальности, то этот человек действительно обладал всеми необходимыми пороками для управления идеологией страны.

Каждые три года власть с маниакальным упорством преобразует это ведомство: комитет в министерство то за счёт соединения с телевидением, то наоборот, разлучая бумажные СМИ с ТВ. Первое впечатление — опять те же грабли которыми уже не раз перед этим ушибались.

Потом сомнение: а кто ушибся? Все эти преобразования бьют в основном по предприятиям отрасли. Тем, кто и затевает, как правило, ни жарко, ни холодно. Скорее полезно, поскольку команды, которые приходят порулить, успевают порешать какие-то свои личные проблемы, после чего бесследно уходят в небытие.

Правда, последняя администрация Госкомпечати во главе с Иваном Дмитриевичем Лаптевым была одной из лучших. Может, потому им и обрезали почти все источники финансирования отрасли. Но дефицит финансов восполнялся сердечным дружеским отношением к руководителям пред приятии, пониманием того, в каких тяжёлых, порой умышленно созданных самим государством условиях они работают. И это тоже немало стоило -- сочувствие, совет, поддержка.

Сразу после выхода указа я зашёл к заместителю председателя Госкомпечати, Владимиру Михайловичу Жаркову, чтобы узнать последние новости, связанные с очередным преобразованием. Застал его за сборами. Его стол был завален вещами, книгами. Везде коробки, в которые их паковали.

— Что случилось?

Владимир Михайлович растерянно улыбается.

— Вот, Аркаша, и всё. Работал столько лет в отрасли, даже «спасиба» не дождался. Утром позвонили секретарю и велели, чтобы к обеду меня уже в кабинете не было. Теперь у тебя новый куратор будет — Григорьев. Тот самый, из «Вагриуса», который хотел стать директором «Худлита», а ты его по конкурсу обошёл. Смекай...

— Они что, даже не встречались с вами, не поговорили? Ведь вы же заместитель министра.

— Кто это «они»? Наша власть, когда лягает копытом, смотрит в светлое будущее, а не на жертву, — Владимир Михайлович разводит руками. — Это же новое поколение, которое выбрало «Пепси». Им некогда разговаривать. Они обеспечивали выборы Ельцина и теперь получили на разграбление вотчину опального боярина... Торопятся: надо многое успеть растащить. Составить схемки, как приватизировать федеральные книгоиздательские программы, подготовить юридическое сопровождение, расставить своих людей. Уж им-то Министерство финансов ни в чём не откажет. Люди Семьи.

— А Иван Дмитриевич?

— То же самое, приказано как можно быстрее освободить помещение.

— По телефону?

— Естественно. Ребята пришли без комплексов. Хорошо ещё — в зад коленом не поддали.

Через несколько недель я получил из Министерства извещение о расторжении договора со мной. Как было указано, «с целью обеспечения нормального функционирования организации». Этим же письмом мне предлагалось временно исполнять обязанности директора. Потянулись месяцы «временного исполнения». Мне не звонили, никуда не выминали, ничем не интересовались.

Параллельно с этими реальными событиями развивались другие, которые условно можно назвать виртуальными. Они происходили внезапно и обладали таким всепоглощающим чувством реальности, словно кто-то хотел именно через моё сознание передать нечто тайное, чрезвычайно важное. И я всё больше и больше понимал, что эти видения не случайны, что они каким-то образом действительно соотнесены с моей судьбой, моей жизнью.

Казалось, что мой мозг, вобравший в себя новые силовые линии пространственных и временных координат, расшифровал их и отозвался странными картинами заново сотворенного мира. Оставалось только набраться смелости, чтобы узнать: какой это мир и какое время?

Несмотря ни на что, очень много работаю. У меня есть идея, как с помощью экрана внутреннего видения и управляемого ясновидения можно воздействовать на энергоинформационную матрицу (индивидуальный план, по которому был сотворен человек) и через неё корректировать любые патологии организма. Но это только начало — в общих чертах уже вырисовывается возможность обновлять таким образом клеточную ткань и даже регенерировать утраченные или повреждённые органы. Оказывается, и это хорошо видно через экран внутреннего видения, в каждом органе есть особые клетки, клетки-лидеры. В них хранится информация об органе в целом, о том, где и как должна быть расположена каждая клеточка, независимо от того, к какой составляющей общей системы она относится. Эти особые клетки знают всё о функциях и назначении остальных своих сестёр. И в случае, если получают импульс на реализацию резервных функций, приступают к работе. Внешне это похоже, я имею в виду скоростной режим, на деление раковых клеток, но восстановительные процессы осуществляют не больные, а здоровые клетки. Отличие существенное, не правда ли?

Известно, что у некоторых людей, которые доживают до ста лет, снова вырастают зубы. На экране внутреннего видения несложно проследить, как в этом случае в костной ткани просыпаются клеточки, ядра которых содержат информацию о предстоящей реконструкции жевательной системы. Клеточки начинают делиться и выстраивать новые и новые слои эмали, дентина, пульпы и корешковой коры сразу от шейки давно утраченного зуба.

Конечно, это очень приблизительная схема. Её практическая реализация требует не только уверенного владения технологией тонкоматериальных процессов, но и самого главного — хорошего инструмента. А инструментом в этом случае является человек, сумевший за годы напряжённой работы перестроить своё сознание так, что оно получает допуск к работе с сознанием другого человека. Это большая ответственность, и тот, кто берёт её на себя, должен уметь обуздывать свои низменные желания, обязан стремиться к постоянному самосовершенствованию, развить в себе готовность к самопожертвованию ради других людей. Вспомните, Христос часто помогал другим людям избавиться от их недугов и очень осторожно употреблял слово «чудо». Он помогал людям, а не совершал чудеса. Потому что слово «чудо» могло сразу вознести его на пьедестал. А Бог на пьедестале — это уже большая проблема, проблема мироздания. Зачем к чему-то стремиться, чего-то достигать? Господь скажет, что нужно сделать. Сядем вокруг Него, подождём, что Он велит.

Похоже, что ясновидение — это универсальный путь к получению неограниченной информации. Правда, он жёстко связан с процессом саморазвития. Сколько раз я выстраивал схему регенерации своего жёлчного пузыря. Он был удалён лет десять назад из-за желчнокаменной болезни. Сначала была работа на информационном уровне. Понадобилось несколько месяцев, прежде чем я научился выстраивать информационный каркас отсутствующего органа. Месяца два спустя удалось запустить в этом каркасе энергетическую структуру. Ясновидящие буквально заходились от удивления: «Как вы это сделали?» Органа как такового не было, но в то же время он был и выполнял свои основные функции по двум позициям из трёх.

Но запустить процесс деления клеток, который я теоретически

уже понимал, практически никак не удавалось. Всегда чего-то не хватало. И то, чего не хватало, приоткрывалось понемногу в строгом соответствии с потаённым процессом внутренней эволюции. Меня словно дразнили: то, что ты хочешь получить, уже близко, только поработай над собой ещё чуть-чуть. Я работал. И в процессе работы мне открывалось не только приятное.

Я не хотел бы делать зловещие предсказания. Но, видимо, неправильно и промолчать о столь очевидных и угрожающе близких проблемах человечества. Мир ожидает или коллапс всей мировой экономики как следствие экологической катастрофы, или изменение пути развития.

Об этом уже открыто пишут в периодике. Вот одно из таких обобщений, которое ходит по Москве в виде самиздатовской рукописи.

«Гомеостатическое равновесие нарушено — это очевидно. Но, ведя разговор об экологических проблемах, мы не догадываемся, что самая большая опасность, надвигающаяся на нас, — неготовность работать с энергией и информацией.

Человечество создало совершенно новую среду жизнедеятельности, и мало кто понимает, в какой ситуации мы все сейчас находимся. Не имея защитных средств и качеств по отношению к новой супердинамичной среде обитания, мы оказались заложниками собственного порождения.

Процесс усугубляется за счёт увеличения новых проблем в человеке: неприспособленность к восприятию информации необходимого качества и объёма, а также создание техники высокого класса и уровня организации, взаимодействие с которой затруднительно для большинства населения планеты. Нарастает несовместимость человечества и научно-технического прогресса. Это ведёт к созреванию глобальных кризисов, к порождению в XXI веке социума сумасшедших, которые вряд ли смогут продолжить эволюцию людей как самостоятельного вида».

Проблема отнюдь не надуманная. В основе всех без исключения физических явлений и процессов лежат вездесущие информационные поля. И альтернативой техногенному бессмертию, предложенному Стивом Хокингом, безусловно, является бессмертие, связанное со способностью человека управлять своими биохимическими процессами с помощью сознания, создавать тело более высокого уровня.

* * *

У меня новый ученик — Игорь Арепьев. Он появился случайно. Во всяком случае, даже сам он до сих пор не постигает суть произошедшего. Что заставило его, жителя провинциального районного центра Троена Орловской области, вдруг бросить свой дом, работу в районном отделе внутренних дел? Ведь он буквально через две недели должен был занять должность заместителя начальника отдела и получить очередную офицерскую звёздочку. А он вдруг отправился искать новую судьбу в Московскую область.

Формальный повод вроде был. Как же без него? Отец Игоря (я его давно знал) регулярно приезжал в Подмосковье на заработки. Иногда помогал мне наладить электрику в новом доме, который я строил. Он приезжал время от времени и приводил, что мог, в порядок в долгострое, который из-за недостатка средств тянулся уже почти десять лет. На этот раз к отцу решил присоединиться Игорь. Ни логичным, ни разумным его решение не назовёшь: вот так взять, бросить работу и поехать с Орловщины в Подмосковье на заработки, к чужому дяде, которого прежде в глаза не видел. Но вот приехал. Сказал, что будет помогать отцу. И стал помогать — так, что любо-дорого было смотреть, как работает. С огоньком, с любовью к делу, без перекуров и праздных разговоров. В общем, но душе пришёлся он мне. И, сам не знаю почему, сказал я ему однажды: «Есть такая методика открываем ясновидение. А это дверь в другой мир, который мы, как правило, не видим, но который очень сильно влияет на то, что здесь происходит. Хочешь открыть эту дверь?»

Игорь согласился. Стали заниматься. Одно упражнение ему показал, другое, третье. А он к занятиям всерьёз относится. Вечерами, в свободное время всё повторяет, учится. И трёх недель не прошло, как вдруг он говорит:

— Аркадий Наумович, у вас диск на позвоночнике вылетел. Давайте поправлю.

— Откуда знаешь?

— Вижу.

— Открылся экранчик?

— Да уже неделю назад, — отвечает Игорь. — Я просто к нему приноравливался. Сейчас вижу — и ауру вашу, и органы, и даже клетки. Давайте позвоночник вам поправлю и энергию восстановлю.

Так у нас и пошло — я его учу, а он на мне тренируется, с пользой для моего здоровья. И вовремя это случилось, к сроку, поскольку на работе одна нервотрёпка пошла.

Новое руководство Министерства вспомнило, что пора заняться чем-то масштабным, историческим. Мысли стали посещать заместителя министра Григорьева: как отладить федеральные потоки денег, чтобы они вовремя и в заранее определённом самим Григорьевым месте оказались. Как структурную перестройку отрасли провести, чтобы во главе прославленных издательств оказались нужные лично ему люди, а другие и вовсе исчезли с литературного Олимпа. И мысли эти вполне были логичными. Ведь Григорьев по-прежнему был властелином издательства «Вагриус», эмблемой которого был духовно близкий хозяину ослик. А своего ослика, как известно, надо подкармливать. И кроме того, не мешало бы заранее с рыночной дистанции убрать всяких конкурентов. Ранее создали федеральную комиссию, которая определяет, какие книгоиздательские проекты финансами поддержать. Трижды нам бодро сообщали, что этой комиссией принято решение профинансировать наши проекты, что они одни из лучших среди представленных, очень хвалили. И что? Трижды заместитель министра Григорьев собственноручно «Худлит» из списка вычёркивал. Это в предъюбилейном для нас году, так сказать, в честь семидесятилетия.

Или такое нововведение — аннулировать прежние кон-тракты всех директоров государственных издательств и целый год не заключать новых. Любопытно им, видите ли, — повысится от этого производительность труда в руководимых ими издательствах или, напротив, понизится? Эксперимент, понимаешь...

А для самых несообразительных, кто никак не может направление мыслей нового владыки издательств угадать, каждую неделю из Министерства бумаги, указы, распоряжения. И не как-нибудь, а с курьерами, со строгим указанием: сегодня получить, а завтра отчитаться. По расчётам их психологов, за сто двадцать долларов месячного должностного оклада такой моральный прессинг вряд ли кто выдержит. Один уважаемый директор крупнейшего издательства, кстати, член-корреспондент Российской академии наук, не выдержал, поехал к Григорьеву объясняться. Так наш любитель осликов четыре часа продержал известного всей стране, заслуженного культуры деятеля, в своей приёмной. А потом минут пятнадцать учил, как надо руководить издательством. Закончил свою лекцию вполне прозрачным намёком, что такое откровение немалых денег стоит.

Заикаясь от смущения и побледнев от прозрения, какой гигант мысли пришёл издательствами России рулить, член-корреспондент тихо спросил:

— Деньги, конечно, вперёд?..

Так что целительские способности моего нового ученика весьма кстати пришлись. И то, что министерский маразм за день в моей нервной системе разрушал, Игорь Арепьев вечером восстанавливал. Причём с каждым днём всё лучше и лучше. Он просто на глазах становился выдающимся экстрасенсом, буквально за несколько недель преодолев стадию обучения, на которую у других уходят годы.

Как только мы стали работать с Игорем Арепьевым вместе — начались чудеса. Мы сидели в моём доме, в кабинете, на втором этаже. Это самое удобное место для подобных занятий — над головой купол, геометрия которого создаёт восходящий энергетический поток, как в церкви. В этот раз я хотел пройтись с Игорем по программе цветовизуализации образов. Упражнение, в общем-то, несложное — включаем экран внутреннего видения и по моей команде представляем себе разные картинки. Кино, в общем, получается. Можно в Космос на космическом корабле полететь, можно на Эверест забраться. Только в этот раз кто-то другой решил нами поруководить. Включили экранчики и не успели ещё слова сказать, как вдруг всё разом преобразилось. Смотрю на Игоря и глазам не верю — он в кольчуге, шлеме. За спиной плащ красного цвета, на поясе меч, в руке копьё. И одеяние не простое, не как у обычного ратника. Один рубин на шлеме чего стоит. Князь, да и только.

Игорь тоже на меня таращится. По всему видно — растерялся.

— Что случилось? — с тревогой интересуюсь, уже догадываясь, что и мой внешний облик претерпел изменения. А Игорь не отвечать, а спрашивать настроился:

— Ты это сделал?

— Что?

— Ну вот это — со мной и с собой?

— Нет, - честно признаюсь, хотя и лестно было хоть бы минуту волшебником себя почувствовать.

— Ты знаешь, кто ты теперь? — с явным волнением в голосе нагнетает эмоциональную составляющую ситуации мой друг.

— Тоже воин? — пытаюсь догадаться я.

— Нет, — смущаясь необходимостью открыть мне глаза на истинное положение дел, отрицает Игорь. — Ты теперь конь с крыльями.

— Пегас, что ли? — догадываюсь я.

— Может, и Пегас, — с некоторой долей сомнения соглашается новоявленный князь Игорь. — Белый он, крылья большие. Во лбу камень драгоценный. Из него лучи сияют. Ты что, не чувствуешь, что конём стал?

Я верчусь вокруг себя, пытаюсь разглядеть фасад своей новой тонкоматериальной конструкции. Первая мысль, когда вижу копыта, круп и крылья, горькая: «За что?»

Был человеком. Плохого никому не делал. Работал до седых волос — как дай Бог другим поработать. Что же произошло? Игорь — князь, а я Пегас?.. Средство передвижения, подсобное транспортное сооружение из мяса и костей? Одна радость — камень, рубин во лбу. За просто так такое не бывает. Может, что недопонимаю и тороплюсь с выводами?..

Вдруг сверху луч падает и голос откуда-то звучит — мощный, повелительный:

— Следуйте за лучом.

Игорь смотрит на меня. Я понимаю его немой вопрос. Соглашаюсь:

— Садись, раз так решили.

Игорь забирается мне на спину. Поёрзал, устроился. Он хоть из орловской глубинки, но, похоже, не только на орловских рысаках, но и на обыкновенных колхозных клячах раньше не ездил. Поэтому стараюсь двигаться осторожно, чтобы его ненароком не сбросить. Скачу за лучом прямо вверх. Крылья распростёр, копытами слегка от туч отталкиваюсь и парю, словно птица, всё выше и выше. Причём замечаю, что скорость у меня побольше, чем у самолёта, будет. Высокая, прямо скажем, скорость. Раз скакнул — и дома внизу вроде камушков галечных, ещё раз шевельнулся — и вовсе исчезли. Одни поля да леса с этой высоты разглядеть можно.

Поднялись за лучом много выше, чем самолёты летают. Привёл он нас к побнебесной арке. Вход куда-то, где мы раньше никогда не были. Чувствуем, что должны войти. Странно, конечно, — пространство, а в нём арка едва видимая. Вошли, однако.

Место, где мы оказались, похоже на вертикальный туннель или шахту. Изнутри он серебристого цвета. В центре — луч, который ведёт нас, как нить Ариадны. Скачу за ним вверх. По сторонам, словно этажи, уровни какие-то. Вход в них закрывают ворота. Справа ворота и слева ворота. Считаю уровни — один, два, пять, девять. Вот оно — тридевятое царство. Значит, не врут сказки. Справа, слева, посередине — три пространства. Умножаем на девять уровней, что получается? Справа сидит юноша в белой полотняной рубашке, смотрит на нас приветливо и пускает белых голубей. Летят голуби вверх, по лучу. А под ними вдруг неизвестно откуда войско появилось. Стройными рядами идут конные и пешие. А ведёт войско всадник на коне с крыльями. Вгляделись — так это ж мы с Игерем впереди небесного воинства. Почему, за что честь такая?.. У меня сразу из головы все вопросы по поводу моего четвероногого положения исчезли. Стал наполняться чувством гордости, избранности.

В голове, как анестезирующая реакция на новые душевные волнения, чей-то голос звучит: «Гордиться можно, гордыниться — нельзя».

Прошло мимо нас войско и исчезло. И юноша с голубями тоже исчез. Куда дальше идти? А Игорь сверху стонет:

— Тяжело мне от этих энергий, давай назад возвращаться.

Странно, я себя на этих уровнях хорошо чувствую, словно и раньше здесь бывал. Такое ощущение, что всё здесь мне знакомо и ведомо. Но раз Игорю плохо, надо возвращаться. Опускаемся. Вышли из арки. Оглядываюсь. Рядом с входом красным неоновым светом горят фамилии каких-то людей. Наверное, тех, кто раньше нас здесь побывал. Не удержался от соблазна. Выпустил из своего рубина на лбу красный луч и буквами чуть ли не километровой высоты вывел своё имя и фамилию. Надпись недвижно застыла в небесах.

— Как думаешь, на Тибете видно будет? — спрашиваю Игоря.

Он отзывается едва слышным голосом:

— Увидят. Домой скорее вези. Мне плохо.

* * *

Неожиданно пришло приглашение от Лапшина: встретиться и

помириться. Повод для встречи имелся — в Москве, недалеко от станции Маленковская, открывался Всемирный клуб Лапшина. Приглашение, как обычно в таких случаях, доставил профессор Бережной. Он почему-то очень мучился неотрегулированностью отношений двух основных учредителей Академии и с энтузиазмом взялся за роль миротворца. Долго, методично и весьма обоснованно доказывал мне, что, если я с чем-то не согласен, это надо решать внутри Академии, а не демонстрировать всей Москве нашу взаимную неприязнь.

— В конце концов, в вашем противостоянии весь президиум Академии на твоей стороне, — убеждал он. — Давай соберёмся, заслушаем его отчёт, выскажем ему свои претензии, ограничим его в решениях. Он будет обязан подчиниться.

— Но ты же знаешь, какой бред он несёт насчёт своей миссии поруководить земным шаром, — не соглашался я. — Это настоящая бесовщина.

— Ну, опять ты о добре и зле, о тьме и свете, — сердился Анатолий Иванович. — Пойми, если Создатель произвёл то и другое, значит, это зачем-то нужно. Нельзя к этому относиться так эмоционально. Это же конструкция вселенского механизма. Один плюс, без минуса, не может инициировать силу электрического тока. Ведь огонь рождает столкновение противоположностей.

— Понимаю, — обречённо согласился я, преодолевая в себе глубинное чувство неприязни к Вячеславу. Но мгновение спустя возобновляю возражения: — Именно потому, что зло не возобладало абсолютно, оно, можно сказать, ведёт себя адекватно, соразмеряя свои намерения со степенью сопротивления себе. А если сопротивления не предвидится, зло быстро забудет об адекватности своего проявления.

— Так сопротивляйся, кто не даёт? — как старый мудрый змий, улыбался Бережной.

— Я сопротивляюсь. Создал свой Центр. Открываем внутреннее видение и через это делаем людей достаточно могущественными, чтобы противостоять зомбированию зла. Если они будут объединены в систему, то никто с ними ничего плохого сделать не сможет. Более того, они сами будут вполне реальной силой, чтобы противостоять, причём активно, любому злу.

— Так, может, это внутри самой Академии попытаемся сделать? — предлагает Бережной. — Так сказать, на первой линии обороны. Может, сам Лапшин тоже не такой отморозок, как тебе кажется. Ведь зовёт же на встречу. Значит, ссора его тяготит. Может, у него внутри тоже своя маленькая война идёт и добро в ней побеждает? Ты об этом-то подумал?

Ну, что тут возразишь? Теоретически такое действительно возможно. Получится ли так в жизни — Бог весть.

Всемирный клуб Лапшина расположился в двух небольших комнатах какого-то заводского Дома культуры. Под торжественное мероприятие открытия клуба были выделены зал и фойе.

Факсы, разосланные в сотни организаций, сулили демонстрацию феноменов, концерт виртуального цирка, обещали также комментирование тайны видения через биокомпьютер (так они по настоянию Лапшина упорно продолжали именовать ясновидение) группой серьёзных учёных. В итоге большая аудитория. Пресса, телевидение придали событию лоск надлежащей, планетарной солидности.

В зале нас встретил один из ближайших соратников Лапшина, шестнадцатилетний мальчик Кирилл. Странный мальчик. Мы с ним встречались раньше, и если он начинал говорить, оставалось только слушать. Не потому, что его нельзя было перебить. Просто он говорил такое, чего я никогда раньше не мог прочитать ни в одной книге. Его знания и ораторское искусство явно превосходили возможности самого президента Академии, но он предпочитал держаться в тени и не лез ни на какие административные должности. И вовсе не из-за возраста. В конце концов, он действительно знал и умел больше любого другого сотрудника Академии. Просто он так хотел. А как он хотел — так всегда и получалось.

Увидев нас, он расплылся в улыбке.

— Для вас Вячеслав Михайлович приказал оставить места в середине первого ряда. Самые почётные места, — многозначительно подчеркнул он. — Идёмте, я вас провожу.

Сцену украшал огромный транспарант «Всемирный клуб Лапшина». Всемирный Лапшин сидел под ним в окружении новых активистов и почитателей. Лицо у него было очень строгое и значительное. Он пристально оглядел ряды зала, увидел нас с Анатолием Ивановичем, кивнул едва заметно головой. Одобрил, значит, присутствие. И снова цепким взглядом окинул лица заполнивших зал людей.

Выступали представители разных академических филиалов, учёные, педагоги. Все говорили о гениальности Лапшина, о том, какой большой вклад в развитие человека нового тысячелетия вносит его методика.

А потом, после всяких речей о мировом событии, которое вскоре, безусловно, окажет влияние на ход мировой истории, нас с Анатолием Ивановичем пригласили в комнату за сценой, куда вскоре вошёл сам президент Академии в окружении соратников.

Он был в благодушном настроении, кажется, настроен на то, чтобы публично принять блудного сына, то есть меня, в объятия нового счастливого порядка вещей, который он олицетворял на этой планете.

— Ну, что, пожмём друг другу руки, — предложил Лапшин. И отказать ему в этот момент было как-то неудобно. Программа для детей от шести до шестидесяти подействовала даже на меня. А вдруг и вправду наполеоновские амбиции Лапшина — не слишком высокая плата за то, чтобы дети могли быть такими талантливыми и такими счастливыми?

* * *

Накануне 2000 года приехал ко мне домой Борис Орлов. Как всегда, поздно. Лицо тёмное, измождённое. Видно, что не спал нормально два или три дня подряд. Глаза глубоко запали, тоска в них и безнадёжность. Я сразу понял: случилось что-то серьёзное.

Прошли в дом. Борис не один, с ним его друг Эдик Грищенко. Последнее время они работают вместе и часто вдвоём заезжают ко мне поговорить о новых для них эзотерических материях. Особенно эта тема волновала Эдика. Он спортсмен, каратист, и тайные знания — объект его внимания по определению. Особенно астральное карате. Он готов был часами беседовать на эту тему, даже не замечая, что стрелки на часах зашкалили далеко за полночь. Впрочем, я тоже не всегда замечал время: оба они очень интересные собеседники. Много знают, умеют, постоянно в курсе всех новостей. В общем, разговор — одно удовольствие.

Но в этот раз их привело ко мне не дружеское желание пообщаться, а серьёзная проблема. И, похоже, они уже знали, как изложить её поаккуратнее.

Мы сели на кухне. Обычный антураж: чай, вазочка с печеньем.

253

Этим работягам джип со всеми удобствами заменяет дом, и вряд ли где-нибудь они остановились, чтобы перехватить дежурную булочку.

— Аркадий, — странным, строгим, почти официальным тоном начал Борис. — Наш с Эдиком друг, которого мы ещё по Ташкенту очень близко знаем, член нашей команды, почти наш брат, попал в автомобильную аварию. Его буквально раздавило во время столкновения машин. Надежды на то, что он выживет, у врачей нет.

Сейчас он в реанимации Боткинской больницы. И мы запретили отключать его от приборов жизнеобеспечения. В общем, так: если то, что нам известно о твоих возможностях, сработает и в этом случае, — мы твои должники на всю жизнь. Спаси Дениса. Всё, что тебе нужно для этого, — мы обеспечим. Если что-то не получится — никакой ответственности на тебя мы возлагать не собираемся. Мы понимаем, что после заключения врачей надеяться можно только на чудо.

— Что с ним? И, если можно, поподробнее.

— Легче перечислить, что не повреждено, — вздыхает Борис и начинает перечислять: — Печень в очень плохом состоянии, почки практически не работают, рёбра сломаны, кишки тоже разорваны. Их подлатали, но очень много гематом. Врачи говорят, что они не могут делать каждый день по десять операций на одном человеке, чтобы справиться с последствиями этих внутренних кровоизлияний. В условиях, когда, по сути, меняется химия крови, кишки будут просто гнить внутри и отравят весь организм. Ещё одна очень серьёзная гематома за счёт черепно-мозговой травмы. И горло перерезано стеклом.

В общем, они перечислили семь причин, по которым Денису надо быть на кладбище, и ни одной, по которой он может жить.

— Завтра с утра давай машину, — соглашаюсь я. У меня в голове даже нет никаких сомнений, нужно ли за это браться. Меня просит друг, и надо сделать всё, что могу. Не потому, что хочу испытать в этой экстремальной ситуации новую технологию. Нет. Просто вся моя жизнь, всё, что я в ней испытал, что выстрадал, привело к ряду убеждений. И среди них важнейшее: не отказывать другу, особенно если он в беде. Мой долг — помочь. Даже если кажется, что помощь будет бесполезной, надо всё равно пытаться сделать возможное, разделить с близким человеком ту тяжесть ответственности, которую он не снял со своей души, в которой он понадеялся и на твою помощь.

На следующий день я взял двух ясновидящих девочек из пушкинского филиала Центра. Они жили в соседних домах, и было удобно соединить их в одну спасательную бригаду. Эдик и Борис, несмотря на то, что вышли из моего дома около трёх часов ночи, приехали ровно к девяти.

Мчимся в Боткинскую больницу. У подъезда реанимационного отделения несколько машин. Это друзья и партнёры Эдика и Бориса. Ждут нашего приезда. Некоторые не уезжали отсюда всю ночь.

Поднимаемся в отделение. Врач, который оперировал Дениса, очень смущён. Он не понимает, чем может быть полезен академик из другой области знаний, как это всё может пересечься с конкретной судьбой фактически уже приговорённого к смерти человека. Всё же он даёт нам больничные халаты и разрешает одну-две минуты побыть у кровати больного. Ужасное зрелище. Я переживаю за девочек: не страшно ли им видеть такое? Нет, держатся молодцевато. Настроение правильное, думают о работе.

Выходим из палаты, спускаемся вниз. Врач тоже идёт с нами. Борис его попросил подсказать при случае, что делать экстрасенсам. Экстрасенсы — наши девочки, так их Борис называет.

Садимся в джип. «Экстрасенсы» надевают на глаза повязки, начинаем работать.

Смотрим энергетику. Сердечная чакра — закрыта. Остальные ещё работают еле-еле, кроме Муладхары в нижнем треугольнике сил. Она красная и по-прежнему активная. Всё сейчас держится только на ней. Над головой сиреневый цвет — значит, энергетика полностью переключилась на астрал.

Девочки смотрят, рассказывают мне, что видят. Врач слушает про чакры, энергетику. Не выдерживает. Его интересует сома, и только сома.

— Не знаю, что вы делаете, не знаю, как это может помочь Денису. Но если вы действительно волшебники, раз вас сюда привезли, — тактично, но с явным намёком на то, что его вовлекли в какое-то абсурдное мероприятие, заговорил он, — попробуйте нормализовать работу печени. Если это не сделать в ближайшие двое-трое суток, он умрёт.

— Далее, — продолжает врач, — необходимо восстановить работу хотя бы одной почки. Нам это пока не удаётся. Времени уже нет. Следующее: толстая и двенадцатиперстная кишка. Там гематомы. Правильнее сказать — оба эти органа сплошная гематома. Добавлю, как и прежде, — если гематомы не рассосутся, он умрёт. Тяжёлое положение с легкими — там начинается воспаление, с сердцем. И ещё одна очень опасная гематома в голове. Вот такая программа спасения. Если вам это действительно по силам, если вы понимаете действительно, за что берётесь, то не смею вам мешать, — с последними словами врач открыл дверцу машины и вышел.

Было совершенно очевидно, что он всем увиденным чрезвычайно обескуражен. Он просто не мог помять, как подобными глупостями могут заниматься нормальные люди. Участие в происходящем академика и вовсе придавало всей процедуре характер шизофрении. Девчонки-экстрасенсы с повязками на глазах, якобы разглядывающие органы человека, находящегося за толстыми стенами реанимационного отделения... В соседнем психиатрическом отделении похожие типажи. Но почему рядом с ними нормальные взрослые люди, вполне спокойно воспринимающие этот цирк? Да ещё академик, предъявивший документы, в подлинности которых невозможно усомниться, и подаривший полчаса назад свою книгу «Ключ к сверхсознанию». Как это понимать? Может, действительно в науке произошли революционные изменения, которые его миновали? Ведь пишут же в газетах о психотропных воздействиях, которые осуществляются дистанционно. Кто знает, может, в этом есть зерно истины?

Все эти сомнения были отображены на его лице. Более того, их нетрудно было прочитать в его сознании.

Он ушёл, а девочки продолжали работать. Они, конечно же, ничего не соображали в медицине. Но их таинственный помощник очень даже неплохо разбирался. Он знал всё: как устроена клетка (самая сложная биоконструкция человеческого организма), как можно запустить через воздействие на неё механизм регенерации, как восстановить её ресурс, как устранить негативные воздействия, как откорректировать информационную программу жизнеобеспечения. И многое, многое другое.

Девочки видят через экран внутреннего видения всю ужасающую картину разгрома внутри тела Дениса. Печень, почки, кишки, сломанные рёбра, отёки в лёгких, которые вот-вот вызовут воспаление, видят сосуды белого цвета от шеи до мозга. Последнее их особенно тревожит. Клетки не получают питания из-за нарушения капиллярных связей. Они умирают. За контуром тела Дениса две тени: одна белого цвета, как размытый человек, другая чёрного цвета. Вторая тень справа, немного повыше белой. Это означает процесс деконструкции энергетических систем организма, их обесточку, отсоединение от полей питания, структур управления.

Сознание Дениса полностью отключилось. Оно не хочет терпеть боли, оно не хочет жить, не знает, зачем жить. Можно без преувеличения сказать, что он мёртв на девяносто девять процентов. Лишь приборы жизнеобеспечения, которые не отключили от него под давлением Бориса, его денег и его мощной команды, установившей круглосуточное дежурство в отделении реанимации, насильно удерживают сознание в теле.

Значит, самое первое, что надо сделать, — вернуть цель существования, его смысл, чтобы он сам хотел бороться за свою жизнь.

Как это сделать? В сознании Дениса высвечивается картина: маленький грудной ребёнок. Увеличиваем картину. У Дениса недавно родилась дочь. Так, это и будет целью его жизни, его существования. Энергетически усиливаем голограмму.

Экран внутреннего видения показывает кардиограмму и энцефалограмму. Усилились мозговые импульсы. Денис заплакал. Странно, что может плакать находящийся в коме человек?

Очень сильное сжатие сосудов. Надо ослабить энергетический всплеск, который мы вызываем, работать помедленнее. Слишком быстрый режим работы может вызвать опасные вихри энергии. Выравниваем импульсы головного мозга, сглаживаем энергетические всплески. Восстанавливаем проход солнечной и земной энергии — очень мягко, пока только в альфа-ритме.

Денис успокаивается. Работаем с его позвоночником. Здесь

сплошные энергетические пробки. Серебряным лучом обрабатываем все тёмные участки. Работаем с гематомами, печенью, почками, отёками в лёгких. Открываем сердечную чакру, которая была уже полностью закрыта. Лучом очень мягко проходим по гематоме в мозгу.

Всё, больше сделать пока нельзя. Есть предел возможностей мозга. Его нейроны скоро начнут опять брать под контроль работу органов и могут не выдержать боли. Возможен шок. Экранчик останавливает наши воздействия.

Следующий сеанс вечером. Но нам теперь не обязательно приезжать сюда. Экранчик запечатлел ауру Дениса, которая, кроме всего прочего, является системой идентификации личности. Достаточно проявить её на экране внутреннего видения — и данные из тонкоматериальных структур Земли, где хранится информация по любому биообъекту нашей планеты, будут предоставлены в распоряжение оператора.

Начинается кропотливая работа по восстановлению организма. По сути, Дениса собирают заново — клетка за клеткой. Несколько дней спустя Борис привёз мне рассказ о реакции врачей на происходящее. Они, мягко говоря, в недоумении. Заработала сначала одна, а потом вторая почка. Гематомы рассосались, отёки в лёгком просто исчезли. С головой тоже всё к лучшему. Все семь причин, по которым Денис, согласно законам медицинской науки, должен быть на кладбище, уже не нависают так категорично над кроватью их пациента.

Ещё через неделю Борис примчался ко мне со счастливым выражением лица.

— Я только что был у Дениса, — прямо у ворот дома начал он делиться своим счастьем. — Я говорил ему о делах, о том, как за него переживают все наши ребята. И он пожимал пальцами мне ладонь. Он меня слышит. Я на сто процентов гарантирую, что он меня слышит. Я его просил специально пожать мне руку, если он понимает меня. И он так её именно, тогда именно, когда я просил, пожал. Аркадий, ваши технологии действуют! Они действительно очень мощно влияют на процессы в организме на любом расстоянии. Врач, который лечит Дениса, уже почти не сомневается. Он просил передать тебе, чтобы поработали ещё с печенью. Ты понимаешь, что это значит? Он просит тебя о по-мощи. Значит, он определил для себя, за счёт чего поправляется Денис. И сердце его тоже тревожит.

Прошло ещё несколько дней. Денис стал открывать глаза. Он не может говорить, но глазами и пожатием руки подтверждает, что ему намного лучше.

Однажды мы стали работать с Денисом и увидели, как ему делают скальпелем надрез, чтобы вынуть катетер. В ме- \ сте надреза, как маленький взрыв, вспыхнула красным проникшая в рану инфекция. Экран внутреннего видения немедленно подтвердил: рана инфицирована, иммунитет может не справиться. Жизнь Дениса опять под угрозой.

Немедленно позвонили Орлову и рассказали об увиденном. По счастливому стечению обстоятельств, тот был как раз рядом с реанимационным отделением. Борис немедленно вышел из своей машины и вернулся в больницу. Врач, увидев его возвращающимся с каменным выражением лица, понял: что-то случилось.

— Как с Денисом? — строго спросил Борис.

— Ты же только что вышел отсюда, — изумился врач. — Что могло случиться за пять минут?

— Что-нибудь делали с Денисом?

260

— Убрали катетер. У него всё хорошо, и он ему больше не нужен.

— Вы только что внесли ему инфекцию. Кто делал надрез?

Врач побледнел.

— Надрез делают, чтобы легче вышла трубка. У нас всё стерильно, и инфекцию занести невозможно. Я в этом абсолютно уверен.

— Инфекцию занесли. Мне только что звонили из Пушкино. Они видели, как это произошло.

Врач молчал, ошарашенный тем, что кто-то, находящийся чуть ли не за пятьдесят километров от больницы, видит происходящее в реанимационной палате.

А вечером у Дениса резко поднялась температура, и качался новый этап борьбы за его жизнь. Девочки установили дежурство и не оставляли его ни на один час одного. Они поддерживали Дениса энергией, давая ему возможность сопротивляться инфекции.

К концу месяца Денис уже мог вставать, и его забрали из больницы. Заведующий реанимационным отделением, прощаясь с Борисом Орловым, которого уже все считали своим товарищем, признался:

— Случай необъяснимый, но резервы человеческого организма мало изучены. Да и мы, сам видел, старались изо всех сил.

В тот раз я вновь убедился: даже если на землю снова придёт Христос и оживит какого-нибудь мёртвого Лазаря, наши медики лишь пожмут плечами со словами: «Чего только не случается!»

Глава 8

Меня пригласили встретиться с академиком Григорием Петровичем Грабовым. Произошло это неожиданно. Работавший у меня в Центре заместителем доктор психологических наук академик Ивлиев в последнее время очень интересовался всем, что было связано с этим таинственным человеком. Он рассказывал мне о совершенно невероятных случаях спасения на расстоянии людей и техники, совершаемого Григорием Петровичем. Причём каждый подобный случай фиксировался компетентными специалистами, заверялся нотариусом и дополнялся письменными показаниями тех, кому была оказана помощь.

Первой громкой сенсацией стало предсказание, сделанное Грабовым во время пресс-конференции в Болгарии насчёт будущего Козлодуевской атомной электростанции, которой пророчили катастрофу. Наш земляк заверил: «Взрыв ядерного реактора не грозит в последующие два года. Единственное, что требуется, — до истечения двух лет провести профилактику в системе охлаждения». Всё, что предвещал Грабовой, сбылось. Через два года в учрежденной правительством «Российской газете» (№ 18 за 30 января 1998 года) под рубрикой «Тихая сенсация» была напечатана статья «Катастрофы на завтра отменяются». В ней приведён заверенный на высшем государственном уровне факт выявления Григорием Грабовым дефекта на Козлодуевской атомной станции в Болгарии, который мог привести к аварии, равной многим Чернобылям. Катастрофа, которую сумел предотвратить Грабовой, была опасна для всего мира: научные расчёты показали, что при таком ядерном взрыве близость к АЭС подземных слоев с повышенной электропроводимостью приводила к возникновению вакуумного стока, втягивающего атмосферу Земли. Этот сток, за счёт высокой скорости потока частиц, к 2000 году рассеял бы планету в облако пыли, а остановить такой процесс разрушения современными техническими средствами было бы невозможно. За предотвращение реально возможных катастроф глобального характера Григорий Грабовой неоднократно награждался правительствами и общественными организациями многих стран.

Именно Ивлиев дал мне кое-что почитать о Грабовом, и это было для меня открытием, мы шли, как говорится, параллельными курсами. Поскольку Григорий Петрович сыграл в моей жизни, можно сказать, решающую роль, я должен пообстоятельнее представить его моим читателям. Лучше всего эту работу сделают выдержки из книги Владимира Судакова «Феномен тысячелетия Григорий Грабовой»; книга выпущена в 1999 году издателем Калашниковым.

«В 1996 году Григорию Петровичу исполнилось 33 года, выглядит он и того моложе. Себя помнит с пелёнок: не умея ещё говорить, разумел, о чём беседуют взрослые (он и сейчас понимает иностранцев на уровне мысли). С пятилетнего возраста видел события впереди — посылает мать на велосипеде сгонять на базар за домашним сыром, а он: «Там нет сыра». А вскоре и соседка взмыленная приспела. Оказывается, милиция с утра разогнала торговцев, так что сыра действительно не было...

Сам он, естественно, тогда никакого значения своей способности не придавал, полагал, что по-иному люди просто не могут жить, тем более, никому из его сверстников из казахского села Богара, поселка Кировского и в голову не приходило, какой феномен у них в друзьях. И всё же годам к 12 начал Григорий понимать, что не такой он, как все. А как ещё, спрашивается, было воспринимать его умение изменять ход событий? Зная, что неминуема неприятная встреча, он начинал думать о том, что человека, ждавшего его, могут отвлечь другие, более важные заботы, то есть менял пласт мышления, фиксировал своё внимание на альтернативных деталях. И выходило так, как ему хотелось.

Григорий с детства понимал намерения животных и мог телепатически управлять животными.

И сила экстрасенсорная, как сам он признаётся, с тех пор не увеличились и не сократилась; просто с возрастом стал он бережнее относиться к своему внутреннему сокровищу, не распылять его по мелочам, но расходовать лишь в экстренных случаях, — например, когда человека спасти надо. А в последние годы Григорий всё чаще говорит о том, как спасти от катастрофы уже не отдельных людей, а весь мир.

К осознанию пригодности своей для этой миссии Григорий пришёл, служа в ташкентском КБ машиностроения, куда попал по университетскому распределению. Там разрабатывали космическую технику, а Григорий, помимо прочего, занимался теорией катастроф. И зрела в нём собственная концепция недопущения этих самых катастроф.

...Ещё студентом, готовясь к сессии, сидел с книгой. И вдруг почувствовал необъяснимую вибрацию в теле. И мысленно увидел атомную электростанцию, дым, огонь, мечущихся людей. Было это за месяц до Чернобыля. А за три дня до трагедии видение повторилось: горят графитовые стержни. И открылось ему визуальное изображение уравнения Шрёдингера, касающегося законов микромира:

тоннельный переход (понятие в квантовой механике), и серебристая пылинка, энергия электрона, тщетно пытается перейти с одного уровня на другой. Григорий содрогнулся: вот-вот грянет взрыв, ведь содержание графита в процессе значительно выше нормы!

Всё это предстало Григорию на уровне ясновидения. И я спросил его, почему не бросил всё, не побежал куда надо, не забил во все колокола?.. «Я провёл тогда дистанционное воздействие на уменьшение последствий катастрофы, в связи с тем, что реакция чиновников на ясновидение в то время отсутствовала», — сказал он невесело. Меж тем, попадись тогда на пути Грабового умный чиновник, можно было предотвратить событие. Сам же Григорий Петро вич не из тех, кто стучится в закрытые двери. Действует самостоятельно, рассчитывает только на свои возможности для преодоления глобальной угрозы разрушения всего мира. По возможности, если есть понимание у людей и необходимость, старается объяснить ситуацию. Обучает своей системе спасения.

А с последствиями чернобыльского взрыва человечеству долго ещё придётся иметь дело: «Я видел, как перпендикулярно в четыре стороны устремились по земному шару сильнейшие потоки нейтрино. Они могут сказаться на генетике людей уже через 120 лет... »

Время шло. Грабовой в своем секретном КБ демонстрировал чудеса, определяя ответы на нерешённые задачи, подсказывая, что может произойти, если не сделать то-то и то-то, так что всегда оказывался прав. И пригласил его Ганий Мазитович Рафиков, начальник Узбекского управления гражданской авиации, на должность инспектора по безопасности полётов и одновременно — специалиста по экстрасенсорному прослеживанию авиатехники. Вторая должность обязывала видеть невидимое, первая давала право за-

прещать вылет. Что он и делал не раз, когда представлялись его «третьему глазу» оборванные проводки или ещё какие неполадки в чреве авиалайнера. Он отменял вылеты президентских самолётов, выступая в роли земного ангела-хранителя.

В руках бразильца Кармина Мирабелли твёрдые предметы становились жидкими. Анализ металлических прутов, которые своей волей сгибает израильтянин Ури Геллер, указывает на изменение их молекулярной структуры. .. Как это они делают — уму непостижимо, и вряд ли удастся добиться от них разъяснения: мало того, что они далеко: один — во времени, другой — в пространстве; они ещё скрытны, поскольку оба были объектом жесточайшей травли, обоих объявляли мошенниками...

А Григорий Грабовой — вот он, перед нами, и завеса секретности, кажется, мало его заботит; и он повторяет своё кредо: «Любое событие можно изменить. Мои прогнозы не фатальны, я всегда ищу конструктивный способ упреждения. Я меняю не объект, а ситуацию вокруг объекта».

После Чернобыля Грабовой предусмотрительно документирует все свои пророчества. В его архиве — сотни актов, заверенных печатями и подписями авторитетных специалистов. Вот содержание некоторых из них.

Самолёт ИЛ-86 № 86052. Экстрасенс Грабовой Г. П. предсказал не относящееся к неисправности снижение мощности 4-го двигателя, возможно, в результате столкновения с птицей. Результат: через 7 дней, 27.01.92, при снижении самолёта в тракт 4-го двигателя попала ворона. Лётчики, зная прогноз, сумели сбалансировать тягу и посадили самолёт, заполненный до отказа пассажирами. Был помят воздухозаборник и кок. Двигатель снят с эксплуатации.

Самолёт ИЛ-62 № 86704. Экстрасенс Грабовой Г. П. обратил внимание на нарушение структуры материала в области камеры сгорания двигателя № 3. Через 11 дней, как свидетельствует запись в бортжурнале, обнаружился прогар соплового аппарата, находящегося в области камеры сгорания двигателя № 3. Двигатель досрочно снят с эксплуатации.

Самолёт ИЛ-86 № 86056. Экстрасенсом Грабовым передана информация о недостаточной надёжности оборудования передних туалетов. Из бортжурнала: «22.01.92. Течёт вода из-под панели в переднем туалете. Вода перекрыта в полёте». (И снова не стоит гадать, что случилось бы, если бы вода попала в систему управления самолётом: электроника показывает ложный отказ двигателей, пилоты отключают их...) После этого КБ, где конструировали ИЛ-86, усилило герметизацию туалетов.

Повторяю, таких официальных свидетельств сотни. И каждое завершается фразой: «Информация экстрасенса Грабового Г. П. полностью подтвердилась». Остаётся только удивляться, почему авиаруководители, получив предупреждения, не принимали мер, дожидаясь, когда прогноз подтвердится... Впрочем, самих начальников удивляло другое: а как удаётся такому молодому человеку, не специалисту в самолётостроении, видеть на расстоянии нутро самолёта, да ещё определять, что там неисправно: компьютер, шасси, трансформатор, маслопровод? Ведь этот совсем ещё, казалось бы, неопытный человек определяет неисправности, даже не выходя из кабинета, ему достаточно знать номера самолётов — было такое по договору с советско-американским СП «Аскон»...

Также в Фергане высокие аэрофлотовские руководители устроили «экспериментальную проверку» возможностей экстрасенса. Со-

здали комиссию, в которую вошли специалисты АНТК имени Антонова и Ферганского механического завода. И поручили Грабовому в течение 2-3 секунд продиагностировать с расстояния 25 м самолёт Ан-12 № 1901, принадлежащий болгарской авиакомпании «Эйр София». Цитирую протокол.

«Грабовой Г. П. не пользовался никакими средствами приборной диагностики и не имел возможности спросить о состоянии самолёта в связи с ограниченностью времени... До диагностики никто не знал о дефектах, на которые он указал и которые потом были найдены комиссией; оформлены акты. Дефекты были найдены только там, где указал Грабовой Г. П., хотя был обследован приборами весь самолёт». (А обнаружить удалось ни много ни мало — коррозию лонжеронов в районе 62 шпангоута...). У стоявшего рядом другого самолёта Ан-12 № 1204 экстрасенс при тех же условиях обнаружил на верхних обшивках крыла трещины, после чего самолёт был отправлен в ремонт. Физическим зрением дефекты, указанные Грабовым, не определялись.

То был один из случаев, когда прекогниция (перцепция будущих событий) Грабового послужила основанием для принятия мер до полёта. Но, словно снежная лавина, обрушились на Григория Петровича просьбы установить причины «авиапроисшествий» (так аэрофлотовцы застенчиво называют аварии). Так, в ВЭО «Рампа» Грабовой заочно установил, что стряслось с самолётом Ан-12 № 113337 14.03.95 в районе Бакинского аэропорта. Всё, что ответил на следующий день после аварийной посадки экстрасенс, позднее, в ходе расследования, подтвердилось: поочерёдный отказ двух двигателей, неисправность электроэнергетики, превышение коммерческого веса самолёта, нарушение технологии работы экипажем...

...6 июня 1995 года в 15 часов Григория Петровича при-гласили в Центральный штаб военизированных горноспасательных частей угольной промышленности. На шахте «Воркутинская» произошла авария, и надо было установить, где находятся под землёй люди. Далее воспроизвожу протокол, подписанный заместителями главного инженера центрального штаба А. Кузнецовым и А. Жолусом: «Расположение штреков представлялось в строго экспериментальных условиях по схеме вентиляции таким образом, что до начала эксперимента никто не знал, какие схемы будут переданы для диагностики... Грабовой Г. П. экстрасенсорным способом, без предоставления ему какой бы то ни было информации, в течение одной секунды правильно определил место возникновения пожара, место нахождения двух пострадавших живых на вентиляционном штреке, нарушение с проветриванием в аварийной лаве... Грабовой Г. П. проводил экстрасенсорное диагностирование схемы, не имея информации о месте расположения шахты на местности, т. е. просто с листа бумаги...»

Тех двоих удалось спасти, они не стали «нулевыми», выражаясь жаргоном шахтёрского начальства.

Тем не менее горняки погибали и продолжают гибнуть. Виною тому — моральная и физическая изношенность шахтного оборудования, несовершенство спасательной техники. Перед такими факторами отступили мужество и героизм спасателей.

Грабовой же до сих пор ждёт от Центрального штаба обещанную ему общую карту всех шахт страны, чтобы продиагностировать их будущее. Карты нет — нет и прогноза, где вероятнее всего ждать неожиданностей...

Имеются многочисленные свидетельства точного диагностирования Г. Грабовым средств программного обеспечения. Читаем одно из них, подписанное гендиректором СП «АСКОН» И. Хамракуловым: «При копировании программного файла с заражённой вирусом дискеты на винчестер во время экстрасенсорного воздействия Г. П. Грабового программный файл был записан на винчестер в объёме в 10 раз меньше оригинала. При копировании вирус БШ должен был быть занесён с дискеты на винчестер, но этого не произошло, что показала антивирусная программа АЫТГОШ. Следовательно, в момент перезаписи файла с дискеты на винчестер вирус был уничтожен».

Но это ещё, как говорится, цветочки. Вот и «ягодка»: инженер-программист информационного центра авиатехнической базы Радик Валетов сообщает о фактах мыс-ленного воздействия Г. Грабового на компьютер и периферийные устройства. С расстояния двух метров он «приказал» компьютеру переписать информацию с файла на заданный диск...

Известны случаи, когда на Западе блокировались банковские системы из-за попадания в блоки памяти вируса. Из-за этого страдали сотни тысяч вкладчиков. Гораздо менее приятна неисправность в ЭВМ, управляющей движением транспорта, работой атомных реакторов, системами транспортировки нефти, газа. Под любой из этих случаев подпадает феномен Грабового, как спасательный круг.

Лидия Анатольевна Черняк трудится в космическом Центре управления полётами. Сама обладая даром экстрасенса, она, тем не менее, свои способности оценивает весьма скромно. Узнав же о существовании Грабового, обратилась к Богу, чтобы тот «устроил» их знакомство. И встреча состоялась — в ЦУПе, куда Григория Петровича пригласили для диагностики международного орбитального комплекса «Мир». Экстрасенс в присутствии одного из руко-

водителей ЦУПа установил нарушение теплоизоляции в наружной обшивке космической станции, определил место перегруза в ракете, а также места, где есть царапины и трещины. По просьбе американских участников эксперимента учёные хотели для испытания аппаратуры сделать форсаж бортовых двигателей, чтобы станция «качнулась». Грабовой настаивал на недопустимости такого опыта ввиду наличия трещин в корпусе. Форсаж, заявил он, можно осуществить только при внешнем контроле каждого сегмента конструкции... И ещё Григорий Петрович предсказал ухудшение самочувствия космонавтов во время пролёта над геопатогенной зоной Бразилии... Наконец, он же «увидел» неблагоприятные изменения в атмосфере станции: под воздействием тепла и влаги там образовались новые штаммы бактерий, которые способны повредить здоровью обитателей космического аппарата.

«Возможности этого человека столь уникальны и удивительны, — заявила Л. А. Черняк, — что такими, как он, Россия вправе гордиться, таких, как он, надо беречь».

Рассказывая о Грабовом, нельзя обойти вниманием на первый взгляд совершенно фантастические, но, тем не менее, документально зафиксированные факты воскрешения им людей.

Всё, что мне рассказывал об этом человеке Ивлиев, что мне удалось о нём прочитать, потрясло воображение. Я всё ещё возился с регенерацией желчного пузыря, а кто-то рядом без всяких проблем воскрешал умерших. Причём я видел, насколько близки наши технологии. И почему по поводу Грабового Российская академия наук словно воды в рот набрала? Ведь наука уже давно приблизилась к пониманию того, что планетарные сознания во Вселенной образуют некую общность, которую можно обозначить как СВЕРХРАЗУМ, или поле сознания. Константин Эдуардович Циолковский, выступал с утверждением о существовании «космических разумных сил» и «космического мозга». «Я не только материалист, — писал он в этой связи, но и панпсихист, признающий чувственность всей Вселенной. Это свойство я считаю неотделимым от материи». К мысли о существовании «разумной силы», присутствующей в космосе, в конце своей жизни пришёл и А. Эйнштейн, стоявший, как известно, на позициях естественнонаучного материализма.

Современное знание тоже всё больше обращается к этой мысли. Как пишет известный советский философ И. Акчурин, в результате пересмотра естественнонаучной картины мира речь может пойти даже о замене всего классического механистического представления о мире как о большом и сложном «часовом механизме» некоей новой парадигмой - общим представлением о мире как о живом организме. Во всяком случае, пишет он, целый ряд естествоиспытателей «самым серьёзным образом исследует эту возможность».

К этой идее в той или иной форме приходили и другие исследователи. Вот как формулирует её, например, американский философ Самюэль Крам. «Вселенная, — пишет он, — столь величественна, что трудно допустить, что она совокупно не есть единый мировой разум, ощущающий копошение миллиардов живых существ на всех пригодных для жизни планетах, подобно тому, как человек ощущает слабую головную боль... Звёзды или даже галактики — лишь «нейроны» такого мозга».

Очень интересные факты собраны журналистом и популяризатором идей о живой Вселенной А. А. Горбовским в брошюре «В круге вечного возвращения» (М., «Знание», 1989). В своей работе он акцентирует внимание на ряде открытий: «Некоторое время назад, расшифровывая спектры некоторых галактических источников, астрономы обнаружили в открытом космосе муравьиную кислоту. Вслед за этим было открыто присутствие в нём винного спирта, древесного спирта. И наконец, сотрудники западногерманского института им. Макса Планка на расстоянии свыше двух миллионов световых лет обнаружили облако водяных паров. Сейчас известно несколько десятков органических молекул, существующих в космосе. Они заполняют газовые облака гигантских масштабов, протяжённостью в световые годы. Это миллиарды и миллиарды тонн органического вещества. Член-корреспондент АН СССР В. И. Гольданский допускает образование в космосе «даже самых сложных молекул, вплоть до белков».

Астрофизики Ч. Викрамасингх и Фред Хойл, изучая обнаруженные в звёздной пыли органические молекулы с органическим основанием, высказали мысль о присутствии в космосе микроорганизмов на клеточном уровне. Их масса, считают они, огромна. Что это за форма жизни, какие процессы совершаются в её недрах, как воздействует она на неживое вещество космоса — этого мы не знаем и не можем об этом даже помыслить.

До сих пор принято было считать, что космическое вещество — звёзды, галактики располагаются в пространстве неупорядоченным образом. Оказывается, это не так. К такому выводу пришли эстонские астрономы из Института астрофизики и физики атмосферы. Вот что заявил корреспонденту ТАСС доктор физико-математических наук Я. Эйнасто: «Галактики и их скопления расположены в порядке, напоминающем пчелиные соты огромных размеров, И чем ближе к стыкам таких ячеек, тем сильнее сконцентрировано вещество».

К этому заключению пришли исследователи, тщательно изучив

распределение массы галактик, охватывающих сверхскопления в Персее, Андромеде и Пегасе. На границе такой «ячейки» поверхностная плотность галактик и их скоплений оказалась раза в четыре выше, чем в её центральной части. Картина, полученная американскими астрофизиками после обработки на ЭВМ данных о миллионах галактик, также подтвердила ячеистую структуру Вселенной. Характерно, что внутри самих ячеек галактик почти совсем нет, все они собраны в «стенки», ограничивающие ячейки. Размеры ячеек - 100-300 млн. световых лет. По сломам Б. В. Комберга, научного сотрудника Института космических исследований АН СССР, «если такая точка зрения на крупномасштабную структуру Вселенной подтвердится, мы придём к картине причудливой ячеистой Вселенной...»

Какими силами, какими факторами обусловлена такая симметричная упорядоченная структура?

Как считают сами авторы этого открытия, эстонские астрономы М. Йыеваэр и Я. Эйнасто, «численные эксперименты показывают, что ячеистая структура может возникнуть путём случайного скучивания. Мы думаем, что структура имеет первичное происхождение и образовалась до того, как сформировались галактики и скопления галактик... »

Можно ли предположить, чтобы живое вещество космоса, как некий волевой импульс, могло воздействовать на распределение масс материи? Можно ли искать такое воз-действие и в других, более сложных явлениях окружающего нас мира?

Какое-то время в науке господствовала точка зрения, по которой возникновение жизни на Земле объяснялось случайностью. Однако сегодня, исходя из современных научных знаний, случайность синтеза молекул РНК и ДНК, определяющих жизнь, представляется маловероятной. Более того, самого времени существования Вселенной было бы недостаточно для возникновения жизни на базе случайности.

Если бы, гласит один из подсчётов, в любой ячейке пространства объёмом в электрон каждую микросекунду испытывал ось бы по одному варианту, то на 100 млрд. лет (Вселенная существует лишь 15-22 млрд. лет) было бы испытано 10 в стопятидесятой степени вариантов. Это число ничтожно по сравнению с необходимым 41000000 ~ 10 в шестисотой степени — столько комбинаций из 4 «букв» генетического кода нужно было бы перебрать, чтобы составить ту, которая определяет жизнь. По расчётам известного американского астронома Дж. Холдена, такой шанс составлял бы 1 из $1,3 \cdot 10^{30}$.

Если методом случайных комбинаций пытаться составить хотя бы самую простую, самую примитивную белковую молекулу, за всё время существования Вселенной была бы «проиграна» ничтожно малая часть таких вариантов. К такому выводу пришли немецкие учёные М. Эйген и Р. Вин-клер. (По расчётам астрофизиков Чандра Викрамасингха и Фреда Хойла, времени существования Земли также недостаточно для образования и эволюции системы из примерно двух тысяч ферментов, которыми пользуются земные организмы.)

Итак, согласно последним данным науки, жизнь не возникла и не могла возникнуть и результате случайности.

Это отсутствие случайности отмечал в своё время В. И, Вернадский. «Твари земные, — писал он, — являются со-зданием сложного космического процесса, необходимой и закономерной частью стройного космического механизма, в котором, как мы знаем, нет случайностей». И действительно, как свидетельствует земной опыт, условием существования жизни является воссоздание ею подобных себе форм. Можно предположить, что этот закон действует и в масштабах Все-ленной. Развивая эту мысль далее, логично допустить, что живая материя космоса также стремится к созданию новых и новых очагов жизни. Речь идёт о направленном воздействии на неживую материю, об организации её, о создании условий ведущих к возникновению жизни.

«Лик Земли, — писал об этих силах В. И. Вернадский, — ими меняется, ими в значительной степени лепится. Он не есть отраже-ние только нашей планеты, проявление её вещества, её энергии, он одновременно является созданием внешних сил космоса». Речь идёт о всепроникающем направленном воздействии «внешних сил космо-са», для которых пространство, а может, и время не могут служить помехой. Биосфера Земли, писал он, это источник «изменения плане-ты внешними космическими силами».

И далее А. А. Горбовский делает вполне уместный комментарий: «Английский физиолог К. Берт полагает, что, кроме известной нам физической Вселенной, можно постулировать некую совокупность полей, образующих нечто вроде «психической Вселенной». Это поля или определённые области сознания, обладающие способностью «структурировать реальность» и «оказывать воздействие на материю н пространство».

По словам известного американского астрофизика Ф. Дж. Дай-сона, он и его коллеги также «не исключают априори возможности того, что разум и сознание могут обладать в устройстве Вселенной таким же статусом, как и вещество и энергия».

О том, что воздействие сознания на материю возможно, говорят и некоторые лабораторные опыты последнего времени, накопившие убедительный статистический материал. Так, по условиям одного из экспериментов, его участник нажимал кнопку устройства, выбрасывающего игральные кости. При этом он должен был посылать сильный волевой импульс, желать, чтобы кость выпала определённым образом: «шестёркой», «двойкой» и т.д. В лабораториях только Питсбургского университета (США) было проведено 170000 таких бросаний. Опыты были проведены также в других научных центрах. Было установлено не только значительное превышение «желаемых» результатов над среднестатистическим, но и устойчивая закономерность — количество «желаемых» результатов в конце серии оказывалось значительно ниже того, что было в начале. Степень случайности такого устойчивого распределения результатов составляет 1 из 30 000 000.

Ещё одно подтверждение возможности воздействия волевого импульса на материальный мир — опыты по искажению «эффекта Джозефсона» (протекание сверхпроводящего тока через тонкий слой диэлектрика). Испытуемому показывали выходные данные (импульсный сигнал) магнитометра со сверхпроводящим экраном и предлагали усилием воли воздействовать на магнитное поле. В результате такого воздействия уже через тридцать секунд частота на выходе магнитометра возрастала в два раза.

История проблемы знает и другие факты этого же ряда. Так, можно упомянуть об опытах Вилли Шнайдера (двадцатые годы XX века), передвигавшего усилием воли предметы в присутствии комиссии из 54 университетских профессоров, подтвердивших реальность феномена. К этому же разряду явлений следует отнести, очевидно, и эпизод из жизни Чарли Чаплина, рассказанный им в автобиографии. Как-то, зайдя со своими друзьями в бар, где были три рулетки, он почувствовал вдруг в себе какую-то странную силу и сказал, что может заставить их остановиться — первую на «9», другую на «4», третью на «7». «И вот, — вспоминает он, — первая останавливается на цифре 9, вторая на четвёрке, а третья на семёрке. А ведь это был один шанс из миллиона».

Упоминания о подобных феноменах — воздействии во-левого импульса на материальные предметы — можно найти и у некоторых древних авторов. Одно из таких сообщений принадлежит Иосифу Флавию (1 в. н.э.). Он рассказывает о некоем Елеазаре, который «изгоняя злого духа», велел ставить вблизи больного кубок с водой или сосуд для омовения ног. Покидая тело больного, «злой дух» по его приказу опрокидывал сосуд. Происходило это в присутствии императора Веспасиана, его сыновей, многих римских вое-начальников и массы легионеров».

То, что делает Г. П. Грабовой, вполне вписывается в уже накопленные самой наукой факты и гипотезы, с поправкой на то, что такой экстрасенсорной мощи и силы в одном человеке ранее не наблюдалось.

Феномен академика Грабового вообще не укладывался в прокрустово ложе ортодоксальной науки. Он не только утверждал, что во Вселенной существуют разные реальности, в том числе и духовные, непроявленные, но и вполне убедительно демонстрировал, как они влияют на нашу жизнь. Материализация и дематериализация предметов, телепатия, из-лечение безнадёжно больных, в том числе раком и СПИДом, наконец, воскрешение умерших, которое происходило в присутствии экспертов, регенерация отсутствующих органов — не домыслы людей с перевозбуждённым воображением, а повседневная работа этого удивительного человека, который не стремился попасть на экраны телевизоров, не пытался возбуждать вокруг себя нездоровый ажиотаж. Грабовой просто создавал Новую Действительность в области знаний, где наука и религия не противостояли друг другу в бессмысленном стремлении монополизировать своё право на истину, а совместными усилиями постигали её.

Факты воскрешения, ещё раз подчеркиваю — должным образом зарегистрированные, фактически обрушили привычную материалистическую картину мироздания. Они настолько ошеломили всех, кто имеет отношение к науке, что даже специально созданная Российской академией наук комиссия по борьбе с подобными мистическими аномалиями, во главе с академиком Кругляковым, многозначительно примолкла, не имея желания сказать «да» и не имея возможности произнести «нет» по поводу этого необычного явления. Ведь в мире ещё не было ни одного живого существа, которое вернулось бы в жизнь после смерти и могло бы рассказать об обратной стороне Бытия. Сейчас есть, и уже не одно.

И вот теперь я имел возможность не только лично встретиться с этим уникальным человеком, но и рассказать о своих достижениях в нашем Центре, спросить у него совета, поучиться.

На первую встречу с Григорием Петровичем я поехал без Игоря. Офис Грабового располагался на знаменитой московской улице Солянке, по соседству со зданием Президиума Российской академии медицинских наук. Соседство знаменательное. Вход в величественное старинное здание Президиума украшали античные колонны. Монументальность последних свидетельствовала о незыблемости, основательности и властном могуществе учреждения, вход в которое они обозначали. И рядом, в соседнем здании, занимаемом футбольной лигой, маленький — всего из двух комнат — офис знаменитого чудотворца, способного регенерировать отсутствующие у людей органы, без всяких лекарств излечивать от диабета, рака, СПИДа. Все эти результаты зафиксированы и доказаны. Несколько раз, например, Григорий Петрович проводил регенерацию отсутствующих органов прямо в хирургическом кабинете, на глазах у изумлённых врачей. И что? Потихоньку, понемногу первоначальное впечатление от произошедшего сглаживалось. Врачи, пытавшиеся в запале что-то объяснить медицинским чиновникам, утомлялись биться головой о стену, а со временем и сами начинали сомневаться — а было ли чудо? Может, гипноз какой-то или наваждение? Или спирту перед операцией чересчур хлебнули? Как это всё знакомо...

У меня тоже так было — написал письмо о возможностях нашей технологии заместителю главы правительства Москвы Валерию Павлиновичу Шанцеву. Он дал указание сразу нескольким клиникам и институтам связаться со мной и провести экспертизу обозначенных возможностей. Через полтора месяца узнаю: все клиники и НИИ провели соответствующие экспертизы и дали отрицательный отпет. Где они проводили свои экспертизы? Как? Сие тайна пеликан. Поскольку ни со мной, ни с моими сотрудниками никто из экспертов не встречался и даже не звонил нам 1го этому поводу. Не стали, так сказать, утруждать себя и других. Написали просто: такого быть не может, поскольку противоречит данным строго охраняемой нами науки. А другой науки мы не знаем. Поэтому никто не может и не имеет права лечить то, что мы сами лечить не умеем. Такая вот позиция.

Так уже было в своё время с акупунктурой, помните? Каких только ярлыков на врачей, осмелившихся иглоукалыванием практиковать, не навешивали. И шарлатаны, и проходимцы, и недостойны высокого звания советского врача. А что в результате, — оказывается, есть такая наука, и помощь людям весьма действенную способна оказать.

Вот с такими горькими мыслями проходил я мимо Президиума Российской медицинской академии, которая исем своим объединённым могуществом не смогла ещё ни одного человека от СПИДа спасти, в полуподвальное помещение офиса Грабового, где всё то, что не могла, не умела и не хотела совершать официальная медицина, — спокойно, скромно, деловито совершалось. Совершалось каждый день с одним и тем же положительным результатом.

Григорий Петрович меня ждал, и, как оказалось впоследствии, ждал давно, ещё до нашего знакомства. Человек, которого знал весь мир и совсем не знала или не хотела знать официальная чиновная Россия, оказался молодым, приятным не только наружностью, но и в общении. Всего один час беседы, который ему удалось вырвать из графика приёма столпившихся в коридоре больных, совершенно убедил меня в том, что наша встреча была, по сути, предопределена, ибо отныне нам предстояло работать вместе. Я, Игорь и Григорий Петрович становились отныне одной командой, хотя действовали каждый на своём участке самостоятельно.

Мы обо всём договорились. Началась новая фаза обучения, уже в ближайшее время самым радикальным образом изменившая мою судьбу и судьбу Игоря.

Работать с Григорием Петровичем было не только лестно, но и полезно. Технология управляемого ясновидении, которую разработал Грабовой, представлялась нам с Игоря новой сияющей вершиной. И мы должны, обязаны были покорить эту вершину, тем более что её владелец радушно согласился быть нашим учителем на трудном пути. Он знает, что мы в том пространстве как конь и всадник. Объясняет: «Вас ввели в образ Георгия Победоносца. Это большая честь».

18 апреля в 21 час мы, как и договаривались заранее, установили телепатическую связь с Григорием Петровичем, Мы застали его в кабинете, поздоровались и напомнили о его согласии позволить войти в его сознание и считать имеющуюся там информацию.

Он улыбается, разводит руками:

— Входите, раз я согласился.

Пытаемся помчи. Ничего не получается. Голову Григория Петровича защищает шар, который опоясывают светлые нити. От шеи до земли что-то ироде юбки с защитными светящимися энергетическими полосками. И... теперь мы видим, что это не сам Григорий Петрович, а его голограмма. Он работает с нами через посредника.

Приближаемся. Григорий Петрович сделал вторую сферу и легко отодвинул нас на прежнее место. Сверху над защитой он ставит треугольник и ещё один — получилась двойная пирамида. Она зеркальная. Все защиты до уровня земли. В дополнение он ставит квадрат, который защищает всё ниже уровня ног. Это как стекло. Оно незаметно. Новые трансформации — квадрат разворачивается в куб. Куб делает любую защиту невидимой. Что-то вроде волшебной шапки-невидимки.

—Понятно? — спрашивает Григорий Петрович.

—Да, — дружно подтверждаем мы с Игорем и немедленно начинаем конструировать такую же защиту себе. Получилось. Мы теперь недосягаемы.

—Чтобы выйти из защиты, надо сделать вот так, — призывает наше внимание Григорий Петрович и несколькими изящными пируэтами, разворотами и пассами убирает сначала куб, потом пирамиды, потом остальную защиту.

—Энергию забираем в сушумну, — говорит он и показывает, как

уходят энергетические нити в его копчик.

— В следующий раз покажу защиту от мёртвых духов и энергетических потоков, — обещает он и исчезает.

Мы остались одни. Совершенно обалделые от счастья.

— Что будем делать? — спрашивает Игорь.

Неожиданно я предлагаю:

— Давай навестим и Питере Лапшина. Поработаем с защитой.

— Навестим, — согласился Игорь.

Поднимаемся и летим над землёй. Внизу — ноля, леса, юрода. Внизу — Россия. Мы, как птицы, пронзаем своими телами пространство. Две-три минуты, и мы уже в городе на Неве. Что-то ведёт нас безошибочно прямо к цели наших устремлений.

И вот мы уже в зале какого-то ресторана. Большой стол, музыка, много людей. Мы видим Вячеслава — он во главе стола. Рядом два генерала и ещё люди в штатском. Пьют шампанское. Вячеслав объясняет им, что может видеть через стены, слышать на расстоянии разговор.

А мы что делаем сейчас — разве не смотрим, разве не слушаем?

Лапшин говорит, что может читать бумаги, которые лежат где-то далеко на столе.

Один из генералов покровительственно произносит:

— Это нам пригодится.

Второй думает про себя: «Надо попросить его, чтобы проследил за моей женой».

Офицеры, мать вашу! О Родине надо думать!

Лапшин вдруг почувствовал, что мы с Игорем копаемся у него в голове. Он явно встревожен. Извиняется и отходит от стола. Встав в сторонке за колонной, он вдруг разворачивает свою энергетическую защиту. Это похоже на решётчатый щит, пронизанный желтоватыми нитями. Четыре продольных, четыре поперечных. Зеркальная поверхность. Он поднимает щит, пытаясь пресечь вторжение.

Нам с Игорем смешно. Мы берём его защиту руками, отводим и окружаем Вячеслава кубом-невидимкой. Всё, Слава попался. Беспорядочно машет вокруг себя своим щитом. Он очень встревожен, даже испуган.

Лапшин ничего не видит теперь. Лихорадочно перебирает в памяти возможные варианты. Но у него мощная интуиция. Он вдруг представил себе мой дом. Пытается приблизить его. А кубик-невидимка для чего? Ещё больше пугается. Спрашивает:

— Аркадий Наумович, это вы?

Молчим.

Он и панике. Идёт к столу. К жене.

— Люся, можно тебя на минуточку?

Что он делает? Отрывает жену от увлекательного разговора с соседкой о женском белье.

— Ну, что тебе? — недовольно спрашивает она.

— Отойдём, — просит он.

Она нехотя встаёт, и они отходят.

— У меня проблема, — объясняет он, — компьютер не включается. Петров что-то делает. Я его не вижу и дом тоже. У него мощная защита. Точно Петров.

— А кто ещё из наших мог бы работать на таком уровне? — вяло спрашивает она. Похоже, её не очень интересуют проблемы мужа. — Катя?

— Да нет!

— Надя?

— Не говори ерунды. Это Петров. Аркадий Наумович, что вы делаете?

— Шалим, — захихикали мы с Игорем.

— Точно, это Петров, — вслух объявляет Лапшин. — Когда вы научились такому?

Молча убираем куб-невидимку, выпускаем Вячеслава из плена, уходим на второй уровень.

Потрясающее приключение — в душе восторг и в сердце ликование.

На следующий день, пользуясь данной нам Григорием Петровичем защитой, решили исследовать планетарные уровни сознания.

Начали с третьего уровня. Налево и направо врата. Вход в астральный план нематериального пространства.

Решили идти налево. Входим. Холодно, запах гнили. Мы видим людей. Они лёгкие, как шарики. Это Царство мёртвых. Одеты в какие-то тёмные балахоны. Им плохо, неуютно здесь. Они нас не видят из-за защиты, которая на нас. Не хочется углубляться в это неприятное пространство.

Решили изменить направление исследований. Выходим в Бардо-канал. Напротив нас другие врата. Входим в них. Картина прямо противоположная. Пахнет весной. Всё очень похоже на нашу Землю. Люди почти материальны. Они здесь работают, как и при жизни. Когда-нибудь они снова вернутся на земной план и забудут, что были в этом мире. Петля бесконечности в виде восьмёрки. Лента Мёбиуса.

Снова возвращаемся в Бардо-канал. Поднимаемся вертикально на следующий, четвёртый уровень.

Смотрим влево — горы, моря, уходящие в беспредельность. Над ними чёрные грозовые облака, вихри, смерчи. Странные очень смерчи! Мы не знаем, откуда вдруг приходит ответ. Мол, это души человеческие, дисгармоничные. Ответ просто прозвучал в нас, в нашем сознании. Прозвучал так, словно кто-то читал наши мысли и готов был давать необходимые разъяснения по ходу необычной экскурсии.

Опять выходим из уровня и пересекаем Бардо-канал. Похоже, правая сторона системы более благосклонна к людям, чем левая. Мы видим просторы океана. Солнце ласково греет нас. Летний ветерок овевает лица. Это безграничность прекрасного. В нас опять таинственным образом вливается понимание: здесь можно почерпнуть знания и таланты для пения, рисования, создания книг, для чего угодно. Это дом муз, источник вдохновения.

Возвращаемся на первый уровень. Как-то разом подумали: а не навестить ли нам снова Лапшина?

Он пытался целый день за нами подглядывать. Ничего не получилось. Такую защиту, как у нас, он не пробьёт. Расстроен. Сидит в рубашке, чертит схемы, как меня достать. Думает: «Это Петров».

Вхожу в него. Ему стало плохо. Выходим. Вместе с Игорем делаем ему хорошую ауру, снимаем спазмы.

Лапшину лучше. Он подошёл к окну, дышит.

— Аркадий Наумович, это вы?

Молчу.

— Как это получилось? Когда это в вас проснулось? Это точно вы?

У него в голове отчаяние и пустота. Он всю жизнь стремился к этому, и ничего не вышло.

— Аркадий Наумович, я, наверно, в чём-то был не прав.

На глазах слёзы.

— Мы же помирились.

Молча соглашаюсь. И ухожу. Игорь рядом со мной. Мы возвращаемся в Москву.

Возле дома ощущаем какое-то неблагополучие. Останавливаемся в сторонке, рассматриваем внимательно. Над защитной полусферой дома кружит большой чёрный ворон. Нематериальный.

Ага, заволновался астрал! Теперь уже поздно волноваться. Мы с Игорем трансформируемся. Я белый конь в броне, на мне всадник с копьём и щитом — Георгий Победоносец. Он выхватывает меч, приближается к ворону. Решили пока применить мягкую фазу конфронтации, как учил Григорий Петрович. Вопрос «зачем?» трансформируем в более приличествующий нашему облику:

— Что, хочешь косточки поразмять, побороться?

Ворон в панике. Он видит огромного всадника, голова которого уходит за облака. Он знает, что это такое. Крылатый конь — это Космос. Всадник — сила и ум социума, всего человечества. Сейчас, на это время, они переданы нам. И ворон шарахается в сторону, исчезает. Жёсткая фаза конфронтации переведена в мягкую. Совсем не обязательно святому Георгию гоняться за каждой вороной. Конечно, ворон и ворона отличаются, как старинная легенда от современных помоек, вот и мы унизили врага этим сравнением. Ситуация обозначилась. Теперь они знают, где нас искать. Надо немного поморочить им голому. Пусть думают, что это, наверное, здесь, но совсем не обязательно здесь. Возникло ощущение необходимости какой-то уловки, выраженное предыдущей фазой. Уточняем.

— Чего боятся вороны? — спрашиваю Игоря.

— Пугала.

Вспомнили про голограммную копию Григория Петровича. Раздваиваемся. Теперь на посту возле дома будет стоять голограммная копия Георгия Победоносца. Если кто-то приблизится к дому со злом, предупредит нас, и мы мгновенно среагируем, с любого расстояния. Кроме того, щит может действовать самостоятельно, хотя и не с той степенью свободы, как мы с Игорем.

В нас опять звучит чей-то голос: «Не бойтесь, это невозможно предотвратить. Идёт новая развёртка пространства с целью позитивной реконструкции».

— Мы не боимся, — отвечаем вслух, — потому что не отделяем свои действия от того, Кто эти действия производит, — от Создателя.

Поражаемся синхронности ответа и переглядываемся с Игорем.

«Вам надо освоить технику управления, — слышим голос, — вам надо определить, какие состояния сознания с точки зрения души без логического управления создают управляемую фазу. Проследите это в работе с материальным пространством. В управлении реальными событиями не всё сразу можно освоить, тем не менее, событиями всё равно нужно управлять».

Что ж, задание получено. Оно простое и ясное, как незабвенный лозунг Ильича: «Учиться, учиться и ещё раз учиться!»

Утром следующего дня, в восемь ноль-ноль, как добросовестные ученики, мы с Игорем уже за партой. Включаем экраны внутреннего видения — и сразу же оказались в образе: конь с всадником. Похоже, готовят к войне. Изучаем себя.

Конь защищён кольчугой. Над глазами металлические козырьки, которые опускаются в бою и закрывают зрение. Это Пегас. У всадника слева продолговатый червлёный щит, справа копьё, очень длинное. Цвет копья — тёмный. Кольчуга; ноги защищены наколенниками. Сапоги с завитушками, носы сапог завернуты вверх. На ремне подвешен меч, рукоять его покрыта драгоценными камнями. Самый большой розовый камень завершает рукоять. На седле — лук и стрелы.

Стрелы в колчане, их семь штук разного цвета: жёлтая, фиолетовая, зелёная, синяя, коричневая, чёрная, белая. За поясом всадника посох. Рукоять его загнута, на ней надпись: «Спаси и сохрани!» Шлем обрамлён кольчужной завесой. В его середине, над переносицей, горит огромный рубин. На плечах всадника очень длинный плащ красного цвета. На воротнике плаща тоже что-то написано. Справа на седле могучая булава. Ещё раз смотрим на щит. На нём рисунок: всадник поражает копьём дракона. Точь-в-точь как на гербе Москвы.

Теперь можно и в путь. Пару раз скакнул — и мы уже на втором уровне слева, на учебном полигоне.

Испытываем камень на шлеме и тот, что у меня на лбу. Из них идут лучи. Управляем лучом с помощью сознания. Не знаем откуда, приходит информация, что надо делать и как. Такое ощущение, что знание таилось до поры до времени в нас самих. И теперь вот высвечивается из глубин нашего существа.

Лучом рисуем поляну, мощный старинный замок. Рисуем жёлтым цветом. Проверяем: можно ли это убрать? Луч становится фиолетовым, стираем всё нарисованное. Зелёным цветом приближаем замок к себе, синим — удаляем и уменьшаем. Какой хитрый цвет! С его помощью любого великана можно сделать лилипутом. Надо иметь в виду, но вряд ли придётся воспользоваться. Мы Георгий Победоносец! А это ко многому обязывает. Рыцарь всё-таки!

Используем чёрный цвет. Замок повернулся влево и стал невидимым. Поворачиваем вправо — опять видимый.

Коричневый луч: замок уменьшился и полетел вверх, как воздушный шарик. Поворачиваем его против часовой стрелки — вернулся назад и встал на прежнее место.

Белым лучом захватываем и тянем за собой, куда хотим.

Теперь опробуем лук. Накладываем на тетиву стрелу, целимся в замок, стреляем. Вот это да... Замок рухнул, будто в него межконтинентальная ракета врезалась. Берём копьё. Рисуем защиту, как у Лапшина, — квадрат, разбитый жёлтыми линиями на секторы. Бьём копьём: щит стекает на землю, как размороженный студень.

Раззадорились. Нужен противник активный. Создаём дракона. Игорь выхватывает из ножен меч, размахивается, бьёт по шее ещё до того, как дракон раскрыл пасть, чтобы погреть нас своим огнемётом. Голова, как кочан капустный, летит на землю.

С этим разобрались. Усложняем задание. Рисуем Змея Горыныча. Почему-то очень хорошо знаем, что его левая голова — это тёмная сила, средняя голова — знания, мощь, умения, хитрость. Справа — самая вредная. Её надо рубить первой.

Удар — покатилась самая вреднючая. Средняя башка огнём в нас метнула. Жар неимоверный. Плащ Игоря и моя попона спасают от перспективы стать завтраком Горыныча: жаркое былинное из Георгия невезучего. Махнул Игорёк мечом — и вторая голова отвалилась. Горыныч потерял немного равновесие. Левая голова перевешивает, и он никак не приладится нам чем-нибудь навредить, — и лапой достать пытается, и хвостом шандарахнуть, но с равновесием проблема. А Игорь изловчился, мечом по чешуйчатой шее саданул. Всё: сдох Горыныч.

Из боевого оружия ещё булава осталась. Рисуем огромную гору. Игорь размахнулся и от души булавой по вершине горы саданул. Вот это мощь — вершина горы в мелкие камушки осыпалась. Один пригорочек на её месте остался.

Испытываем последний дар небес — посох.

Рисуем человека. Из посоха к нему вырывается луч, попадает в темечко и яркой молнией уходит в сушумну, в центральный канал. Человек оживает, оглядывается: ему дали жизнь, и он пытается понять, что это такое.

Стираем любознательного. Вместо него рисуем чёрную птицу. Луч бьёт ей в хвост и в голову — птица осветляется.

Стираем птицу, рисуем зайца. Как его оживить? Воздействуем лучом на ноги и голову, потом наконечником посоха дотрагиваемся до изображения, материализуем. Получается. Значит, последовательность выявилась: сначала идея, потом энергия, потом материя.

Интересненько. Прибираем за собой и опускаемся на первый уровень.

Мы стоим на земле и видим, как вокруг носятся имена, формулы, геометрические фигуры. Всё это вроде миллиардов нитей. Перехватываем одну из них и запускаем в себя. Теперь это как лента фильма. Самолёты, вертолёты, морские корабли, извержения вулканов, катастрофы, тайфуны — всё теперь в нас.

Перехватываем другую нить. Мы под водой. Вокруг нас рыбы, коралловые рифы, видим, что там живёт, развивается, умирает.

Другая нить — город, машины, компьютеры, сбои сетей, экологические проблемы, очень нервная обстановка.

Меняем ленту — звёзды, Луна, спутники, ракеты. Идёт информация об опасности столкновения Земли с астероидом. От удара Земля ускорит своё вращение. Это будет страшная катастрофа.

Информация идёт очень быстро, в виде цифр. В нас опять звучит голос: что мы вторые, кто получил допуск к этой информации, это начало нового этапа нашей жизни. И если мы сумеем его пройти и спасти Землю, будет самый важный этап, третий.

Одна из информационных нитей тревожно завибрировала. Перехватываем её. Видим дом, что-то вроде самодельного алтаря. Стол. На нём амулет, горят свечи и стоит моя фотография. У стола женщина. Ей около пятидесяти лет. Полная, под левым глазом родинка. Волосы чёрные и длинные, словно приклеенные, ресницы.

Женщина произносит заклинания. Это ритуал, и он на-правлен конкретно против меня. Цель ритуала — информационное кодирование.

Игорь берёт стрелу и пускает её в стол. Кажется, там началось землетрясение. Всё качается, падает. Свеча зажгла фотографию, обгорел уголок. Женщина в панике. В её сознании страх. Она поняла, что столкнулась с чем-то более могучим, чем она. Она лихорадочно гасит свечи. Будем надеяться, что урок пойдёт ей впрок. Адью, ведьмака доморощенная.

Поднимаемся в Бардо-канал, чтобы закончить изучение уровней.

Пятый уровень слева. Тьма, ураганы, вихри, молнии, состояние человека и природы. Летит огромная пчела: одна сторона полосатая, другая мохнатая, как у шмеля. Это гипноз.

Справа явлено противоположное — синее небо, лёгкие облака, весенние грозы. Солнце, ласковый ветер, берёзы. Но это тоже гипноз.

Попробуем, как это действует! Скачем на площадку. Рисуем два дома. В каждом живёт по семье. Оживляем картинку. Скачем наверх. Набираем два мешочка гипнотических видений. В один собираем ветер, темноту, сырость. В другой — весенний ласковый бриз, пейзажи с берёзками. Высыпаем из первого мешочка содержимое на дом — что-то ломается, не ладится, все в семье ругаются, не могут договориться. Высыпаем из второго мешочка на второй дом. Там все улыбаются, сияют, смеются, работают. Шестой уровень слева. Здесь творчество, но какое-то странное — бездарность, графомания, напрасные потуги. Справа — великие вдохновения гениальных людей. Здесь творцы получают прозрение, чтобы написать книгу, нарисовать картину. Мне здесь хорошо, приятно, не хочется уходить. Но Игорь уже устал. Надо возвращаться.

* * *

Знание о структуре управления Землёй вызвало, в свою очередь, каскад новой информации. Она возникла сразу в моём сознании как данность — неизвестно откуда, неведомо зачем. Я почему-то знал, что уровни образуются из-за вращения Земли вокруг своей оси в результате процесса электромагнитной сепарации. И каждая планета Солнечной системы имеет как бы свой канал влияния в этом глобальном механизме управления. Причём уровни идут наподобие пирамиды не только вверх, над Северным полюсом, но и вниз, к планетарному ядру. Получаются, в общем-то, две пирамиды, смыкающиеся своими основаниями на земной поверхности.

Эту структуру я аккуратно вычертил на плотном листе ватмана. Вышла очень занятная картинка. Светлый, серебристого цвета Бардо-канал прорезал эту конструкцию сверху вниз. Ещё один такой же канал пересекал перпендикулярно первый. Отчётливо и недвусмысленно обозначился крест. «И отделил Бог свет от тьмы». Чем отделил? Получалось, что Бардо-канал, заполненный таинственным серебристым цветом, и есть некий Божественный разделитель. И имя его — Святой Дух.

«И создал Бог два светила великие: светило большое, для управления днём, и светило меньшее, для управления ночью, и звёзды». Со светилом большим всё более-менее ясно. Солнце — звезда нашей планетарной системы. А вот светило малое вызывало недоумение: где оно? Ведь это не про звёзды — они отдельно. Может быть, Луна? Её влияние на события нашей планеты очень велико. Но сомнение мучило меня. Я чувствовал, что должен найти ответ на этот вопрос, тем более что Лапшин не раз говорил О каком-то таинственном Солнце-2. И связывал С ним планы пи много ни мало — своего финансового могущества. Л поскольку давно миновала та стадия, когда я относился к его наполеоновским замашкам как к шизофреническим весенним обострениям, то ответ на этот вопрос надлежало получить. И чем быстрее, тем лучше.

Самое время предупредить не очень искушённого читателя об одной особенности ясновидения.

Сначала простой пример. Когда у кого-то болит сердце, ему снимают кардиограмму. Замысловатый график не отражает, конечно, всей сложной деятельности нашего «насоса», но он даёт представление о некоторых сторонах его работы, для врачей обычно эта картина не только необходима, но и достаточна.

Мы не знаем пока, как на самом деле выглядят и что собой представляют те тонкоматериальные сущности, с которыми работают ясновидцы. Но сами эти сущности хотят взаимодействовать с человеком. Поэтому они представляются ясновидцу в привычных его культуре и воспитанию образах, говорят с ним на родном ему языке, используя, опять же, знакомые с детства обороты речи.

У человека заболело сердце, он обратился к ясновидцу, и тот видит чертёнка, зажимающего аорту. Не кардиограмму, а того самого «нечистого», каким мы представляем его по иллюстрациям к сказкам. Ясновидец может вполне реально разговаривать с ним — не вслух, правда, а мысленно, но они понимают друг друга. И кстати, этот чертёнок, неизвестно какой и чьей фантазией созданный, полнее отражает суть болезни пациента, чем нарисованная прибором кардиограмма.

Мне думается, что когда человеческий мозг активизируется с обычных трёх-четырёх процентов до пятидесяти, например, то он может представлять какие-то процессы, явления, даже абстрактные понятия именно в виде зримых сущностей. Иначе почему у того же дракона, да и у чёртика вышеупомянутого - всего одна-две функции и вполне понятное, довольно примитивное назначение? Какой-нибудь Цербер не ест, не пьёт, за подружками не бегает, только стережёт вход в пещеру.

Человек же многофункционален, с большим числом степеней свободы. Именно его сознание творит наш мир, об этом уже говорилось. И тогда все эти образы, сущности или как их ещё там — всего лишь правополушарный способ мгновенного познания и освоения тех природных явлений, на постижение которых левому полушарию нашего мозга требуются долгие годы.

Простой пример: лет сто назад физики открыли дверь в неизвестную прежде страну микромира, в мир атома. Учёные с тех пор довольно внимательно и подробно изучали эту мельчайшую неделимую частицу, накапливали сведения о её назначении, о её роли в нашем мире, в строении материи и физической реальности. Но вот вопрос: был ли Макс Планк, его непосредственные предшественники и последователи, первыми, кто увидел в основе материального мира атом?

Тот, кто изучал древнюю историю, знает, что был такой философ Демокрит: две с половиной тысячи лет назад он тоже говорил об атомах и оставил нам описание этой частицы. И вот что интересно: описание, которое нам представляет современная физика, и то, которое оставил философ Демокрит из древнего города Абдера, фактически идентичны. Только у одного, допустим - Макса Планка, уже были накоплены за сотни лет некоторые теории, исследования других учёных, какой-то фундамент материалистического постижения действительности; у другого — ничего этого не было. У одного были уже и приборы, и эксперименты, у другого не было никаких микроскопов, не то что молекулярных, вообще никаких. И тем не менее, ОН каким-то образом увидел, и увидел, заметьте, на дне с половиной тысячи лет раньше, и увидел, ещё раз повторю, точно. По сути дела - не имея расхождения с современным представлением об атоме. Значит, он получил это знание каким-то другим путём, за счёт вот этого самого озарения, интуиции или, мы можем сейчас это сказать, ясновидения. Потому что сегодня уже не единицы, а очень многие обладают этим инструментом или этой возможностью человека на уровне практическом, то есть вмешиваясь в процессы, которые идут внутри организма, внутри клетки, внутри хромосом и даже генов, менять в положительную сторону негативные события и вызывать этим выздоровление, а во многих случаях даже изменение событийных рядов.

Как это получается? Наверное, явления такого рода относятся к области принципиально непостижимого земным сознанием мира, о котором писал Семён Франк. Но ещё раз напомню, что и сущности электричества мы до сих пор не знаем, что не мешает нам активно его использовать. Так почему не обратить на благое дело те образы, что являются ясновидцу?

Ангелов и святых мы видим такими, как они изображены на иконах, поэтому легко узнаём их. Благодаря канонам иконописи мы отличаем их друг от друга. То же с историческими деятелями, чьи живописные портреты известны. Иногда портреты эти вымышленные, ну так что же?

И тут же возникает ещё одно условие: чем образованнее ясновидец, тем больше он видит. Чтобы узнать в старике Сократа, надо знать, что такой философ был в такое-то время. Ясновидец с образованием горного инженера наверняка видит мир потусторонних сущностей по-иному, нежели зоотехник. А если они будут работать вместе, то будет задействован их общекультурный арсенал представлений.

Здесь много весьма интересных проблем. И очень жаль, что никто не занимается историей ясновидения, сравнительным анализом наших видений и зависимостью их от личности экстрасенса.

Итак, потусторонний мир желает нашего содействия, люди ему нужны. Какова конечная цель этого сотрудничества - не знаю. Но твердо верю, что своим человеческим достоинством не поступлюсь.

Конечно же, я далеко не первый, кто пытается изучить и понять возможности тонкого мира и его связи с физической реальностью. Моё преимущество лишь в том, что я одновременно являюсь и исследователем, и участником этого процесса. Но даже в бывшем СССР многие учёные осмеливались высказывать суждения совершенно еретические с точки зрения господствовавшей тогда марксистско-ленинской идеологии. Вот одно из них, принадлежащее члену-корреспонденту Союзной Академии наук В. И. Сифорову: «Чем шире раздвигается горизонт знаний, тем больше ощущаем мы ограниченность познавательных и интеллектуальных возможностей отдельного человека. Сама профессиональная специализация и специализация в науке — следствие признания нами этого факта. Соответственно, как представляется это сегодня, и знание о Вселенной продолжает оставаться относительной истиной в том знании, которое придавал понятию В. И. Ленин. Я уверен, в космосе мы встретимся с многими неожиданностями, в том числе весьма «диковинными» формами материи. Более глубокое изучение пространства-времени, приложение к пространству-времени принципа дискретности откроют перед нами такие горизонты понимания Вселенной, о которых сегодня мы не можем даже и думать, которые с позиции сегодняшнего дня могут представляться «безумными» и «дикими». Так же, как когда-то мысль о передаче энергии квантами казалась физикам «дикой». Мера неожиданности, парадоксальности идеи может впоследствии оказаться мерой её активности. Этот парадокс сформулировал в своё время Нильс Бор: «Перед нами безумная теория. Вопрос в том, достаточно ли она безумна, чтобы быть правильной».

Всё здесь сказанное имеет прямое отношение к гипотезе о «разумной Вселенной». Восприятие Вселенной как системы, воздействующей на себя, наделённой некими атрибутами и реализующей какие-то цели, — это восприятие выходит за пределы нынешнего нашего относительного знания. Возможно, это та ситуация, когда сегодня на помощь знанию может прийти интуиция».

* * *

На работе, в издательстве «Художественная литература», тоже именно тогда, когда мы вроде выбрались из долговых ям и обозначили устойчивую тенденцию к росту всех показателей, затеянная замминистра Григорьевым структурная перестройка отрасли из разряда отраслевых страшилок плавно перетекала в фазу практических мероприятий. Вокруг нас происходили кошмарные истерии нового передела, цель которых вполне отчётливо вырисовывалась: посадить на ключевые посты своих людей, остальных свалить в большие братские могилы холдингов, где они сами постепенно исчезнут с конкурентного рыночного пространства. В результате, в дополнение к давним известным приятностям, в центре Москвы освобождалось немалое количество престижных зданий, умелая раздача которых сулила не столько государству, сколько представляющим его двуглавого орла чиновникам весьма солидные комиссионные. В общем, игра затевалась крупная, и церемониться никто не собирался. Так же, как когда-то из кабинетов выбрасывали бывших руководителей Госкомпечати, с той же медвежьей аккуратностью готовы были выкинуть из директорских кресел людей, которые спасали свои предприятия от окончательной гибели. Ведь самое трагичное в их положении было то, что государство в них не нуждалось и они существовали вопреки тем кошмарным условиям, в которые их поставили, лишив оборотных средств и время от времени полностью снимая с их банковских счетов всё, что они зарабатывали. В рыночных гонках с коммерческими предприятиями они должны были одолеть трассу, не имея в баках своих моторов ни капли горючего. Потому что оборотные средства — это то горючее, без которого ни один проект предприятия — будь оно коммерческое или государственное — не может быть реализован. И если частное предприятие может гарантировать банкам возврат заёмных средств активами своих акций или недвижимостью, то что могли бы предложить в залог государственные предприятия? Ведь у них ничего своего нет.

Мы с сочувствием и бессилием следили, как уничтожали на наших глазах одно славное издательство за другим. Редактора газеты

«Книжное обозрение» уволили, когда он был на больничном. Директора весьма успешного издательства «Детская литература» Елену Норцову свалили с должности за две недели. Она подала в суд, выиграла и всё-таки не смогла вернуться на прежнее место работы. Не вы-держали нервы её матери, и она с инфарктом миокарда слегла в постель. Уже на больничной койке она умоляла дочь: «Лена, они тебя убьют! Разве ты не видишь, что это за люди! Уходи, если хочешь меня спасти. Я не смогу жить, зная, что ты всё время под угрозой».

Вот на таком неблагоприятном фоне — на работе, в отрасли — и развивались дальнейшие драматические события. Несмотря на невероятные психологические сложности, мы с Игорем находили время для дальнейшего изучения открывшейся нам неведомой прежде страны - тридевятого царства, тридесятого государства.

На седьмом уровне справа и слева мы нашли волшебную живую и мёртвую воду. Мы сделали всего один шаг от входных врат, и сказочные сюжеты вдруг обрели черты реальности. Мы знали, что если пойдём дальше по открывшемуся нам пути, то может не хватить и десятилетий, чтобы увидеть всё, что там находится.

На восьмом уровне мы видели животворящий и умертвляющий кресты.

На девятом уровне нашли библейский рай и ад. Любые врата открываются перед нами, но пока мы не можем обследовать всё, что таится за ними. Боимся потеряться.

Однажды в Бардо-канале мы увидели большого чёрного ворона. Поскольку мы были в защитных оболочках, которыми научил пользоваться Григорий Петрович, ворон не заметил нас и пролетел буквально рядом. Решили проследить и поскакали за ним. Впрочем, поскакали — слишком сильно сказано. Одного скока хватило, чтобы его догнать на третьем уровне, где он влетел во врата Царства мёртвых. Это были левые врата. Нас никто не остановил, когда мы въехали следом за ним.

Ворон опустился на землю. Теперь это наполовину человек. И мы его знаем: Лапшин. Вот с кем он общается, откуда берёт свои знания и свою силу. Он не человек. Сбоку он птица, а сзади — чёрт, с хвостом и на копытах. Его встречает огромный чёрный человек с капюшоном, надвинутым на лицо. Мы не видим, кто это — мужчина или женщина. На плече коса. Это смерть. Они встали друг против друга. Общаются телепатически. Мы не можем считать информацию, иначе нас заметят. Видим только, как из груди смерти в грудь, голову и ниже паха этому получёрту-полуптице ветвится чёрный поток энергии. Вот где его дом, вот где его родня. Надо уходить, пока нас не заметили. Сражаться со смертью мы ещё вряд ли готовы. Потихоньку уходим, тем более что вдалеке собирается ужасная толпа мертвецов.

Вечером решили навестить Лапшина. Последнее время он явно работает против меня. Многие близкие мне люди видят гипнотические фильмы с жуткими сценами изнасилования. Эти страшилки явно не случайны. Особенно если ты знаком с работой уровней и сам можешь делать подобное. Хотя между «можешь» и «делаешь» — большая пропасть. Лапшин, похоже, её перескочил. Ну, что же, значит, с ним не обязательно церемониться.

Мы нашли моего бывшего гуру в Москве. Он в квартире одного из своих почитателей. Ему разрешили пожить, сколько захочет. Читает книгу. Отлично себя чувствует! Ничего, это сейчас пройдёт. Не убирая защиту, входим в сознание. Мы знаем, что искать. Информационные нити -словно кадры киноленты. Просматриваем их. Так вот они, мертвецы Царства мёртвых! Он сам пришёл оттуда. Его задача

- собрать энергию тех, кто ему поверил, и через эгрегор перекачать в Царство мёртвых. Он их подпитывает энергией за счёт живых. А вот он создаёт мыслеформы ужасов и напускает их на других людей. Интересные у него развлечения! Кто бы мог подумать, что в двадцатом веке — веке торжества материализма — подобная мистика не только возможна, но и активно действует среди самых заядлых атеистов! Воистину, пути Господни неисповедимы.

Лапшин чувствует проникновение в себя. Тем более что наша светлая энергия для его тёмной сущности - словно святая вода. Она его обжигает. Он встаёт, активизирует биокомпьютер (поскольку это его термин, пусть называет своё сознание, как хочет). Поднимается на уровни. Пытается увидеть, откуда идёт воздействие.

Но наша защита для него непроницаема. Жена Лапшина спрашивает:

— Что с тобой?

— Не мешай, кажется, опять Петров наседает, — огрызается колдун.

— Ты на своём Петрове помешался, — вскидывается гейзером раздражения Люся и отворачивается.

Лапшин повернулся к нам лицом. Его сканирующий луч проскользнул по нашему защитному кубу. Преломился на его поверхности и обошёл с двух сторон. Так он ничего не увидит. Мы перемещаемся с Игорем влево, он смотрит вправо. Нервничает. Роняет книгу на иол и сам вздрагивает от неожиданности.

Берём посох и обводим книгу красным цветом. Лапшин видит горящий вокруг книги Круг. Его ноги подгибаются. Он падает в кресло.

Жена опять интересуется:

— Что с тобой?

— У меня усталость, стресс. Ноги ватные, ничего не хочется, — он медленно засыпает. Мы напустили на него гипноз.

— Может, ему ужастик прокрутить? — спрашиваю Игоря.

— Да ну, он их любит, — не соглашается мой боевой Друг.

Жена встаёт, тычет его в плечо.

— Ты что, вправду спишь?

Он откидывается на спинку кресла, просит слабым голосом:

— Дай попить.

—Иди к чёрту, — с чувством, от души посылает она его и уходит в другую комнату.

Опять залезаем к нему в голову, смотрим, что он придумал в последнее время. Работал над защитой. Она несложная. Разные фигуры, выдуманные человеком: пирамиды, квадраты, шары, которые соединяются, как летающие тарелки. Идём глубже. Боже мой! Какой он внутри старый Несколько миллионов лет!

Записываем ему в подсознание весточку о себе: «Покайся! Думай о Боге! Не занимайся тёмными делами».

Теперь со спокойной совестью можно отдыхать. Уходим из того пространства в мой кабинет. Улыбаясь, смотрим с Игорем друг на друга. Счастливы, как дети.

* * *

То, что мы сделали в виртуальном пространстве, вдруг получило совершенно определённое материалистическое подтверждение. К нам в Центр неожиданно пришла одна из ближайших сподвижниц Лапшина, едва ли не с первых дней сопутствовавшая ему. Женщина была явно взволнована и даже испугана. Она рассказала мне, что её начали тревожить участившиеся случаи расстройства психики у детей, связанные с методикой Лапшина. Она набралась смелости позвонить ему и высказать свои опасения и, более того, возражения.

А на следующий день и Центре появилась женщина из Донецка. Она руководила там филиалом Академии. Три детские группы, которые она готовила по методике Лапшина, одна за другой заболели болезнями, схожими с теми, какими болели и другие дети, прошедшие энергетические тренинги в Академии. И так же, как моих детей, их мучили кошмары и кладбищенские сюжеты.

К сожалению, мне не удалось с ней встретиться. С ней разговаривала наша управделами. Она многое объяснила гостье из Донецка. Надеюсь, что это поможет ей сориентироваться в происходящем.

Когда мы в следующий раз вышли с Игорем в нематериальное пространство, нас уже ждали. Появился ангел с большими сияющими крыльями и позвал за собой наверх. Мы мгновенно оказались вместе с ним где-то выше планетарных уровней. И встали на облаке, которое было под нами, словно Земля.

Над головой тоже были облака. Они клубились и ограничивали свет. Потом в их разрыве образовалось окно, и в него хлынул яркий, ослепительный поток. В этом потоке появилась сначала геометрическая фигура — круг с врисованным в него золотыми нитями треугольником. Сбоку материализовалась украшенная драгоценными камнями икона с ликом Христа и стала сближаться с геометрической фигурой. Она плавно вошла в центр треугольника, затвердела там в золотую медаль и вдруг поплыла в нашу сторону. На медальоне возникла из ниоткуда золотая цепь и наделась на шею Пегаса. Следом из снега появился человек в шапке Мономаха. За ним вышли святые и воины. Их очень много. Они идут мимо нас. Поворачивают головы, смотрят сурово, внимательно, изучающе. Там, откуда они выходят, просматриваются стены древнего города. Они высокие, белоснежные.

Из света возникает человек в длинной белой одежде, с крыльями за спиной. Он летит над воинством и святыми. И улыбается нам.

Мы робко пытаемся угадать:

— Архангел Михаил?

— Да! Разве не узнали меня?

Опять идут люди, держат шитые золотом и серебром хоругви. Снова воины в кольчугах и шлемах. В их рядах и снятые Православной Церкви, священники. Облака расходятся ещё шире. Под ними возникло море, шторм кидает с полны на волну старую лодку, ветер в клочья рвёт подгнивший парус. А люди стоят на палубе и не боятся. Луч с неба ведёт корабль.

Картина исчезает. Теперь мы видим огромного человека. Это кузнец. Он куёт богатырский меч с большим камнем в оправе, закреплённым в перекрестье лезвия с рукоятью. Подаёт его нам. Игорь берёт и целует оружие.

Я вдруг перестал быть Пегасом. Стою рядом с Игорем в академической мантии.

Кто-то сбоку, тоже великан в одежде священника, обрызгал нас водой из жёлтого чана. Нас крестят огромным крестом, и мы целуем три раза крест. Благословивший нас кладёт нам поочерёдно руку на правое плечо.

— Теперь вы приняли истинное святое крещение. Во имя Отца, Сына и Святого Духа, аминь!

* * *

Конечно, я не мог воспринимать подобное только как факт, не осмысливая, не подвергая экспертизе сознания. Отрицать происходящее я не имел возможности, к тому же, был не единственным участником события, но очень хотел найти какую-то привычную опору своим невероятным происшествиям. Тот же журналист А. Горбовский в другой своей книге «Иные миры» (М., 1991) исследовал что-то подобное моему нынешнему восприятию. Позвольте, его процитирую.

«Мысль о каких-то сущностях, живущих рядом с нами и не воспринимаемых органами наших чувств, присутствовала в человеческом сознании практически всегда. Это представление пронизывает все верования, мировые религии и мифологические системы разных народов. Можно с уверенностью утверждать, что в истории человечества не было цивилизации, в системе воззрений которой не присутствовал бы этот элемент. Воззрения теологов, философов и мистиков всех времён на то, что представляют собой эти сущности, могут быть небезразличны и сегодня тем, кто пытается понять подобные феномены.

Некоторые великие мыслители в ряду других свидетельств своего прозрения оставили и относящиеся к тому, о чём говорю я здесь. Аристотель считал, что, помимо людей, птиц, животных и других, хорошо известных нам форм жизни, рядом с нами присутствуют ещё некие сущности, не воспринимаемые нашими органами чувств, обладающие более тонким, эфирным телом, но которые столь же субстанциональны, как и те, что мы видим. Аристотель, как и другие философы разных эпох, разделявшие это убеждение, приводил эту точку зрения, не утруждая себя какими-то доказательствами и аргументами. Они не ставили перед собой цели в чём-то убедить кого-то. Кроме того, знание ной иной реальности, ощущение её бытия — область скорее глубокой интуиции, чем логических выкладок и рационалистических построений. Такая констатация либо способна вызвать резонанс и понимание у кого-то, кто наделён такой интуицией, либо нет. Из этого вовсе не следует, будто кто-то лучше, а кто-то хуже. Единственное, что следует из этого, это то, что кто-то ощущает свою причастность к некоей, более обширной, многомерной реальности, а кто-то нет.

Поэтому, надо думать, и были так логичны мыслители, лишь упоминая, но не аргументируя это своё убеждение. «Признаюсь, — писал Кант, — что я очень склонен к утверждению существования в мире нематериальных существ...»

Пожалуй, более подробно, чем другие, излагал это К.Э. Циолковский. Он верил в возникновение на самой заре существования Вселенной неких «существ», устроенных не так, как мы, — писал он, — «по крайней мере из несравненно более разреженной материи». За миллиарды лет своего бытия существа эти, считал учёный, могли достичь «ненца совершенства». «Умели ли они сохраниться до настоящего времени и живут ли среди нас, будучи невидимы нами?» — спрашивал Циолковский.

Неспособность наша к восприятию этих тонких структур, иных сущностей сравнима, возможно, только с неспособностью насекомых или, скажем, пчёл воспринять наше собственное существование человека. Люди занимаются пчеловодством более 10000 лет. Десять тысячелетий подряд они используют пчёл, видоизменяют их, изучают, пишут о них статьи и монографии. Но при этом для самих пчёл человек, оказывается, остаётся за барьером восприятия. Зрение их устроено таким образом, что позволяет им различать лишь расплывчатые контуры ближних предметов. В этом колышущемся мареве туманных очертаний контуры человека, контуры дерева или колонны, воздвигнутой в честь какого-то события нашего мира, одинаково неразличимы и равно безразличны им. Пчёлы, считает известный французский исследователь Реми Шовен, даже не подозревают о существовании такого существа, как человек. В той реальности, в которой пребывают они, нет ни человека, ни человечества.

Подобно пчёлам или насекомым, обитающим на природе, не догадывающимся о существовании человека, мы не воспринимаем иных сущностей, возможно, точно так же обитающих рядом с нами. Правда, иногда мы хотя бы можем допустить мысль, что они есть. Но каково бытие этих сущностей, каковы их мотивы и цели, если они вообще им присущи, этого мы знать не можем. Как не могли бы знать, не разводят ли и они человечество так же, как мы разводим пчёл. Впрочем, может, и слава Богу, что не знаем (с. 133-135).

А вот ещё одно мнение — известного нейрофизиолога, лауреата Нобелевской премии Дж. Экклеса:

— Я уверен, что исходная реальность в моём восприятии своего «я» не может быть идентифицирована с мозгом, нейронами, нервными сигналами или пространственно-временными моделями получаемых импульсов. Я не могу поверить, чтобы опыт сознания не имел другого продолжения, не имел возможности другого существования при каких-то иных, невообразимых условиях. Во всяком случае, я утверждаю, что возможность последующего существования не может быть отвергнута на научных основаниях.

По его словам, существует некий компонент человеческого бытия в мире, «который не подвержен дезинтеграции после смерти».

И вот теперь я лично соприкоснулся с сущностями, незримо пребывающими рядом с нами, и смог увидеть новый аспект своего собственного существования. Даже странное и неожиданное приобщение к ритуалу Святых Тайн, безусловно, представляло собой часть некоего плана, соединяющего различные структуры личностной психики и сознания, как моей, так и Игоря Арепьева. Ведь ещё Парацельс категорично утверждал, что у каждого человека есть два тела — физическое и духовное. А ведь он был ясновидящим. Так что же происходит с нами — расщепление или синтез этих двух тел?

* * *

У моей ученицы Тамары, о которой я уже упоминал в пой книге, сильная головная боль. Атаки на её здоровье сильно выводят меня из равновесия. Тамара гоже едва переносит это нескончаемое недомогание. У неё постоянные нервные срывы.

Зову Игоря. Надо как-то разбираться с этим. Уже нет возможности терпеть беспредел мохеровых (так мы с Игорем зовём пронырливое население подземных структур).

Решили поработать втроём. Выходим в нематериальное пространство. Над головой Тамары висит шар со светящимися прожилками. Локализуем нападение и идём по лучу к тому, кто его послал. Знакомая птица с хвостом и копытами.

— Ну, сейчас мы тебя придушим, мохеровый! — ярится Игорь и нападает.

Птица обращается в огромного, яростного волка. Вижу его глаза с жёлтыми росплесками ненависти, оскал клыков. Но волк немного растерян. На поединок с самим Георгием Победоносцем он, кажется, не рассчитывал. Хочет удрать. Поздно. Игорь бьёт его копьём.

Волк прямо на глазах оборачивается в лису. Тоже пакость большая. Прямо передо мной — глаза в глаза. Бью её копытом. Из лисы выпорхнул ворон, умчался куда-то на уровни.

Надо что-то делать с Тамарой. Ей совсем плохо. Мчимся наверх, берём там животворящий крест. Ставим напротив Тамары. Сверху идёт мощный луч. Крест ставим в луч и направляем возникший солнечный ветер на Тамару. Он! вся в этом потоке. В неё идёт мощный заряд божественной энергии. Боль уходит. Ей намного лучше. Добавляем ещё энергию из посоха. Она выздоравливает прямо на глазах.

Сверху появляется белый голубь. Нас зовут наверх. Тамара выходит из нематериального пространства, а мы летим за голубем. На самой вершине уровней — лестница. На ней сидит святой Георгий Победоносец. Опускаемся перед ним на колени. Он такой огромный, что мы едва дотягиваемся до колена его ноги.

— Чего хотите попросить? — спрашивает он.

Отвечаем, что просим помощи в битве с тёмными силами и в добрых делах.

Он протягивает нам руку с кольцом на пальце:

— Дотроньтесь до кольца.

Мы дотрагиваемся и чувствуем, как возрастает в нас сила.

Теперь надо найти Лапшина. Добить.

Спускаемся на земной уровень. Отыскали его квартиру, Она окутана тёмной плёнкой. Новая защита. Как её убрать? Лучом вырезаем окошко, заглядываем в него.

Кухня. Он сидит рядом с женой за столом. Вид потерянный. Это разбитый человек. Человек-тень.

Входим в сознание, прокручиваем информацию вчерашнего дня. Мозг Лапшина — два шарика. Они энергетически и информационно взаимосвязаны. В центре его структуры — квадратики. Их штук десять, они очень активны. Луч уходит через Бардо в третий уровень. Ещё один импульс уходит в шестой уровень, где гипноз. Это всё вчерашняя картина, то есть тот момент, когда он готовился на нас напасть. Вот он в Царстве мёртвых. Сбоку — птица, сзади — чёрт. Он подпоясан кожаным ремешком. На поясе у него магические инструменты — лампа-керосинка и ковш. Напротив знакомый персонаж в чёрном балахоне, с косой. И снова из груди смерти в Лапшина закачивается чёрная энергия.

Он превращается в огромного ворона. Под ним тяжёлая чёрная платформа с кованым кольцом посредине. Он хватается когтями за кольцо, поднимает плиту в воздух и несёт её через Бардо-канал на земной уровень. Находит мой дом и опускает плиту сверху. Появляется всадник — наша защита. Он держит плиту руками, не даёт ей опуститься. Но птичка тоже непростая. Ждёт, когда ко мне в дом кто-то находит, посылает в этих входящих людей импульс, создаёт резонанс и давит сверху плитой. Всем в доме становится плохо.

Теперь появились мы с Игорем. Начинаем с ним сражаться. То самое вчерашнее сражение. Мы бьёмся с волком, а чёрное пятнышко уходит вверх и прячется на третьем уровне. Значит, волк — это иллюзия, голограмма. Мы сражались не с настоящим волком, а с мультиком, который нам ловко подсунули. Хотя, судя по состоянию Лапшина, ему всё же досталось. Георгий Победоносец - не какая-нибудь ведьма на метле. Хочется добавить Лапшину что-нибудь нелегитимное. Но больно уж он жалко выглядит. На Руси лежачего не бьют. Выходим, уходим. Пусть поправляется, ещё встретимся.

Вернулись в свой кабинет, под купол башни. Но выключить экраны внутреннего видения не успели. В нас вошёл информационный поток, стал раскручиваться — словно голос внутри зазвучал: «Хронометрируйте события виртуального плана обозначенной реальности. Событие произошло. Пошли изменения. Реальность стала меняться. Лапшин стал интересоваться этим направлением, читать соответствующие тексты, смотреть книги. Наложились ваши коррективы, которые меняют важный отрезок его жизни. Вам не оставили достаточного для полного обучения времени, потому что приближается очень важное событие, надо торопиться. Лапшин опережает намного. Вы возникли в процессе его отношений с Грабовым. У вас много сил, но вы недооценили того, с кем имеете дело. Тёмные силы окрепли и хотят ограничить царство Христа. Миллениум — год перемен. Закон позволяет. Вы можете Христу помочь. Вы правильно делаете, что перенастраиваете окружение Лапшина, но этого недостаточно — вся сила в нём, как ваша сила — в вас.

Его группа зависит от него.

Ваша — от вас.

Окончательно всё будет решаться в личном бою. Он очень серьёзный противник. Он смотрит, какая смерть у противника. Самое главное: какая у кого смерть?

Вы сражаетесь наверху. Но события разворачиваются и внизу. Вносите ясность. Ориентируйте людей. Вам скоро придётся возглавить всё — и здесь, в Царстве Божьем, и внизу, на земле. Поднимите знамя — соберётся рать».

* * *

На следующий день мы с Игорем поехали к Григорию Петровичу. Он встретил нас, как всегда, улыбкой и был уже в курсе произошедших в нематериальном пространстве событий.

— Ну что ж, бывает. Обманули. Главное — сделать правильные выводы из произошедшего. Победы всегда добивается тот, кто делает правильные выводы. Подумайте, как теперь бороться с гипнозом и голограммами, как увидеть за всеми этими мультиками настоящего противника. А теперь давайте поработаем, — предложил он. — Включайте свои экранчики. И начнём.

Он сосредоточился.

— Опыт свёртки пространства в объём собственной души. Что сначала делаем? Ограничиваем вокруг себя пространство и втягиваем его в себя.

Удивительно, в отличие от прежних подъёмов по вертикальному каналу Бардо — мгновенно оказываемся наверху. Теперь мы словно джинн, вырвавшийся из бутылки. Вокруг беспредельность Космоса. Всё очень отчётливо видно: звёзды, спиральные рукава галактики, другие галактики в отдалении. А внизу наша бутылочка, в которой целый мир. Вторая площадка, на которой мы стоим, — наверное, пробка от этого сосуда. Сейчас она приподнята, благодаря чему мы и вырвались на свободу. Вот как выглядит наше пространство, если смотреть на него извне.

Здесь нет ничего — ни центрального канала, ни левого, ни правого. Безрассудно стремиться вверх. Эта беспредельность подавляет, но мы преодолеваем страх. Это, возможно, первый выход человека в открытый Космос без скафандра. Хотя вряд ли. Некоторые похожие свидетельства уже имеются, ну, например, в тибетской «Книге мёртвых». Впрочем, гак высоко авторы этой книги могли и не забраться.

Куда-то нас влечёт. И наш путь, ничем не обозначенный, вряд ли случаен. Нас буквально затягивает невидимым космическим течением в глубины мироздания. Земли и Солнечной системы уже давно не видно.

— Попробуйте остановиться, — слышим мы голос Григория Петровича.

Останавливаемся. Напротив нас загорается что-то вроде большого экрана, по которому крупными буквами бежит текст. Нечто вроде лекции. Читаем.

Жизнь есть бесконечность, а бесконечность есть жизнь. Но не в каждой жизни есть бесконечность. Кто познает эту бесконечность, тот и познает жизнь.

Бесконечность есть в каждом из вас, в вашей душе. Разворачивая эту бесконечность, вы познаете истинную жизнь, как на Земле, так и в Космосе. Бесконечность не может прерваться, и жизнь так же бесконечна, как Космос.

Жизнь изменяется, как Космос. И именно Космос влияет на вашу жизнь. Всё, что вы делаете, - это космическое и присуще законам Космоса на Земле.

Космос даёт жизнь как на Земле, так и на других планетах. Ошибочно полагать, что кто-то создал Землю. Жизнь создал сам Космос в проявлении высшей силы Разума.

Космическая энергия в каждом из вас. Следует научиться пользоваться ею, и тогда познаете настоящую жизнь как на Земле, так и в Космосе.

Это богатство, которое даётся не каждому. И не каждый подготовленный может управлять этой энергией. Живите в гармонии как на Земле, так и в Космосе — и вы обретёте вечную жизнь.

Космос — это проявление вас, а вы — проявление Космоса. Возьмите то, что вам полагается. Проектируйте жизнь земную и кос-

мическую, так как вы пришли туда, где сейчас находитесь. Единст-
венный ваш помощник — это Вера.

Всё космическое не чуждо вам. Оно для вас родное, хотя даётся
не каждому. Только избранные могут пользоваться энергией отсю-
да, где вы находитесь сейчас. Космос дал вам жизнь, так не отвер-
гайте его. Помните — вы живёте по законам. Космоса. То, что вы
свершаете, и есть Космос.

Вы ничего не открываете, а читаете в книге жизни то старое,
что было написано.

Поторопитесь! Всё, что происходит по спирали, — заканчива-
ется. Но оно вечно, потому что начинается сначала.

Устройство жизни не то, что вы привыкли думать всегда и о
чём у вас сформировалось определённое мировоззрение. Жизнь есть
пространство, которое определено космическими законами. Ничто
не может развиваться хаотично, спонтанно, само собой. Всё идёт
упорядоченно в своём развитии.

Жизнь построена по законам Космоса, и ошибочно полагать, буд-
то вы что-то открываете или изобретаете. Псе это было ранее, и
люди стоят лишь на первой ступеньке своего развития. А лестница
знаний уходит далеко «верх. Чтобы правильно пользоваться неогра-
ниченными маниями, нужно иметь полное согласие души с Космосом.
Ошибочно полагать, что вы после смерти умираете или в какой-то
день открываете новое. Жизнь бесконечна, и открытия ваши тоже
бесконечны. Они уже совершены и в прошлом и в будущем.

Те, кто познает через душу свою Бога своего, у тех и будет до-
ступ к закону Бесконечного Космоса. Они смогут пользоваться зна-
ниями, которые продвинут их так далеко, что настоящее сознание
не сможет это представить себе и уместить в своём разуме. Они

же и спасутся впоследствии от кары небесной за жизнь неправильную.

Законы жизни очень просты, но каждый, кто впоследствии прочтёт их в Книге Знаний, должен быть готов к осмыслению, пониманию, а также он должен знать, что на него ляжет ответственность за управление этими законами.

Это было что-то вроде вступительного слова. Потом шёл первый раздел.

Взаимодействие отрицательных и положительных энергий

Отрицательные и положительные энергии равнозначны между собой. Но в некоторых случаях отрицательная энергия может быть больше, чем положительная, как и наоборот. Это происходит во время взаимодействия энергетических сил, борьбы добрых сил со злыми и злых сил с добрыми.

Там, откуда вы пришли, между ними почти постоянно стоит знак равенства, так как события и жизнь расписаны по закону Космоса. Чтобы, менять какую-либо ситуацию и управлять вашей жизнью, необходима третья энергия, которой в том месте, где вы, нет. Чтобы изменить события и ход жизни необходимо брать энергию из источника жизни, который находится выше, над вами. Именно над тем местом, где вы работаете.

Но вы должны оценивать силу применяемой энергии, так как вы меняете не только ход событий и жизненный уровень, но и законы Бытия и законы Космоса в том месте, где они действуют независимо от вас и от воли там живущих. Вы должны оценивать масштаб применяемой энергии, а также чётко представлять последствия применения этой энергии, и помнить, у кого вы её берёте.

При установлении энергетического канала благоразумно пользуйтесь силой, данной вам, как в добрых, так и в других намерениях. Осознайте, что сила, применяемая вами, на порядок выше других сил мира, в котором вы её используете.

После испытания данная сила будет закреплена за вами. Но знайте, что эта сила не начало, не конец, а только одна из сил, к которым вы будете допущены.

По делам вашим и воздастся вам.

Во имя Отца, Сына и Святого Духа, аминь!

Пришествие Господне

Готовьтесь к пришествию Господнему, ибо Бог сойдёт на то место, откуда вы сами пришли. И те, кто не будет посвящён в дела Господни и у кого не будет силы Божьей, неминуемо погибнут.

Сила Господня в вашей душе, — обретите веру души вашей. Тогда обретёте вы покой и согласие в житии вашем.

Знайте, что каждому из вас доступно пользоваться силами Господними, которые намного выше. И не бойтесь взять силы эти, так как вы допущены к ним.

Знайте, что данные силы могут изменить как мир, в котором вы находитесь, так и жизнь, и природу, и всё, что вокруг вас.

Не сомневайтесь в правильности решения, так как решение ваше — это и есть желание сверху. Поступайте с верою и душой вашей в согласии, так, как вам подсказывают. Ибо вы есть то воплощение руки Господней, которое даёт распоряжение как в Космосе, так и в той жизни, откуда вы пришли. Вам даётся в распоряжение четвёртая неземная сила. Она как стена — без начала и конца. Никто не может её одолеть, осилить. Она понадобится вам, где надо оградить, ограничить.

Используйте данную силу в добрых, разумных намерениях и знайте, что сила, данная вам, увеличится во много раз для содействия и заботы о том месте, откуда вы пришли.

Используя силу и способности, которыми наделены вы, тайте о том, что всегда в применении силы вы не одиноки. За вами стоит Господь наги. И те силы, которые будут противостоять вам, суть заблудшие и пытаются противостоять гневу Создателя.

Пусть узрят они величие ваше и будут находиться около вас в служении вам. Как и было предначертано ранее, и в настоящем, и в будущем. Храни вас Господь и вся сила небесная!

Всё, титры закончились. Экран погас и исчез. Мы одни и бескрайнем Космосе. Куда скакать?

Вдруг издалека несётся колесница, запряжённая тремя белыми конями. Она сияет. Ею правит огромный бородатый человек. Он очень похож на того, кого изображают на иконах. Бог Отец.

— Что, потерялись? — гремит на весь Космос раскатистый, оглушающий голос.

— Господи! Помоги найти Землю! — молим мы.

Он смеётся. Колесница разворачивается.

— Цепляйтесь сзади!

Игорь держится рукой за стенку золотой колесницы. Она несётся сквозь беспредельность. Пролетели мимо Солнца.

— Вон ваша Земля.

Бог Отец бросает в её сторону молнию.

— Спасибо, Господи.

— Меня ещё Отцом зовут, — хохочет он.

— Спасибо, Отец.

— Ну, наконец-то угадали.

— Можно дотронуться до Тебя?

— Нельзя. Сгорите.

Колесница разворачивается и уносится куда-то в глуб галактики.

Мы входим в уровни. Всё, снова на Земле. Григорий Петрович смотрит на нас удивлёнными глазами.

— Вы знаете, кто это был?

Мы с Игорем переглядываемся.

— Создатель, — и сокрушённо добавляет: — Да, ребята, с вами не соскучишься. Я лично такое впервые вижу, чтоб Сам Создатель кого-то по Космосу провожал.

* * *

У нас с Игорем всё стало получаться гораздо лучше, чем прежде. Мы быстрее попадаем на планетарные уровни, лучше диагностируем болезни, быстрее находим решения по ликвидации патологий в организме — у себя и других. Если чего-то не знаем, немедленно обращаемся к Григорию Петровичу. У него на втором уровне, слева, есть своё место проживания — небольшой дворец с павлинами во дворе. Мы с Игорем тоже стали подумывать о чём-то подобном. Но пока всё никак не решимся.

Работа в Центре неплохо налаживается. Люди идут. Но в основном очень бедные: не могут заплатить ни за обучение, ни за лечение. Мы всё равно не отказываем. Нам нужна уверенность в себе. И каждое сложное заболевание, которое мы одолеваем с помощью данных нам технологий, это большой праздник для нас. Приходят люди с диабетом и получают ожидаемую помощь. Приходят с раком — оказывается, и он вынужден отступить.

Иногда в ауре человека чётко обозначается присутствие посторонней информационной сущности. Вот они, бесы, как говорят в народе. Мы можем их убрать, но сначала посылаем человека в церковь, как правило, в Троице-Сергиеву лавру к отцу Герману. Пусть грешник поймёт, что не всё так просто в жизни, что за всё придёт срок платить. Отец Герман прочистит мозги. Он священник суровый, и у нас с ним особые отношения. Когда шло войско, которому нас представляли, мы видели его среди благословляющих. Если Сам Господь допускает его в Свой мир, в Своё Царство, то, значит, он тот, кому можно верить. Несколько раз мы приезжали к нему на службу и надвратную церковь и видели, как из людей выходили энергоинформационные сущности тёмного мира — черти и бесы. Иногда они, правда, тут же забирались в кого-нибудь поблизости. Но и основном их затягивало вверх, в восходящий энергетический поток под куполом храма, и они, корчась и мучаясь в Святом Духе, деформировались, растворялись, таяли в вышине.

У нас был соблазн открыться отцу Герману, но мы его преодолели. Ведь у него не работал экран внутреннего видения, и он сам мог не знать, что приближен к Господу. А свои знания и умение изгонять бесов он получал по каналу интуиции. Так что мы у него, как и остальные миряне, по несколько часов отстояв на коленях, получали отеческое благословение. И другим то же делать, при любом удобном случае, рекомендовали.

Вернувшись однажды после утомительной службы у отца Германа, мы с Игорем вспомнили о нашем побитом ранее противнике, Лапшине.

Было это в середине мая. Дни были тёплые, солнечные, долгие. Сели опять в кабинете под башней с куполом, где у нас энергетический столб такой же, как в церкви у отца Германа, образовался. Благодаря ему стоило только пожелать — и мы уже в нематериальном пространстве, готовы к работе.

А где-то в Москве наш друг Лапшин? Ага! Вот где! Он ходит по своему кабинету. Стол, сзади окно. Он приехал из Феодосии. Откручиваем плёночку назад. Что он там делал? Так, ходил по кладбищу. Принёс цветы. Большая могила, лавочка, он садится. Связывается с третьим уровнем. Справа кто-то из его родственников. Отец. Он на него сердится. Лапшин не слышит. Он слева, полуптица, сзади хвост. Вокруг него много мертвецов. Он для них как надежда, как спасение, их тысячи. Они дают ему свою энергию. Говорят, что он непобедим.

Переносимся к нему. Садимся рядом. Под нами всё чёрное. Открылся канал. Мы полетели по нему. Первый, второй, третий уровни. Ворота! Они открываются. Скелеты в чёрных балахонах. Они создают шар тёмного цвета. Он моментально собирается. Лапшин вгоняет его себе в грудь. У него тоже есть доспехи. Сабля или меч справа почему-то висит. Кольчуга тоже теперь есть. И щит теперь такой, как и у нас. Только неё тёмное. На щите попеременно проявляются — то птица, то чёрт. В середине щита камень. Копьё высокое. Он полная паша аналогия, только чёрная. Правда, лишь внешне. Суть-то у него другая: птица, чтобы сбежать, чёрт, чтобы сражаться. На нас его собирают. Они сделали прототип Чёрного рыцаря. Это вооружение появилось только что. Оно расширяет его возможности.

Справа от него отец — невысокого роста, худощавый, седой. Он говорит: остановите его, весь наш род за него пострадает. У отца нормальные мысли, у сына наоборот. Думает, как прибрать к рукам мир.

Ему мешают такие центры, как наш, другие школы, академии. Мы опасны для него, а одиночки-экстрасенсы его не волнуют. Лапшин использует гипноз. Мы поставили ему зеркало. Он смотрит в него и отражает сам себя. Однако знает про нас и ко всему готов. Вообще у него сто процентов уверенности в себе.

Почему его система действует автономно?

Лапшин вроде не напрягается, а людям плохо! Надо разобраться, куда от него ниточка идёт. Видим. Чёрная пирамидка из шаров. От неё лучики тянутся к тем, кого он извести хочет. На автомате работает. Вот какое затейливое дельце. Если попробовать так же против него? Нас чёрная пирамида давит, значит, его светлая давить будет.

Устанавливаем выше третьего уровня пирамиду из золотых шаров. Насыщаем энергией Георгия Победоносца. Целимся в Вячеслава-чёртушку. Ага! Хорошо подготовился! Сразу вокруг защита в виде куба. Как же его достать? Бьём копьём. Вылетели три птицы. Догонять или как? В гот раз он уже так обманывал. Пока с волком бились голограммным, он на третий уровень ушёл. Теперь не уйти. Даже птички туда не летят — пирамида золотая мешает. Мертвецы левосторонние злятся, ругаются. Ну, а что толку-то ругаться?

Надо вспомнить, как в сказках случается. Недаром Лапшин в последнее время сказочки читал. Тратить стрелы на стервятников? Хрен им! Пустим на них лучше нашу птичку родную — орла двуглавого.

Создаём его лучом, оживляем. Всё, готов державный, по-летел. И мимо птичек. Значит, и вправду ненастоящие! Опять обмануть хотел двурогий друг. Нехорошо...

Орёл наш вниз, в кабинет Лапшина полетел. А там кубик посреди комнаты образовался. Здесь нечистый, стало быть. Просим птичку двуглавую подвинуться и со всего маха по кубику дубиной, от которой и горы-то плющатся. Треснул кубик. Вячеслав головой прямо в стол ткнулся. На затылочке у него вихрь. Компьютер тут вход-выход обозначил. Вывинчиваем его против часовой стрелки. Сжимается в точку, а секунду спустя опять, как прежде, восстанавливается. Повторяем. Тот же результат! Обводим лучиком коричневым, вытаскиваем из больной головы глупое сознание. Вот какая дырка в башке получилась!

А природа, как известно, пустоты не терпит. Запихиваем на прежнее место добрые намерения, милосердие, готовность помочь больным, бедным. Надолго ли? Его прежние друзья и хозяева, наверное, скоро заподозрят неладное, переконструируют хорошего человека опять на дрянь адскую. Ну, может, недельку-другую без гадостей проживёт? И нам хоть какая-то передышка.

На следующий день планируем поднять на самый верх уровней девочку, ту самую, что когда-то на шабаше в Феодосии весь спектакль Вячеславу поломала. У неё хорошо работает экран внутреннего видения, но от нижних уровней, как и настроил в своё время Лапшин. Она талантливая девочка, и очень хочется её перенастроить на светлую дорогу к Богу. К тому же, когда-то именно ей довелось подпортить важную оккультную мистерию Лапшина. Единственное, что меня пугает, это её самоуверенность и заносчивость. Думаю, если она увидит кого-нибудь из божественной иерархии, это поможет ей сориентироваться в жизни.

Вот и наступил долгожданный миг. Юный экстрасенс надевает на глаза тёмную маску, включает экранчик. Пытаемся поднять её на десятый уровень. У неё всё прекрасно получается. Никаких проблем с подъёмом. На ней серебристый костюм с широкими штанинами. Мощные ботинки с крылышками, как у Гермеса. Она перемещается по пространству свободно и очень быстро. На голове повязка, как у японских ниндзя.

Такой суперпродвинутый ребёнок.

Летим по центральному каналу Бардо. Никаких сложностей. Девочка здесь как рыба в воде. Поднимаемся наверх.

Площадка. Всё в тумане, никто не встречает. Наша подопечная внизу, такая маленькая. Спрашиваем её, как она нас видит.

— Вы мне по грудь, — отвечает она.

Что-то не так, но что — никак не поймём.

Движемся по лестнице. Поднялись немного, и ступени исчезли. Пустота. Очень ясно объяснили, что надо возвратиться. Вернулись. Пошли по другой дороге. Тинейджер сделал петлю и вернулся на прежнее место.

Идём по другой лестнице. Там пирамида, за ней гора. Несколько старцев. Очень большие.

Спрашиваем супергёрл: «Ты их видишь?»

— Да, вижу. Они очень маленькие, — говорит. — Смотрю на них сверху вниз.

Старцы отворачиваются. Они явно демонстрируют не-желание общаться.

Почему девочка видит себя такой большой и смотрит на всех сверху вниз? В этом пространстве, похоже, таким аллегорическим способом показывают её серьёзные личные проблемы с самооценкой. Гипертрофированное представление о себе, своём месте в жизни... Если б она не была ребёнком, встреча могла быть более суровой.

Но девочка не унывает. Просто отворачивается от божественных старцев и легкомысленно лезет в гору.

Путь загораживают две фигуры — жизнь и смерть. Они смотрят на неё, она смотрит на них.

По-моему, ей наплевать на всё. Она просто думает, как перешагнуть через эту неожиданную преграду. Ей по-прежнему кажется, что она большая, а они маленькие. Жизнь и смерть поворачиваются к ней спиной, явно демонстрируя своё отношение к безрассудной девчонке.

Она хочет идти дальше. Я протестую. Это не цирк и не зоопарк. Всё очень серьёзно. Надо уходить. Её не хотят здесь видеть.

А нам, старикам-воспитателям, тоже урок. Конечно, дети скорее взрослых открывают экран внутреннего видения, легче осваивают премудрости тонкого плана. Но и головокружение от успехов у них легко проявляется. Как хочется похвастать перед другими своими необыкновенными способностями, своей избранностью! Это мы потом и по некоторым другим ученикам замечали. Значит, надо почаще напоминать им, чтобы дорожили своим даром, помнили, что дар этот не от нас с Игорем, а выше. Не суетная гордыня должна быть в сердце, а гордость за те силы, которые ты представляешь.

* * *

Людей, которые прослышали про наши необыкновенные целительские возможности, становится всё больше. Почти каждый день приходят с просьбой помочь. Сложность заболеваний тоже возрастает. Вот пришла женщина с раком груди. Зовут Татьяна Владимировна. Преподаёт в гимназии иностранный язык. Её прислал один наш знакомый.

Как быть? Мы ещё никогда не работали с запущенными раковыми опухолями. Тем более, её врач требует немедленно делать операцию. Рентген показал обширные метастазы по каналам молочных желез. Сложность проблемы ещё в том, что она и верит в нашу помощь и не верит. Просто хватается, как за соломинку. Эта неопределённость её сознания очень мешает работе.

Включаем с Игорем внутреннее видение. Рассматриваем организм изнутри. Картина нерадостная: идёт заражение крови и подавляется иммунная система.

Фильтруем кровь. Кровь вращается, заходя в почки. В почках много гидрокортизона. Мы собрали отфильтрованные клетки — они как стёклышки. Сбросили их в мочевой пузырь. Ещё раз фильтруем, очищаем через почки и мочевой пузырь. Ещё раз сбрасываем.

Связь идёт от головы до опухоли. Доходим до клеток, с которых началось заболевание. Работаем с метастазами. Жидкость в клетке — трупная. Она разлагает организм в месте опухоли. Мы перепрограммируем клетку на позитивную работу. Метастазы на уровне информации отрезаем и помещаем как бы в коробочку — теперь у них нет питания, отрезали. А изначальная клетка начинает работать как здоровая. Ей вернули память.

Пока всё, больше за один сеанс сделать нельзя. С основной опухолью будем работать в следующий раз.

Кончили с ней работать, хотели погасить экран внутреннего видения... И вдруг оказались где-то в Космосе. Это сфера. Мы внутри её. Полумрак. Солнышко висит. Пускаем его внутрь себя. Играем с ним, как дети. На стенах что-то написано. Буквы неизвестны. Голос внутри говорит, что написано о создании человека. Уточняют: лестница эволюции. Слева — животные, справа — человек. Всё их развитие. Потом человек и техника.

На полу надписи и углубление, внутри углубления пятиконечная звезда. И то же самое на потолке. Эта звезда — формула жизни. Её можно запустить лучами и рукой. Дотрагиваемся — она холодная и скользкая. Но вот из неё вырывается поток энергии. Образуется радуга. Поднимается от пола в звезду на потолке. Если трогать левой рукой, тепло пошло. Тронешь правой — что-то входит завораживающее. Мы становимся на звезду. Луч проходит через нас. Каких-то особых ощущений нет. Но луч идёт. Перед нами возникло голограммное изображение Божьей Матери. Сфера начала вращаться. Звезда вращается вместе с нами. Нельзя пошевелиться. Мы должны выказать уважение Божьей Матери.

Но что-то произошло. Нас качает. В этом гейзере энергии появился человек с крыльями, идёт к нам. Всё мгновенно изменилось. Солнышко, голубь, белое окошко появилось. Картину показывают: небо, пшеницу, поле. Человек с крыльями стоит напротив. Приходим в себя. Рядом вторая сфера. Надо зайти. В ней бегают черти. Но мы не боимся. Какая-то женщина из ничего возникла — молодая, красивая, но сразу же превращается во что-то страшное. Черти рядом ползают, прыгают, кричат.

На стенах написано про людскую долю: жадность, обжорство, пьянство, блуд, зависть, предательство.

Напротив этой стены сидят четыре огромных чёрта. Они олицетворяют жадность, зависть, блуд, предательство.

— Что вы с людьми делаете? — спрашиваем строго.

Они скалятся, смеются.

— А вот что вы видите, то и делаем.

— А зачем?

— Чтобы мир на земле был.

— Через это разве мир бывает?

— А вы как думаете? По-другому?

— Вы служите Создателю?

Смеются:

— Мы все по-своему служим Создателю.

Черти рядом от злобы задыхаются. Мелкие бесы хотят напасть, столпились. Но вокруг нас свечение, и они его не могут преодолеть.

Уходим.

Ещё одна сфера. Дом святых. Можно зайти. Там светло, хороший запах. С двух сторон как будто ангелы. Они с крылышками. Женщины святые; дети раздетые бегают. Это похоже на огромную комнату. Кто летает, кто ходит, кто на облаке сидит. Все улыбаются и смотрят на нас. Идёт какое-то энергетическое воздействие. Появился святой старец. Мы меньше его ростом. Кто-то говорит:

— Вы должны вспомнить, кто вы есть.

Мы напрягаем память. Появляется видение — это конь, всадник. На голове белая сфера. В середине нимба — белое, круг, радуга. И мы с Игорем опять Пегас и князь.

Вокруг всё меняется. Природа: реки, море, горы, лес.

Спрашиваем:

— Можете показать структуру Георгия Победоносца?

Показывают лица со сферами. В центре Иисус Христос. Рисунок — шесть энергий мужских и шесть энергий женских. Женщины — слева, мужчины — справа. Знаки зодиака.

Теперь пространство — это Христос, конь — время, проводник в Космос. Всадник — социум. Последняя часть спирали, которая, проникая через пространство, получает освобождение.

«Природа — мир, окружающий вас. Но для вас мир не один, — уточняет кто-то невидимый. — Единицы получили доступ к тому, к чему вас допустили».

— Что мы должны делать на земле?

— Задача ваша исцелять и защищать Отечество, помогать людям. Вы собираетесь в силу. Вы сохраните индивидуальность, но будете едины.

— Где место, которое хранит силу? — спрашиваю я.

— Ищи. Всё во власти Бога, в твоей власти, — двусмысленно отвечает невидимый собеседник.

Экран исчез, отключился.

Возвращаемся на уровни.

Поднимаемся над площадкой. Решили поэкспериментировать. Серый цвет. Рисуем белым цветом полоску, она сама закрашивается чёрным и исчезает.

Рисуем квадрат. Его снова стирают. Настырничать бесполезно. Видим вход. Идём. Это туннель. Наверху ряд площадок. Опять двери железные, обитые, очень крепкие. Ещё одна площадка. Встаём на неё — кажется, будто тонкая материя. Плёнка вроде парниковой. Она легко держит нас. Что-то вокруг есть, но видно урывками. Надо иметь какое-то другое зрение. Кусочками то ухо, то рука, то часть платья видим. Те, кому они принадлежат, — огромные.

Пошли ещё выше. Жёлтый цвет. Синий. Рисуем на синем жёлтый квадрат. Он стал настоящим. Развернулся влево, вправо кувыркнулся, висит, полетел. Стираем его фиолетовым цветом.

Медленнее стали продвигаться. Нас выталкивают назад, вниз. А мы упрямо ломимся вверх. Площадка. Игорь одной рукой цепляется за край, тонкий, как лезвие, другой тянет меня за седло. Обрезаться можно. Давят сверху, не пускают. Зацепился Игорь щитом, и залезаем едва-едва. Нас обвели чем-то белым. Вовремя, иначе мы не вынесли бы жара, который вокруг. Едва терпим, оглядываемся. Вокруг знаки зодиака. Их двенадцать. Вид то открывается, то закрывается. Очень трудно разглядеть.

Сверху красный круг. Лучом в нём прорезаем дырку. На красном чёрная дыра, её затянуло. Нарисовали зелёную окружность — из неё стали появляться деревья, животные.

Ещё выше поднимаемся. Круг рядом. Белый цвет на площадке, опять знаки зодиака. Там всё светится золотом. Залезаем наверх. Ослепляют сверху, как Солнце. Давление. Мы висим. Не можем залезть на площадку. Золотой лёд. Надо уходить, нас, кажется, пока не хотят сюда пустить.

Извиняемся за настырность, что лезли без приглашения.

— Вы не лезли, вас вели, — отвечают из Космоса.

— Но почему было сопротивление?..

— А вы чего ждали? Решили поразмяться? Поразмялись. А чего ж не до конца?

— Мы боялись быть неделикатными по отношению к хозяевам, — конфужусь сразу за двоих.

— Ну-ну, видели мы вашу деликатность.

— Тренировались же, — оправдываемся мы.

— Да-да, — соглашаются они. — Идите с Богом.

Нашли выход, спускаемся вниз, полетели. Пространство, звёзды, нашли канал. Млечный Путь под копытами коня. Видим Землю. Опускаемся на площадки. Внизу двадцать четыре старца ждут. Снова просим извинения за настырность.

— Это не настырность, это воля, — утешают они.

Спускаемся на Землю.

Теперь мы знаем: Георгий Победоносец - защитник Земли Русской. Это система живого Бога. Второе пришествие Христа.

Кто же мы в этой системе? Те, кто действует, — или через кого действуют?

Вопросы, вопросы, вопросы.

Глава 9

В Центре новый сотрудник — Татьяна Николаевна. Её рекомендовала Ольга Ивановна Коёкина из НИИ традиционных методов лечения. Рекомендация веская. Да и сама Татьяна Николаевна произвела приятное впечатление — пухленькая, улыбчивая. Она знает многие старинные заговоры, особенно на воде. Позанимались с ней недельки две и открыли экран внутреннего видения. Она буквально ошалела, когда это случилось.

Всю свою жизнь Татьяна Николаевна оттачивала способность восприятия ауры человека, его биополей через ощущения. Она довела утончённость своего восприятия до совершенства и могла без особого напряжения почувствовать эрозию и провалы в биополе, потом с помощью энергетики рук как бы зализать возникшие воронки. Такое воздействие действительно на какое-то время способно помочь человеку. И вдруг то, что она делала на ощупь, вслепую, — она увидела внутренним зрением: ауры людей, своё влияние на них. Новые, неизвестные прежде возможности биоинформационных воздействий ошеломили её своей перспективностью.

Она увидела непроявленный мир, уровни, структуры, базы данных, программы воздействия и управления. Экран внутреннего видения оказался дверью в невидимую Вселенную, которая всегда рядом с нами, ждёт нас, которая вредит или помогает нам.

Мы решили поднять её на верхний уровень Бардо-канала для посвящения. Она приготовилась. У неё кокетливая чёрная маска с серебряным знаком целителя. Ну что ж, раз она так экипировалась, значит, есть желание работать вместе.

Включаем экран внутреннего видения. Удивительно легко идёт подъём. Проходим земной уровень, входим в Бардо-канал. Прошли вверх. За десять минут поднялись на площадку. Она всё видит очень хорошо и счастлива. Ведём её по лестнице к божественным старцам. Она держится достойно.

Старцы сидят за столом — бесстрастные, величественные, излучающие покой вечности, отрешённые от земной суетности. Объясняем им, кого привели. Ходатайствуем.

Татьяна Николаевна сначала онемела. Она никак не поймёт — реально это или игра мозга. Если бы она была одна — не поверила бы.

Старцы благосклонны. Спрашивают, зачем пришла, чего ищет.

— Хочу лечить людей водой, — отвечает хотя и с долей смущения, но вполне конкретно Татьяна Николаевна. Ей подают чашу с водой. Предупреждают: «Не расплещи».

Летим обратно, Татьяна аккуратно держит чашу. Донесла, не расплескала. На Земле возле озерца останавливаемся.

— Теперь сможешь у ни деть и этой чаше всё, что захочешь, — звучит откуда-то голос.

Есть возможность промерить. У нас сегодня посетители.

Начинаем приём больных. И Татьяна Николаевна с нами.

Мужчина. Глаукома. Начинаем работать. Уходим на третий подуровень первого земного уровня. Она с нами. Проявляем информационную матрицу. Видим связь болезни с сердцем. Причина глаукомы — очень серьёзный стресс. Говорим об этом мужчине — он подтверждает. Мол, был серьёзный срыв на работе, сошёлся, как говорится, лоб в лоб с начальником. Работаем с глазом, включаем программу выздоровления. У него впереди запланирован ещё один стресс — очень опасный. Жена не может ему простить что-то, очень на него «наезжает».

Поработали с женой. Высветлили в её мозгу программу отношения к нашему подопечному. Должна подобреть.

Следующий пациент: женщина, очень больная. Что у неё только не болит! Видим больную селезёнку, печень, кровь. Кажется, начинается рак. Ещё в мочеточнике мощный рубец. Спрашиваем: что это такое? Отвечает, что операция была. Уходим на третий подуровень. Создаём в информационном пространстве её скелет, органы, ткани. Всё у неё чёрное. Совершенно нельзя работать. Сверху давят неожиданно возникшие чёрные облака. Понятно. Она клиент «мохнатых ребят» снизу. Что-то в ней вызревает, за что они очень волнуются. Поднимаем над головой щит, защищаемся.

Одновременно работаем с женщиной, хотя исправлять ничего не хочется, не наш человек, не светлый. Татьяна Николаевна молодец. Она снизу помогает. Всё очень грамотно делает. Мы с Игорем в образе Георгия Победоносца её работу защищаем. Но сверху давят всё сильнее и сильнее. Почему?

Вдруг из женщины вырывается и растёт прямо на глазах чёрный дракон. Не очень большой, но Татьяна Николаевна в шоке. Она такое видит впервые. Ещё морально не готова. Очень проворно взлетает на коня, то есть на меня, и прячется под щитом Игоря. Дерёмся с драконом. Он как-то легко уворачивается от копья. Но всё-таки достали прямо в пасть. Дракон тает и исчезает. Можно сказать, первое боевое крещение по спецпрофилю в нашем воплощении.

Давление сверху моментально исчезло. Продолжаем работать с женщиной. Осветляем её. Надолго ли? Вот это и есть одержимость. В одном человеке дракон, в другом чёрт, в третьем ещё неведомо что. Да и у самого меня непонятно что в защитном квадрате на откорме устроилось. Как оно ещё покажет себя в будущем — Бог весть. Но пока вроде смирный дракон, не вредит, а, напротив, помогает. Может, драконы тоже разные бывают?

* * *

Ну вот, любовь родного министерства докатилась наконец и до нас. Называется эта любовь — структурная перестройка отрасли. Звучит красиво: объединить все госиздательства по направлениям специализации в большие холдинги. Но это всё афишка, а что за ней?

Если издательства объединить без оборотных средств, без возможности финансирования их издательских программ через займы в государственных фондах (а где эти фонды?), то они будут способны на единственное мероприятие — сокращение своих штатов. Таким образом, новые холдинги при отсутствии условий их развития (а условия-то как раз и не предусмотрены) превращаются в своеобразные отстойные болота отечественного государственного книгоиздания или в большие братские могилы.

За всеми этими идеями недвусмысленно проглядывают амбиции и перспективы коммерческих издательств, прежде всего «Вагриуса». Трудолюбивый ослик (символ этого издательства) решил на отраслевой ниве завалить своим силосом всё то, что ещё не затоптано и не раздавлено предыдущими реформами. Перспектива вполне понятная — мирный зелёный выпас для одного-единственного скота. И скот этот за всеми объявленными реформациями вполне проглядывался.

Вот оно, земное воплощение астральных проекций. Что-то начинается очень важное. Сначала показывают предстоящее аллегорически, как кино. Теперь вот поднимай в реальной жизни свой крест, тяни в гору, держи обещание, данное перед гробом своему другу Борису Можаеву: мол, спасу «Худлит». За слова надо отвечать. Тяни свой крест, тяни.

По поводу предстоящей реорганизации — собрание коллектива. Пришли все, даже те, кто на бюллетене. Все знают, что ничего хорошего от затеи новых руководителей министерства ждать не приходится. Люди известные. Пресса переполнена сообщениями об их административных и криминальных подвигах — обыски, аресты, изъятые на квартирах миллионы долларов. Державное повеление Ельцина прекратить все преследования друзей Семьи, новые назначения в правительстве, — но журналистские расследования продолжаются. Выстраиваются убедительные и доказательные версии касательно причастности руководства министерства всё к новым и новым масштабным аферам.

Сотрудники «Худлита» боятся этих реформаторов и единогласно голосуют за отказ идти в какие-либо холдинги. Не терять же в них своё с таким трудом завоёванное право на существование! И ещё одна весьма приятная для меня строка резолюции, принятая единогласно: «Руководить издательством должны те же люди, которые спасли его от банкротства». То есть я и моя команда. Это был важный знак одобрения нашего курса. Впрочем, и вполне логичный. Мы начали неуклонно и весьма заметно менять показатели рентабельности в лучшую сторону.

В эти дни в майском номере журнала «Биржа авторских прав» журналистка Ольга Пескова сделала обстоятельный анализ положения дел в «Худлите». Приведу цитату из него.

«В энциклопедии «Книга» отмечается, что в 1996 году издательство выпустило 38 книг. При этом за скобками осталось одно обстоятельство, которое малозначимым не назовёшь, — долг издательства к концу 1996 года составил 4,5 млрд неденоминированных рублей. Однако уже в 1997 году баланс был нулевым, в 1998 году прибыль составила 50 тыс. (теперь уже деноминированных) рублей, в 1999 году — 300 тыс. Планируемая прибыль нынешнего, 2000 года — 6000 тыс. рублей. Такие вот цифры. Говорят они, в частности, о кризисе, который постиг издательство в середине 90-х годов. Впрочем, нет, раньше. Об этом говорят тоже цифры. Так, в 1991 году издательство выпустило 277 книг общим тиражом почти 38 млн экземпляров, в 1994 году — 58 книг тиражом 2 млн экземпляров, в 1995 году — ни одной книги. В 1996 году — 38 книг тиражом едва 0,5 млн экземпляров. Вот она, кривая падения. Ну а каково было финансовое положение издательства, уже говорилось. И каково оно сегодня — тоже.

При такой динамике дальнейшее развитие событий не-сложно было предугадать: прекращение выпуска книг и банкротство издательства. В 1997 году ситуация развивалась именно по этому сценарию — было выпущено всего 25 книг тиражом 235 тыс. экземпляров. Издательство исчезало... Но, как уже говорилось, в этом году долг издательства был погашен.

За три года издательство выбралось из долговой ямы и наладило нормальный производственный процесс, возобновив многотомные издания классиков отечественной и зарубежной литературы. Прежде всего очередных томов Андреева, Куприна, Грэма Грина, Моэма, Гофмана, Гамсуна, которых давно ждали подписчики. В конце концов, «Художественная литература» всегда специализировалась на издании собраний сочинений, к работе над которыми привлекались крупнейшие российские и зарубежные специалисты: учёные-филологи, историки, архивисты, библиографы, переводчики, текстологи, художники, деятели литературы и искусства. Этим и знаменито было издательство. Многое из того, что издавалось и издаётся другими издательствами, — перепевы худлитовских изданий прежних лет».

И всё-таки именно когда мы самостоятельно выбрались из бездны небытия, над нами вновь нависла угроза уничтожения. «Худлит», который поднимался с колен и набирал силы, кого-то очень не устраивал. Опасный конкурент должен исчезнуть. Недаром бывший директор «Худлита», а ныне один из сотрудников «Вагриуса» Георгий Анджапаридзе без стеснения признавался в кругу новых единомышленников, что горд ролью, которую он сыграл в уничтожении издательского монстра «Художественная литература». Похоже, для некоторых людей любая слава к лицу, даже репутация Герострата.

Но теперь я знаю, как мощно влияет информационный план, или информационное поле Земли, на происходящие события. Знаю, но ещё не очень могу воспользоваться новыми знаниями. Значит, надо учиться. Теперь мы ходим на уровни втроём. С нами Татьяна Николаевна. Она уже освоилась на виртуальном плане бытия нижних уровней. Решили поближе познакомить её с тем, что уже освоили сами. Экскурсию начинаем с дворца Григория Петровича на втором уровне.

Входим в Бардо-канал. Второй уровень. Уходим налево. Быстро находим дворец Грабового. Его окружает стена. Большие ворота. Их охраняет стражник. На нём плащ и доспехи. Мы тоже в доспехах, вернее — Игорь. Татьяна на луке седла, то есть на мне. Я уже привык к функции коня, и меня совсем не смущает эта роль. Я знаю, что Пегас - любимый конь Отца Богов. Значит, большая честь — войти в такой образ.

Стражник, не проявляя враждебности и не удивляясь нашему

виду, буднично интересуется, с чем прибыли.

— Хотели бы навестить нашего учителя Григория Петровича Грабового.

Охранник сторонится, пропускает:

— Он ждёт вас.

Идём через двор, красивый сад, в котором прогуливаются павлины. Поднимаемся по лестнице. Входим во дворец. Огромные залы, много картин, антикварная мебель. Это скорее королевские чертоги, чем жилище российского учёного.

Проходим несколько залов. В конце анфилады большая светлая комната. За инкрустированным изящными вставками столом спиной к нам сидит человек.

— Григорий Петрович, извините, что незваными явились, но очень хотелось всё увидеть изнутри, — подсказываю Игорю, что говорить. Он старательно повторяет.

Григорий Петрович разворачивается:

— Если б были незваными, то вряд ли сюда бы вошли А так разве я плохо вас встретил? Кто-нибудь в дом не пускал?

— Мы к вам тоже со всей душой...

Григорий Петрович вдруг испускает изо лба луч, и рядом с нами возникает картинка — лань.

— Ваша девушка как лань, — говорит он.

Ну, насчёт лани — это как посмотреть. Вообще-то, Татьяна — дама грузноватая, хотя в привлекательности ей не откажешь. Она явно млеет от комплиментов. Ещё две-три подобных фиоритуры — и она сбежит из нашей команды во дворец с павлинами. Не пустое опасение. Настроение Татьяны красноречивее всяких слов. Она уже слезла с луки седла и к хозяину волшебного мира чуть ли не вплотную приблизилась.

Шепчу Игорю, что говорить. Он повторяет:

— Мы хотели бы провести с вами какой-нибудь день на земле, чтобы всё вместе обсудить, узнать друг друга поближе.

— Позвоню, — обещает Грабовой. — А у тебя мечта сбудется — будет избушка на курьих ножках, — это он уже к Татьяне обращается.

Показывает дерево — высокое-высокое. Дуб.

— На нём твой дом.

Мы на всякий случай опять забираем Татьяну на луку седла. Григорий Петрович смеётся:

— Да-да, берегите своё сокровище. Вам, как героям, всё равно рано или поздно придётся принцессу спасать.

Прощается. Уходим из дворца.

Поехали вправо. Информационный уровень. Видим на распутье сову. Большая, с огромными глазами. Идём дальше. Заколдованный лес, откуда нужно выбираться. Но мы почему-то знаем дорогу. Ничуть не плутали. Просто шли и вышли. Священное дерево. Под ним дорога. Нам дают прямо из пространства огромную колесницу. Входим в неё. Несётся куда-то вверх. Светлый туннель. Полумесяц.

За нами кто-то гонится. Это волк. Старый знакомый. Пространство стало серебристо-белым. Игорь пересаживается на коня. Отрываемся от серого следопыта. Какая-то площадка, вокруг скалы. Показывают древние знаки. Зелёный цвет. Увеличиваем, приближаем. Знак Стрельца — это Игорь, Ингвар, что одно и тоже. Теперь Козерог. На нём колокольчик. Теперь что-то страшное показывают. Змея, и у неё крылья. Она живая. Убрали её. Снова приближаем следующий знак. Какой-то человек стоит и не пускает. У него на голове перо.

Следующий знак. Два человека — и тоже как бы не пускают. Похожи на индейцев с луками. Полураздетые. Теперь появился Лев. Он очень красивый. Шерсть лоснится. Он просит погладить, ласкается. Гладим его. Ему приятно.

Следующий — Корова или, скорее, Бык. Теперь Кувшин — из него воду льют. Это зодиакальный знак, он из мрамора. Но вода настоящая. Хочется попить этой воды. Над знаком птица, и на ней корона. Это Феникс. «Выпьешь и заснёшь», — как лёгкий ветерок проносятся в сознании чьи-то слова. Значит, пить не будем. Теперь человек появился с лопатой. Говорит:

— Копайте вниз! Там клад, а клад охраняет дракон.

— В следующий раз как-нибудь, на досуге, если время, конечно, будет, — замысловато отговариваемся от клада.

Теперь последний знак: Скорпион живой, с крыльями. На нём зелёная маска. Крыльями что-то закрывает. И с этим расстаёмся. Быстренько в туннель. Третий уровень. Влево. Веет холодом, сыро. Ров, черепа, кости. Вокруг мертвецы. Татьяна боится, успокаиваем: мол, нас никто не видит. Напрасно: за нами наблюдает какое-то жёлтое пятно. Проявились древние иероглифы. Приближаем, увеличиваем. Кроме иероглифов, молнии — крест-накрест, сверху череп. Рядом огромные койки, как в больнице. На них штабелями люди лежат. Всё у них забинтовано. Ага, мы на исторической родине Лапшина, это его этаж. Возвращаемся. Переносимся на правую сторону, заходим. Птицы летают. Голубое небо, облака лёгкие. Радость вокруг. Здания, машины, все автомобили открытые. Колонна в виде человека, который держит балкон, гроздья винограда сбоку свисают, нарядные дети с венками на головах. Похоже на современный город. Это тоже Царство мёртвых, но здесь собраны хорошие люди, которых готовят к новому воплощению. Они изучают ошибки, которые совершили в предыдущем воплощении на Земле, на пути к богочеловечности. Когда они отработают свою карму, то выйдут на эпоху бессмертия. Это уже близко, очень близко.

Четвёртый уровень. Слева. Сущности — белые, летающие. Стоит столб фонарный. Он живой. Смотрит на нас через стекло. Настроение у него дружественное. Корова со светящимися глазами, тоже смотрит на нас. Угрозы нет. Люди во что-то странное одеты — одни стоят, другие лежат. Рядом вроде бы храм. О, это не люди. Одежды, а внутри нет ничего. Невоплощённые души людей. Далее фрески. Нарисованы конь и всадник, убивающий дракона. Фрески в подвешенном, зыбком состоянии. Газообразные, не материализовались до конца.

Переносимся вправо. Тоже храм. Стиль очень интересный. Всё витое — столбы, арки. Заходим в помещение, там трон — похож на ракушку, на нём кто-то сидит.

Здороваемся. Нам отвечают, но трудно разобрать — муж-чина или женщина. На голове в причёске лунный серп. К нам навстречу плывёт золотая шкурка. Нам её дарят. Берём. Боже! Золотое руно! Игорь кладёт подарок на меня и благодарит. Подаривший гоже: рад, что мы взяли подарок. Спрашиваем, можем ли чем-нибудь помочь.

— Вы помогаете уже тем, что есть!

Благословляет нас. Приглашает заходить за помощью. Делает ещё один подарок: Игорю в руку плывёт по воздуху скипетр. Хозяин наказывает, что его надо крепко держать.

— Берегите для себя, — повторяет он. Ещё раз предупреждает: — Надо крепко держать скипетр.

Пятый уровень. Слева буря, грозы. Погода — это состояние человека и природы. Потом гипноз: летит пчела не пчела, — одна сторона полосатая, другая мохнатая, да и жужжание тоже какое-то раздвоенное. Со скал камни падают. Мы здесь с Игорем бывали. Татьяне для первого раза достаточно.

Справа — рощи, берёзы, небо светлое, тепло, пшеница, поле. Рядом лежат мешочки, в них можно набрать травки лечебной. Мох — всегда в дороге пригодится. Мешочек из воздуха дают: набирайте. Потом, говорят положить надо в воду и размочить. Раны хорошо лечить.

Шестой уровень. Справа скалы, море — океан. Идём к воде. Татьяна видит, как вода спускается с гор. Это текут таланты. Погружает в струи руки. С пальцев течёт вода. Светом обливают сверху, очень хорошо себя чувствуем. Попоили коня. Меня то есть. Это по-рыцарски. У рыцаря лучший друг — конь. Столько света нам дали. Щедро, по-дружески! Спасибо.

Шестой уровень слева — символизирует бездарность. Всё вверх тормашками, концы с концами не сходятся. Дела, которые начали и бросают. Территория для неудачников.

Седьмой уровень слева — мёртвая вода. Люди копаются в грязной, сырой земле. Вязкая очень почва. Глина. Ковшики на верёвочке и яма с подои из болота. На боку изображение человека, который сидит в коляске-каталке. Понятно: если хочешь стать инвалидом — попей воды из болотца.

Справа — живая вода. Люди тепло одеты. Лёд. Снег. Проруби. Ковшик на утку похож.

Восьмой уровень справа. Животворящий крест. Трава рядом с ним начинает бурно расти. Люди с бородами. Очень длинные бороды, до самой земли. Обещание долголетия за то, что они с верой в Бога живут. Крест очень красивый. Сверху как бант. От него излучение уголочком к верху расходится. Облака поплыли. Впереди горы, они освещены крестом, который выше их. Он всё освещает: и египетские пирамиды, и храмы русские, и католические костёлы, и восточные мечети.

Слева мертвотворящий крест. Вокруг всё выжжено, засохло. Вдалеке сфинкс. У него грива большая, как волна. Камень кругом. Живое рядом умирает или высыхает. Уходим.

Девятый уровень — рай и ад. Туда сегодня не пойдём, в следующий раз. Над девятым уровнем площадка. Там старцы, Георгий Победоносец, жизнь и смерть. Туда нельзя прийти просто из любопытства — может плохо кончиться. В лучшем случае никто тебя не встретит, в худшем появится новый клиент для «палаты номер шесть». Такое уже случалось. Это не игра и не мультики, это Путь. Путь с большой буквы, который ведёт или к бесславию, или к бессмертию.

Игорь сходит с коня, помогает сойти Татьяне. Берёт её за руку. Вокруг площадки всё крутится и крутится. Татьяна в шлеме и кольчуге очень эффектно выглядит. Поднялись. Каменные глыбы, на них старцы. Смотрят, ждут, что скажем.

Благодарит Таня ещё раз за дар, за чашу свою.

Один из старцев напоминает Татьяне, что чаша не простая, она ей понадобится. Говорит, что скоро предстоит встреча с рыцарем у большого озера. Загадка какая-то по жизни. Ничего, Татьяна разгадает.

Пошли на другую лестницу. Вход в виде полукруга. Внутри две птицы. На створках дверей по ангелу. Пошли туда. Свет мягкий, не слепит. Дорогу освещает и нас. Впереди вода, от неё сияние. Идём по воде, как Христос. Прошли воду, она сзади. Свет усиливается. Трудно смотреть, щуримся. Всё равно светит сильно в глаза. Татьяна ведёт коня. С высоты нас осыпают золотом, золотым светом. Это дали какую-то защиту. Вверху появляется голова с большой бородой. Мы знаем, кто это, — Отец Богов. Он выглядит ласковым. Поздоровались.

Он спрашивает Игоря:

— Кто с тобой? С миром ли пришёл?

— Конечно, с миром.

Он протягивает сверху могучую руку. Ему надо что-то подарить. Руно? Татьяна колеблется. Ей жалко. Мы с Игорем не сомневаемся, что в нашей миссии золото не главное. Обойдёмся. Отдаём золотое руно. Сразу же перестало слепить глаза. Это жертвоприношение. Нас не должно привязывать к себе золото, мы не должны привязываться к золоту. Можно идти дальше. Конь стал весь золотой, всадник весь золотой. Теперь нам дали простор для действия.

Мы знаем, что если бы оставили золотое руно себе, то на физическом плане к нам стал бы благосклонен золотой телец. Но мы приняли другое решение — и не жалеем. Отец Богов спрашивает, чего хотим для себя.

— Хотим выполнить свою миссию на земле.

— Хорошо, — соглашается Отец Богов. — И ещё дам вам свободу. Чтоб душа расширилась. Большая-большая душа станет у вас.

Благодарим. Возвращаемся. Мы стали ростом больше, чем были. И изнутри чем-то наполнились.

Новые ступеньки. На них Георгий Победоносец. Он огромный. Голову обвивают тучи, облака — очень красиво. Святой Георгий взял Таню на ладонь. Оттопырил палец с кольцом: читай, дескать. Но у неё ничего не получается. Богатырь чувствует, что она немного боится. Святой Георгий объясняет:

— На кольце написано: «Честь и достоинство», — опускает Татьяну вниз. — А теперь идите. Тяжело мне.

Спускаемся.

Снова ступеньки. Туннель справа. Заходим. Останки человеческие. Не пойдём сюда. Пошли в другой туннель. Зубы какие-то большие, пасть. Мы в пасти.

Таня куда-то меня тащит, иду за ней. Её ведёт женское любопытство, а не интуиция, как говорит она. Привела к воде. Течёт сверху река под ноги. Папоротник мезозойской эры. Вода очень холодная. Берём водички. Создали фляжку, закрутили. Набираем ещё фляжечку — коню на седло. На фляжке написано «За победу».

Таня опять куда-то ведёт. Пошли по кругу площадки. Поле. Но не простое. Поле битв. Собираем орехи на земле. Что с ними делать? Расколоть и есть. Раскололи. Сели — поели, запили водичкой. Это силы нам прибавило. Значит, скоро будет бой.

* * *

Необычные события на информационном плане настолько потрясли Татьяну Николаевну, что она решила привести к нам за помощью свою лучшую подругу. Пикантность ситуации заключалась в том, что нас впервые попросили помочь не с проблемой здоровья, а в конкретной семейной ситуации, сложных отношениях между мужем и женой. Нам тоже было интересно, как отреагирует информационное поле Земли на весьма частную житейскую коллизию.

Подругу звали Оля. Ома работала и Верховном суде. И то, что уже чиновники такого ранга готовы отдать себя на высший суд ноосферного разума, вселяло спокойствие за будущее страны.

Ольга пришла вовремя, как мы с ней и договаривались. Кроме

Татьяны, в эксперименте участвовал ещё один мой ученик, шестнадцатилетний паренёк по имени Юра. У него прекрасно работал экран внутреннего видения, и он должен был как бы сопровождать процесс в качестве независимого наблюдателя.

Включили экраны внутреннего видения. Поднялись на информационный уровень. Приступили к анализу. Планетарный разум и на этот раз решил вести диалог с помощью образов. Над головой Оли корона, но она её тяготит. Отдать тоже не хочется, потому что некому, да и семья пойдёт вразнос. Её линия жизни сильно зависит от сторонних обстоятельств. Каких? Нам показывают человека, он сильно вцепился в своё кресло. Это муж. Он директор большого завода. Держится за должность?

Увеличиваем картинку. Что это: он привязан к стулу? Руки стянуты за спиной верёвкой, которая одним концом закручена за перекладину стула. За спиной две фигуры — мужчина и женщина. Женщина набрасывает ему сзади какой-то мешок или капюшон. Она очень решительная — хорошая фигура, длинные волосы, красивая. Спрашиваем Ольгу, кто это. Описываем внешность.

Ольга отвечает: это любовница мужа. Она адвокат и помогала ему выигрывать судебные тяжбы.

Картинка расширяется. Нам показывают, как со стороны на привязанного к стулу человека мчится поезд. Еще немного — и его собьёт, раздавит. Женщина и мужчина уходят в сторону. Что делать? Останавливаем поезд. Надо разобраться.

Юра предлагает:

— Давайте его развяжем.

Таня возражает:

— Надо понять, что происходит.

Показывают корову, и мужчина, который на стуле, видит своего двойника рядом с ней. Корову подоили, в ведре молоко. Корова — это ситуация, с которой хорошо поработали. Молоко — деньги, и немалые. Мужчина должен решить, что с ними делать. От решения зависит его жизнь. Буквально в ближайшие дни.

Нет, он не хочет денег, отказывается от них. И сразу появляются силы. Он обрывает верёвку, прикрутившую его : к стулу, и встаёт. Он очень решителен и отбрасывает ногой стул. Это он отбросил сделку с банком, который хотел за взятку в четыреста тысяч долларов купить его завод. И который переманил на свою сторону его любовницу, адвокатшу. Ей нужны деньги. Она выбрала их и подставила своего шефа и любовника под гибель.

Мужчина стоит очень решительно. Он не продаст завод, свой коллектив. В нём много хорошего и плохого, но такого он не сделает. Это уже твёрдо и окончательно. Но руки по-прежнему связаны. Он не может освободиться до конца. В чём дело?

Появился дом. Его дом. Он не знает, куда идти, он колеблется. Стоит минуту, другую, размышляя. Наконец решение принято: он идёт к дому. Решение правильное, потому что он возвращается к семье. Татьяна сзади развязывает ему руки. Игорь стирает поезд. Ситуация пока разрешена, но угрожающие факторы остались. Дальше всё будет зависеть от того, как он поведёт себя. Мы теперь знаем: то, что происходит на информационном плане, повторяется на физическом. Ольга в изумлении. Этот рассказ в аллегориях полностью соответствует её конкретной жизненной ситуации. Она не хочет уходить. Остаётся с нами пить чай. Произошедшее — потрясение для неё. Об отношениях с банком никто из близких не знал, в том числе и Татьяна.

Пришёл Кирилл. Разведчик от Лапшина. Он говорит, что московское отделение Академии хочет уйти из-под опеки Вячеслава. Пришли за помощью. Потому что его боятся.

Он говорит неправду. Это видно через ясновидение. Но почему? Чего он хочет? Чего добивается?

* * *

Игорь на неделю уехал из Москвы. Работаем втроём — я, Татьяна, Юрий. Решили разобраться с базами данных большого планетарного компьютера. Нас интересует программа магии. У меня допуск ко всем базам данных, поэтому я уверен, что мы сможем плодотворно изучить это направление.

Входим в программу. В ней записаны все книги по магии. Перебираем их. Одна, другая, третья. Девятая книга привлекла внимание.

На обложке щит и меч. Образ Георгия Победоносца, поражающего дракона. Обложка металлическая. Открыли. Смотрим, и всё оживает под нашим взглядом.

Показывают поле. На нём события. Сцена проводов на битву. Женщина отдаёт нам двуглавого орла. Он живой. Рядом, слева, лев. Трубы трубят, зовут. Длинные трубы. На коня садится Таня, а Юра сзади. Георгий Победоносец напутствует нас. Даёт оружие — меч свой огромный. Как им будет махать Таня — неясно. Слышится стук. Собирается войско. Большое войско, собрано в колонну. Все в шлемах, с копьями, со щитами.

Музыка. Пошло войско. Лев бежит рядом, слева от коня, то есть меня. Таня и Юра стали вдруг великанами.

Впереди город, много домов. Зловещий город. Направо горы, скалы. Пейзаж очень неласковый. Темно, тучи. Молния пронзает тьму впереди. Тучи сгущаются. Впереди стоит кто-то в тёмно-красном балахоне. Идёт гроза, буря. Плащи развеваются, хлещут по глазам. Город заперт, все в нём как бы в плену. Мы должны их освободить. Скапливаются противники рост обычный или даже чуть ниже. Они спокойны и надвигаются на нас. Наше войско разворачивается, выстраивается стеной. В то же время против нас не обычные люди. Я тревожусь: что-то пошло не так. И уже не воспринимаю происходящее как мультик. В этом сражении должен быть Игорь. Мы что-то запустили очень опасное. Враги наши — нелюди из Царства мёртвых. Вот куда пошли энергии учеников Лапшина.

Послали на нас птицу. Юра белой стрелой стрельнул, попал. Она упала, растворилась в грозе. Теперь из замка вы-катывается какое-то устройство. Как вертолёт с большим пропеллером. Этим пропеллером нагоняются тучи, их всё больше. То, что происходит вокруг, зловеще давит на нервы. Что мы запустили? Надо останавливать развитие событий. Я велю Татьяне и Юрию выйти из книги, закрыть её. Сверху падает нежная шёлковая ткань красного цвета. Это покрывало. Ложится на нас сверху. Направляется женской рукой. Таня говорит: материнская защита Богородицы.

Наша случайная битва с нелюдью из Царства мёртвых уже в следующие дни обернулась вполне конкретными неприятностями для всех, кто участвовал в событиях. Мы вдруг разом стали себя плохо чувствовать, проблемы со здоровьем лавинообразно обрушились на нас. Татьяна кашляла, глаза красные, платок от носа не убирала. Юра тоже с симптомами острого респираторного заболевания. У меня ещё хуже. Разом и горло, и печень, и почки. Голова болит, раскалывается. Так погано я себя не чувствовал уже много лет. И помочь некому.

Экраны внутреннего видения у всей нашей команды как-то разом потускнели. Работают едва-едва, на аварийном режиме.

Одна роковая ошибка — и дело под откос. Поработали с магией, называется. Ведь предупреждали нас, что магия нам противопоказана. Она оружие противника. Нам Сам Господь даёт силу, а мы всё равно идём куда не положено. Вернее — я. Остальные ни в чём не виноваты. Они за мной пошли, я их вёл. И вот завёл — все болеют, всем плохо. Скорей бы Игорь возвращался.

Поехал к Григорию Петровичу советоваться. Он уже в курсе событий. Смотрит сочувствен но.

— Повоевал?

— Просто хотел изучить возможности противника, провести разведку боем, — пытаюсь оправдаться.

— Я понимаю, — пожимает плечами Грабовой. — Но ты сам сообрази, что будет, если конь без всадника войско в битву поведёт. Хорошо ещё, догадался битву остановить. Могло ведь так получиться, что из битвы уже в другой мир бы пошёл. Когда вы поймёте значение слова «ответственность»? Произошедшее там непременно реализуется здесь.

— Что делать? — с отчаянием спрашиваю я.

— Убрать жёсткую фазу конфронтации. Повернуть события вспять, пока они не проросли в реальность. Свернуть всё в ту точку, где ещё не начинались боевые действия. Возвратите через базу данных, используя обратный отсчёт времени.

К счастью, на следующий день вернулся Игорь. С его ясновидением все о'кей! Можно работать. Сели вдвоём. Нашли магическую программу, извлекли девятую книгу. Раскрылась на той странице, где остановили события. Войска стоят, нелюди своим пропеллером тучи гонят. Включаем обратный отсчёт времени. Всё, повернули, гады, свой вредный аппарат назад, в город. На мгновение среди их рядов мелькнул Чёрный рыцарь на чёрной лошади. Как я его в прошлый раз не заметил?

Теперь их войска в ворота пятятся. Вот и мы из-под стен ушли. Сцена проводов, святой Георгий — всё в обратную сторону до первой страницы промелькнуло. Книга закрылась. Вернули её в базу данных. На выходе из Бардо-канала рядом с моей горят ещё чьи-то фамилии. Словно альпинисты на покорённых вершинах, расписались: Чумак, Кашпировский, Мирзоева какая-то. Больше всех подпись Джуны и моя, чуть не в километр высотой.

— Давай её снимем, — предлагаю Игорю.

— Зачем? — спрашивает он.

— Гордыню снимем, — объясняю я. Он понял, соглашается. Снимаем мою нескромную вывеску. Правильно Игорь говорит: «Проще надо быть, проще!»

Изучаем уровни. Что видим? Девять уровней, каждый из них имеет три отделения. Вот оно, тридевятое царство, тридесятое государство! Десятая площадочка — она как пробка от бутылки наказанного джинна. Кого на ней примут, тот посвящение прошёл. А принимают не всех, как уже выяснилось. Тот же, кто посвящение прошёл, в пробочке от бутылочки не нуждается.

Левые уровни — прошлое. Правые — будущее. А в центре, где прошлое с будущим встречаются, то есть в Бардо-канале, — время истинное, прошло-настоящее и будущее-действительное. И вниз, под землю, уровни тоже уходят. Прямо к планетарному ядру — второму солнцу Земли. Не про него ли Лапшин говорил: Солнце-2, Солнце-2! И очень большие личные планы на особых отношениях с этим

352

подземным светилом строил. Тёмные уровни внизу тоже заполнены информацией, силой, знаниями. Но это как-то по-другому — через соблазн, жадность, враньё, воровство, предательство, зависть, грехопадение. Надо будет хорошенько обдумать. И ещё надо понять, как взаимодействуют уровни и площадка. В общем-то, уже достаточно ясно вырисовалось, что каждый уровень связан с такими глобальными составляющими Космоса и Человека, как информационная сущность, карма, судьба, духовность, бытие, пространство, время, связь между землёй и небом и так далее. Воля человека ведёт его сквозь замысловатые лабиринты жизни к самому себе. Но найдёт ли он себя в полной опасных подножек и непредсказуемых испытаний невидимой матрице бытия, чтобы взойти на ступени полного освобождения? Бог весть! Я знаю лишь одного такого человека. Его звали Христос. Он нашёл путь в лабиринте Своей судьбы, совести, искушений, желаний.

Говорят, что ожидается Его второе пришествие. А может, Он уже на земле? Кто знает? И эти уровни, как бутылочка джинна. А кто джинн? Человек? Надо только протереть запылённое временем стекло и вынуть пробку. Самому заключённому в бутылке сделать это весьма непросто. Да и пробка не простая двадцать четыре старца стерегут выход из бутылочки. Их не обманешь. Они читают мысли и вместо ожидаемого подарка могут претендента отвергнуть и наказать. Не ходите, дети, в Африку гулять!

Одна девочка ходила, что вышло? Разрешения не дали, отвернулись. Хорошо, не наказали. Говорю Игорю:

— Давай посмотрим её. На неё могут быть нападения. Может, помощь нужна? Всё-таки член нашей команды, мы за неё в ответе.

Опускаемся в информационные потоки. Быстро находим нужную

ниточку. У нас это теперь почти автоматически получается. Вышли на её сознание. Просим показать общую ситуацию. Показывают: сфера, разделённая на две части. В одной половинке изображение океана и в другой, только окраска воды разная. Слева — чёрная, справа — белая, посередине — зеркало. То с одной стороны волна в зеркало ударит, то с другой. Это сражение происходит в её сознании. Она пока не понимает сути процесса жизни, кидается в крайности: то добро делает, то думает о своих сверхвозможностях и как ими воспользоваться в личных целях. Нескончаемый шторм в сознании.

* * *

Каждый день мы учимся работать с уровнями планетарного компьютера. И в строгом соответствии с результатами к нам приходят всё новые и новые пациенты. Почти одновременно появились мальчик Миша — он аутист, совсем не может говорить, — и девушка Даша. Даша — глухая. За неё ходатайствовал мой заместитель по издательству Сергей Колесников. Её водили к врачам, колдунам. Результат — нулевой.

— Если ты сможешь вернуть ей слух, я буду первый, кто засвидетельствует всем, кто об этом спросит, что ты способен творить чудеса, — с присущей ему витиеватостью заявил Сергей. — Дашу водили на обследование к лучшему сурдологу Москвы. Он сказал, что это не лечится. Его мнение как приговор. Попробуй опровергнуть.

Последние годы Сергей медленно дрейфовал от тотального отрицания возможности лечения с помощью тонкоматериальных воздействий через сознание до частичного при-знания, что подобное всё-таки возможно. Слова его мало убеждали, но однажды, скорее в порядке эксперимента, он попросил посмотреть его колено. Застарелая спортивная травма привела с годами к тому, что боль в колене не утихала неделями. Сергей мучился, едва сгибал ногу, но терпел, поскольку врачи не обещали чудес и рекомендовали привыкать. Сергей попросил у нас помощи. Естественно, получил. Каково же было его удивление, когда через несколько дней, на даче, он спокойно по просьбе друзей сел в позу лотоса и, подняв тело на руках, сделал несколько замысловатых йогических упражнений. С запоздалым ужасом подумал: «Сейчас меня оглушит болью». Но боли не было. Не было вообще! Она не вернулась к нему ни в этот день, ни в следующий. Не вернулась неделю и месяц спустя, словно навсегда забыла о своём «подопечном». Результат вызвал определённый слом настроения, и Сергей решил продолжить эксперимент, вспомнив про Дашу.

Миша и Даша пришли к нам в один день. Немой и глухая. И в один день мы стали с ними работать.

Миша — нормальный, здоровый мальчик. Но между правым и левым полушариями как бы тоненькая тёмная плёночка. Это стена. И пробить её будет не так просто. Таких случаев у нас ещё не было.

Смотрим причину. Ага, связано с наследством. Очень большие деньги. Показывают дома, сады, костёлы. Кажется, это Польша. Суровый старик. Большое богатство у него в руках. Но оно не его, досталось ему как приданое. Женщина, которой богатство принадлежало, давно но живёт с ним. Она хочет вернуть своё. Суди гея. И нот-нот достигнет желаемого. Старик боится, хочет всё передать сыну. И ненавидит того неизвестного мальчика в России, которому все перейдёт по суду. Та женщина — бабушка Миши и хочет всё передать внуку.

Мы рассказываем об этом Мишиной матери, и она обмирает на глазах: всё так и есть, как мы увидели. Решения пока принять не можем, просим тайм-аут.

С Дашей тоже не всё так просто. Физической причины глухоты нет. Но у неё в ушах две информационные заглушки. Надо разобраться, почему. И снова информационный поток приводит в глубину времён. Её бабушка, вполне верующий человек, когда-то сделала аборт. Душа абортированного ребёнка не смогла вернуться в Царство мёртвых и висела неприкаянной между уровнями. Она звала на помощь свою племянницу, которая могла её слышать из-за особой чувствительности правого полушария мозга. Чтобы Даша не сошла с ума, ей поставили информационные заглушки. Мы посмотрели прогнозную фазу: в начале 2001 года Даша будет слышать. Убирать заглушки надо осторожно. Нейроны мозга не готовы слышать звук. Будет шок и стопор всей системы управления организмом. Сначала будем снимать по 0,3 — 0,5 процента в неделю. Запускаем. Процесс пошёл! Нам показывают, что Даша сидит в концертном зале и слушает музыку.

— Даша! Ты услышишь музыку, — медленно говорю я. Девочка читает по губам и кивает головой. Она поняла.

* * *

С тех пор, как мы остановили едва не запущенное нами несанкционированное магическое сражение, всё успокоилось. Перестали болеть участники битвы, и вокруг «Худлита» события словно застыли. Кругом вопли, стоны коллег из других издательств по поводу вовсю идущих прессований из министерства, наездов, переделов собственности и изъятия её в пользу новых резвых ребят, сумевших притереться к власти. А у нас странное затишье, будто кто свыше бережёт и охраняет. Мы догадываемся, кто! Мы с ними общались, мы их видели, мы теперь знаем, что Бог есть!

Конечно, остались привычки атеизма. Но крест уже висит на моей шее. И ещё один горит в моей душе. За всю свою предыдущую жизнь я столько не бывал в церкви, как в эти последние годы. Хоть отношение у меня к ней — неровное. Уж слишком много в ней тёмных, косных, невежественных людей. Некоторым из них впору служить не Христу, а Его антиподу. И разве не священники отвергли две тысячи лет назад Его земное пришествие? Конечно, нынешние скажут: это не мы, это другие. А те, которые послали Бога на крестные муки, себя другими не считали. Они Его считали другим. Не повторилась бы история, ведь второе пришествие Христа вот-вот будет объявлено. Мы знаем это, мы видим это.

В вероучениях Церковь представляется как нечто сверхъестественное, как «мистическое тело Иисуса Христа». Увы, кроме Церкви с большой буквы, по миру рассыпано немало церквей с буквы маленькой. В них выступают посредниками между Богом и паствой простые смертные люди — священники. И далеко не всегда они осенены благодатью.

Вот небольшой городок в Подмосковье, в центре его небольшая деревянная церковь. Но уже строится рядом большой кирпичный храм. Несколько истовых прихожанок с художественным образованием разрисовывают иконы, их потом продают в пользу будущего храма. Несколько лет уже они работают бесплатно, отказывая себе в обычных мирских благах и радостях. Есть такие легко внушаемые послушницы. Между тем настоятель храма, батюшка (так и хочется сказать: хозяин) за эти годы купил себе двухуровневую квартиру в престижном кирпичном доме, завёл домработницу при неработающей матушке...

Это ли путь Христа? А может, Лапшина, который ехидно подсказывал: «Ты бы ещё у Бога денег спросил».

Сын обратился с просьбой. Его друг попал в автомобильную аварию. У него сломан позвоночник, раздроблен копчик. Надежды, что он не станет инвалидом, практически нет.

Через день нам привезли его свежую, сделанную прямо в больничной палате, фотографию. На парня страшно смотреть. Заходим в его сознание. В его голове бьётся, как раненая птица, мысль: он хочет жить, а ситуация подводит к концу. Сам он ничего плохого не сделал. Он хватается за жизнь, да недостаёт сил. Рядом стоят жизнь и смерть. Над ним голуби летают. Считываем информацию. Он жив и нет.

Гематома в шее. Серебристый цвет в голову пошёл, зелёный цвет в гематому. Она исчезает, но появляется желтизна. Без энергоинформационной матрицы не справимся. Игорь её активизировал, развернул голограмму. По позвоночнику идёт корректировка. Подняли, развернули спиной. Убрали ещё одну гематому. Сверху к нему спустилась Матерь Божья. Смотрит, как мы работаем.

Ещё серебристый цвет. Собираем позвонок, закрепляем, усиливаем норму. Энергия пошла. Теперь норму наложили на копчик, позвонки. Зелёный, белый, серебристый цвета работают. Позвонки встают на место! Около копчика разорваны мышцы. Копчик собрали правильно. Всё, кажется. На гипофиз даём команду:

— Гематомы убрать, сосуды — восстановить!

Усиливаем управление из головы. Смотрим нервные окончания и сами нервы — связь с головой восстановлена. Ему больно, он кричит. Понятно, почему, — нервы стали посылать сигналы сознанию.

Почка левая — сиреневый цвет. Накладываем норму.

Почка правая — красный цвет. Обвели квадратом, убрали гематому. Таблица процесса восстановления. В почке — вибрация. Она начинает работать. Форму принимает нормальную.

Пятно под сердцем, чёрное. Даём белый цвет. Норма на сердце. Голова — серебристый цвет. По всему телу его поток увеличиваем. Создаём энергетический столб.

Через экран внутреннего видения затребовали прогнозную фазу. Показывают пациента на костылях. Не восстановлена работа правой ноги. Красная стрелка подсказывает причину. Понятно: нерв прижат.

Опять активизируем норму и накладываем на патологию. Увеличиваем энергетический поток, направленный на него. Ему нужна сейчас энергия. Энергия — это жизнь. Если бы врачи могли видеть и знать то, что сейчас видим и знаем мы! Но они крепко вцепились в свои скальпели, приборы, таблетки. Их самих, похоже, надо лечить. И они об этом, кажется, уже догадываются.

Смотрим снова прогнозную фазу. Парень сидит на лавочке и покуривает. У него всё хорошо. Врачи будут довольны своей работой. Такого ещё никому не удавалось сделать: раздробленный копчик, перелом позвоночника, а парня хоть сейчас под венец.

Хотели выходить из того пространства, но не успели. Внизу появился Чёрный рыцарь со своими воинами. Он гарцует у нас на виду явно с целью привлечь внимание. Спускаемся к нему на центральный крест Бардо-канала. Сразу появилось наше войско. Откуда оно взялось? Но удивляться некогда.

— Ну, чего тебе? — спрашиваем.

— Сразиться хочу! — весело отвечает, не со злом.

— Подраться успеем, давай поговорим. Как давно мы дерёмся, ты знаешь?

— С первого дня, — отвечает Чёрный.

— А чего достигли?

Он смеётся, гарцует перед нами:

— Я могу всё, а вы только учитесь.

— А чего ещё хочешь достичь?

Отвечает, что если он победит, то вырастет и получит ту силу, которая в нас и которая может всё. Щенков надо топить маленькими, — намекает он.

— Может, мы достигнем этого не сражаясь, а сотрудничая?

— Люди ещё такое не придумали. — И добавляет, что мы ему не чета. Мы приглядываемся — это не Лапшин. Кто-то другой.

Включаем четвёртую силу. Окружаем его. Не получается. Проваливается сквозь землю и опять появляется — чуть в стороне. У него тоже есть сила, которой мы не знаем. Ему её дали, и он безнаказанно ходит по нашей земле.

— Я могу здесь ездить, — кричит он, подзадоривая, — а пойдёте ли вы туда, вниз, где Царство тьмы?

— Я не боюсь, — отвечает Игорь.

Он смеётся:

— Я знаю. Вы смелые, но осторожные — такой гибрид! Даже то, что я выхожу сюда, для меня победа. Вы-то ко мне вниз не ходите.

— Тебе так хочется драться, просто драться — и всё?

— Не хочется, — посерьёзнел он, — но только так я могу узнать, что на земле. У меня знания, которые от века были, а у вас свежая информация.

— Может, будем менять знания на информацию? — подсказываю я Игорю.

Чёрный рыцарь задумался, уже не вертится на своей лошади.

— Я только за, но вы не можете самостоятельно принять такое

360

решение, — говорит он.

— Да, поэтому нам нужно время.

Он разворачивается, и следом уходит его войско.

Столб Бардо опускается вниз, в землю. Там видны уровни, как наши.

Надо идти наверх, спрашивать, что делать. Возле нас летают маленькие дети с крыльями. Ангелочки. Р1 много. Войско наше пока не уходит. Ждёт. Мы — наверх, идём в центральный поток. Нас поднимает в Бардо-канале восходящий поток, это как лифт. Уровни земные, золотая площадка. Игорь спускается с коня. Рядом порхают ангелочки.

Создатель напротив нас. Игорь опускается на колени, снимает шлем, молится.

— Встань, сын Мой, — говорит Бог.

— Я человек.

— Ты был человеком, а теперь Мой сын.

Он поучает, чтобы мы были очень аккуратны. Тёмные силы коварны. То, о чём говорил Чёрный рыцарь, — правда. Они хотят переговоров. Но можно ли верить тем, кто уже много раз обманывал?

— Будьте осторожны, — ещё раз предупреждает он.

— Надо учиться вести переговоры? — спрашивает Игорь.

— Да, — соглашается Создатель. — Вы можете спуститься вниз, и вам ничего не будет. Но там будет ужасно. Подобное негде увидеть здесь.

С нами рядом Георгий Победоносец. Он огромный. Говорит с Создателем о нас, но мы почему-то не слышим. Справа много святых. Они что-то должны решить. Они говорят о большом ужасе — это очень большой ужас, слёзы, изменение человека.

Георгий тоже говорит с ними. Священники, святые — они стоят. Создатель сидит. Один из святых спрашивает Игоря:

— Готов ли ты? Знаешь, что с тобой будет?

— Мы не знаем, что с нами будет, но мы дали присягу служить Господу.

Христос стоит рядом с Создателем. Он старается под-держать:

— Не волнуйся, готовься, ты получил Божий дар, силу. Но используй это для добра.

— Можно нам спуститься ни из?

— Нет запрета, но вы должны отдавать себе отчёт, что вас ждёт. Вам всё сказали, что дозволено.

Нас благословляют, читают молитву на битву, о жизни вечной, о славе на небесах. Все вокруг крестятся. Какая-то оболочка возникла, светится. Благоговейная тишина. Нас очищают. Георгий пожал руку. Создатель стукнул посохом, и мы оказались внизу.

— Войско с вами, — гремит голос с небес. — Оно появится по первому зову.

Дети поднимают и сажают Игоря на коня. У него совсем нет сил. Он почти без сознания. Капли пота стекают по лбу и щекам.

* * *

И уже на следующий день в нашем Центре снова появился Кирилл. Этот странный мальчик, который по интеллекту и знаниям мог бы заткнуть за пояс любого профессора, пришёл устраиваться к нам на работу. Я знал, что у него прекрасно работает экран внутреннего видения, он хорошо знает технологию биоинформационных воздействий, но смущали его странные отношения с Лапшиным. В окружении феодосийского мага он был на особом положении. Я заметил, что Лапшин, который мог быть очень грубым с любым из своих сотрудников, именно с ним почему-то никогда не ссорился и не скандалил. Хотя поводов для этого было предостаточно: Кирилл просто ничего никогда не делал. В любое время рабочего дня он пил чай или кофе, болтал с девчонками, откровенно игнорируя любые служебные обязанности. Если Лапшин заставал его за бездельем, то доставалось кому угодно, но только не самому виновнику ситуации.

И вот Кирилл пришёл и сказал странные слова:

— Ну, вы же хотели меняться знаниями.

— Ты по обмену, — догадался Игорь.

— Да, — подтвердил Кирилл только нам понятную ситуацию. — К тому же меня давно приглашала перейти к вам Нина Андреевна. Так что я пришёл, — и нарисовал на лице улыбку до самых ушей.

— А кого к вам взамен послать? — интересуется Игорь.

— Сами решайте, — опять вполне по теме отвечает Кирилл. Такое ощущение, что он абсолютно в курсе всех потусторонних событий.

Мы начали вместе с Кириллом работать. Это совершенно другая технология. Не менее эффективная, но совершенно нам незнакомая. Очень большое сомнение, благо ли нам вообще использовать её. Но договор есть договор: он показывает свои возможности, мы — свои. Правда, иногда Кирилл перебарщивает. Вдруг ни с того ни с сего Татьяну Николаевну понесло без конца выяснять отношения. Вскоре она ушла от нас, хотя внешний повод был совершенно пустяковый. Похоже, она сама понимала, что её тоже неспроста несёт со всеми ссориться. Позднее, когда мы пере-смотрели события в обратную сторону, ясно обозначилось влияние Кирилла. Он умело пересорил сотрудниц Центра. Мальчик оказался со скалочкой, хотя прятал этот ударный инструмент вполне профессионально.

Мы не успели оформить Кирилла на работу официально. Он проходил как бы испытательный срок. Так что решили с трудоустройством повременить, ещё присмотреться к подарку Чёрного рыцаря. А то с таким доброхотом как бы нам вовсе без сотрудников не остаться.

Между тем постоянно возникали какие-то новшества. Нам с Игорем стал не нужен экран внутреннего видения. И без него всё отчётливо видно. Мы выходим в нужное пространство и наблюдаем с высоты своего огромного роста материки, океаны. Видим самолёты, ракеты, спутники. Иногда они проносятся прямо через нас, без обоюдных катастрофических последствий. Каждый день что-то новенькое. И главное — всё интереснее и интереснее.

С Григорием Петровичем Грабовым обмениваемся телепатическими посланиями почти каждый день. Советуемся с ним постоянно — и, кажется, изрядно замучили его своими вопросами. Иногда он просто открыто выдаёт:

— Ребята, вы сами всё можете. Мне же работать надо.

Извиняемся, уходим в другие уровни. Они очень странные: иногда их можно за несколько минут пройти, иногда, кажется, и десяти лет не хватит, чтобы изучить хотя бы один сектор. Но вскоре нашим исследовательским мероприятиям пришёл конец.

Утром, едва мы вышли в другое пространство, нас встретили посланники. Это были два ангела. Увидев нас, они возвестили Армагеддон и призвали на поле битвы.

Мы с Игорем словно окаменели внутри. Ощутили груз ответственности в этот момент не только за себя, но и за всю Землю. И ещё мы знали: если проиграем сражение, наша смерть будет не иллюзорной, а самой настоящей. И скорее всего, мгновенной. Просто в моём кабинете, где мы сидели, найдут две странные скрюченные тушки и увезут в ближайшую больницу, чтобы понять, отчего это два здоровых мужика разом скопытились. Интересно будет всем, любопытно.

Но мы знали, на что шли, когда просили у Создателя чести спасти Землю от предсказанной ей печальной участи. Мы получили это право и обязаны доказать, что просили его по истинному велению сердца и души.

Ангелы привели нас в Бардо-канал, где в перекрестье двух миров, на самой границе верхних и нижних уровней, нас уже ждал Чёрный рыцарь и его войско. Утомило его, видно, перемирие. Рассудил он, что раз мы о согласии просили, значит, ещё не вошли в полную силу и тянем время. «Щенков надо топить маленькими». И посмотреть на эту процедуру собралось немало известных особ.

За рядами тёмных воинов стоят три трона. Самый большой — царя тьмы, рядом — двух его сподвижников. Высокое присутствие низких особ. За тронами выразительное сооружение: два чёрных креста на специальных постаментах. Элемент психического давления. Нетрудно догадаться, кому они предназначены.

Ну что ж, драться так драться. Сами полезли. Переворачиваем мысленным усилием кресты на груди. Мы знаем, что надпись «Спаси и сохрани» будет оберегать нас в бою. Мы тоже не одни. За нашей спиной семнадцатый легион Власти, который принадлежит Господу. Он и Сам над нами вместе с Богоматерью. Расположились в сферах, в окружении ангелов и святых. Благословляют на битву. Говорят, от её исхода зависит, что будет с Землёй на ближайшую тысячу лет.

Мы с Игорем в броне, при полном оружии. Он — всадник, я — конь, Пегас, как обычно. На плечо Игоря садится двуглавый орёл, рядом, у моих копыт, лев встал.

Две великие силы, борьба которых изначально толкает человечество по спирали эволюции, сошлись в смертельной схватке за Землю.

Над рядами тёмных сил взмыл огромный ворон. Навстречу ему полетел наш орёл. Они сошлись в самом центре Бардо-канала, и груди их при ударе высекли искры, словно из железа были сотворены обе птицы. Битва за небеса началась не слишком удачно для орла. Он, слабея, стал планировать вниз. Игорь лучом направил ему в помощь свою силу и энергию. Белоснежная птица ожила, бросилась в битву, стала бить клювами (двуглавая!) и крыльями врага. Долго сшибались ворон и орёл, пока светлая птица не собралась с силами. Улучив удачную позицию, орёл так ударил ворона, что тот кувырком полетел вниз. Чёрный рыцарь с досадой наблюдал падение, но не дал своему помощнику даже искры личной силы. Он считал лишь свой поединок главным и не хотел тратить мощь на второстепенный бой. А ворон, долетев до креста, вспыхнул и сгорел.

И небеса остались за Господом.

Теперь из тёмных рядов выбежал огромный волк — хранитель адских врат! А ему навстречу мощными прыжками понёсся могучий лев. Они сшиблись, и лев отлетел от креста. Волк теснит его, давит грудью, рвёт клыками. И следом за волком шаг за шагом подступают ряды тёмных сил.

Игорь вновь решил поддержать своей энергией льва. Бьются звери, с рычанием ярости рвут друг друга, и положение потихоньку меняется. Теперь лев теснит волка. Серый бежит, прячется в ряды нелюдей. Лев в азарте прыгает за ним.

Мгновение спустя он победно возвращается. Но что-то настораживает в его мощных прыжках. Ведь мгновение назад он был измождён, слаб. Буквально за несколько метров до наших рядов Игорь опускает перед ним стену четвёртой неземной силы. Ударившись о неё, лев обращается в волка. И тут же из рядов врага вырывается настоящий лев и мчится к своему противнику. Он разъярён подлым, нерыцарским поведением врага и вгрызается оглушённому столкновением с непонятной силой адскому отродью в самое горло. Он грызёт хранителя адских врат, таскает его по земле и, едва живого, отволакивает в сторону тёмных рядов. Собравшись с силами, он вскидывает поверженного врага и отбрасывает его в сторону трёх чёрных тронов.

Их поединок решён. Волка нельзя добивать, чтобы не нарушить равновесие изначальных сил. Теперь то, что живёт под землёй, останется во владение волку, а то, что на земле, — подчинится льву.

И всё же, как ни важны две предыдущие победы, — основное сражение произойдёт сейчас. А Игорь уже дважды отдавал свою силу и энергию в помощь орлу и льву. Я знаю, он поступил правильно. Мы не могли оставить без помощи наших соратников. Но хватит ли нам теперь сил, чтобы одолеть мощного и опытного Чёрного рыцаря?

И вот мы двинулись навстречу врагу. На пару с чёрной лошадью кружим возле креста, я и она выбиваем своими копытами ровную окружность ристалищной площадки.

Мало кто на планете подозревал об этой битве. Ведь пока на небесах вершился Армагеддон, ничего не подозревавшие люди по-прежнему спешили на работу, куда-то торопились по другим своим делам. И лишь немногие знали о том, как в информационном поле Земли переоформляются основные потоки грядущих событий.

Чёрный рыцарь ударил Игоря, и его волшебный меч высек искры из брони. Защита выдержала, но пошатнулся Игорь и чуть не потерял сознание. Тут же усилила натиск и чёрная лошадь, созданная чёрной магией из вороньей стаи. Она толкает, выдавливает меня из круга. Меня охватывает ярость. Я толкаю тоже. Кажется, пришёл в себя Игорь, разжёг волей свой дух и направил на противника град могучих ударов. Звенят мечи, обрушиваются на броню, на щиты. И вот уже вонзается меч в чёрное тело лошади, да так и остаётся в нём, чтобы из разрубленного чрева не вылетела воронья стая да не собралась вновь, как уже бывало прежде, в чудовище, пожирающее пространство и время. Падает лошадь, соскочил с неё всадник.

И тогда Чёрный рыцарь обратился и дракона. Вновь ожила древняя легенда, а спиральный путь, показанный человеку Христом, снова загородила ядовитая пасть Изначального Змея. В круге, где в середине креста сошлись в четырёх пространствах вихри Неба и Земли, свершались события древней мистерии. Игорь бьёт дракона копьём. Но очень трудно проткнуть его броню. Игорь давит из последних сил. Лишь ярость и азарт воина поддерживают его. Вот он привстал в стременах, и тяжесть его тела загоняет копьё в поверженную тушу. Ударом копья, которое вместо стали венчала божественная молния, был открыт путь первоначального творения, возвращающего Землю на Небеса. «И аспид издыхающий уязвил белого коня, потом изошёл адским пламенем и обрушился в преисподнюю, где его начали рвать на части свои же, пожирая его силу и бессмертие». Красиво сказано, верно? Однако белый конь — это я. И я почему-то не чувствую боли от ядовитого укуса. Но это второстепенно. Пока же меня переполняют радость и ликование. Вместе с поверженным драконом завершился важный этап человеческой эволюции, приблизился день второго пришествия Христа!

Остальное уже нетрудно было предвидеть. Когда сошлись два войска, едва треть нелюдей уцелела и ушла в подземные уровни.

Семнадцатый легион Власти, ангелы, святы — все ликуют. В воздух летят шлемы. Воины кричат: «Слава!» И Сам Господь от волнения стирает слезинку со щеки. Армагеддон, от исхода которого зависел ход событий на ближайшую тысячу лет, завершился полной и безусловной победой Светлых сил.

Сверху на меня с Игорем падает золотой свет. Что-то происходит. Сам Господь встал и ждёт чего-то. Мы стоим рядом с центром круга, где сражались. Основной столб света падает в середину креста. Там что-то появилось. По краю, где мы с чёрной лошадью отметили копытами ристалищную окружность, выстроились зодиакальные знаки. Первым — знак Стрельца. От него к Игорю тянется энергетический луч. Игорь сходит с Пегаса. Его затягивает к знаку Стрельца. Я теряю облик коня и снова становлюсь человеком в академической мантии.

От меня к центру идёт энергетический луч. Но именно от меня, а не ко мне. Он возникает в груди и тянется в середину креста, где в потоке падающих сверху сияний возник мощный двуглавый человек — Андрогин. У него торс античного бога, одна голова мужская, другая — женская. Он олицетворяет собой гармонию двух великих вселенских начал и начало Золотого века, будто бы утраченного и давно ожидаемого вновь человечеством. Рядом с ним пылают огнём зловещие цифры 666. Одно мгновение они горели отчётливо, непоколебимо и вдруг опрокинулись вверх тормашками, обозначив новый смысл произошедшего. Теперь в центре круга мощно, уверенно, величественно горят три девятки — 999. Впервые две противоположности мира гармонично соединяются в одном архетипическом символе, предопределяя ход грядущих земных событий.

Андрогин встал, и все уровни разом перевернулись. Тёмное стало сверху, светлое — внизу. Ещё один оборот — и правое стало левым, а левое — правым. Тёмное моментально осветляется Святым Духом. Все вокруг снова ликуют и бросают в воздух кто что может.

Новый Бого-Человек смотрит в нашу сторону, и мы с Игорем переглядываемся. Рост у нас что-то очень торжественный, под стать великанам. Андрогин обращается к нам:

— Вы выполнили миссию, что возложили на вас Бог Отец, Сын и Святой Дух. Вы добились всего честно, по-рыцарски, не прибегая к уловкам и обману. За это вас наделяют силой божественной и не сомневаются, что вы её используете во имя спасения Земли и на благо людей.

Его голос гремит, как гром, и раскаты его уходят далеко в пространство.

— Мы соединены теперь неразрывными узами, и вы в любое время можете обратиться ко мне за помощью. Вы достойны этой чести и этой славы. Впереди вас ждёт много работы, и вам придётся многому научиться. Я верю, что вы не испугаетесь предстоящих опасностей. Благословляю вас в делах ваших.

Опять все ликуют и кричат: «Слава!» Нас что-то подхватывает сверху и начинает притягивать к себе. Мы летим в окружении ангелов, в облаке стоит Сам Создатель. Это из Его руки падал луч на нас сверху. Мы опускаемся на колени перед Всевышним. Он садится на трон.

Ангелы несут золотой тазик с водой и золотое полотенце. Мы осторожно омываем ноги Создателя святой водой и вытираем их золотым полотенцем. Он улыбается, смотрит на нас с Игорем как мл сыновей. Он совершенно похож на те изображения, что мы видели раньше в церквах на иконах. Конечно, за тысячи лет художники - иконописцы, светские, разного таланта и профессионального уровня —

по-разному изображали Всевышнего. Но вот Он перед нами, и мы осознаём, что в каждом прежнем изображении Его — истинный Лик.

Создатель протягивает нам Свою руку, и мы по очереди целуем перстень, переливающийся множеством цветов.

— Вы теперь можете быть по правую руку от Меня, — указует Создатель.

Мы встаём, куда нам указали, и, несмотря на весь свой немалый рост, едва дотягиваемся до колена всем, кто там уже стоит. Мы ещё маленькие. И это слово «маленькие» с нежным сочувствием говорят стоящие рядом с Богом, и оно перекатывается в нашем сознании. Мы понимаем, что рост в этом мире определяют реальные поступки и дела. Когда вырастем?

Создатель благосклонен:

— Отныне вы здесь как в своём доме. И можете быть на Земле.

Игорь отвечает за двоих:

— Мы должны выполнить, что обещали.

Создатель удовлетворён ответом.

— Несите людям правду, — напутствует он. — Не усомнитесь ни в чём.

Мы целуем руку, крест. Сам Создатель перекрестил нас троекратно.

Благодарим и возвращаемся на уровни. Кто-то подсказывает, что мне надо омыться мёртвой и живой водой, дабы нейтрализовать действие ядовитого укуса.

Идём на седьмой уровень. Просим разрешения омыться в мёртвой воде. Нам разрешают. Игорь поливает моё бедро, где укус дракона, мёртвой водой. Из раны выкатываются шесть чёрных бусинок, растворяются в мёртвой воде. Всё, свободен, свободен от зловещей шестёрки, от шести голов дракона, от своей двусмысленной роли в пасьянсе тёмных сил. Я победил своего дракона в центре лабиринта, на границе миров. Никто больше не может претендовать на меня, кроме самого меня. И только моё сердце, моя душа, моё сознание определяют отныне мои действия и поступки. И ещё — высокое слово «Ответственность». Мои поступки должны быть адекватны тому могуществу, которое даровано мне. Игорю в этом отношении проще — в нём не было изначально шести чёрных ядовитых бусинок. И он не отращивал над собой шесть драконьих голов.

Но проще только в этом. Во всём остальном у нас волей Отца, Сына и Святого Духа — одна доля, одна судьба и одна ответственность. Ни он, ни я её не боимся. Мы знаем, что с нами теперь всегда Отец, Сын и Святой Дух. Они с нами, а мы — с ними. Аминь!

* * *

Теперь можно было поразмыслить о произошедшем. То, что видели и в чём участвовали, — соответствовало древнему пророчеству, что именно Русь станет в год после Конца времён полем битвы богов. Конец времён — 1999 года, конец космического цикла. И затмение, которое произошло, возвестило об этом мирозданию и всем, кто был посвящён в суть древних пророчеств. Конец света -- 2000 год, год миллениума, год перемен, который многие воспринимают как непосредственный физический процесс, — вполне мог состояться, пойди события по другому сценарию. Всё решил исход Армагеддона.

Сотни лет тёмные и светлые силы готовились к этой решающей битве. На Земле тщательно отбирались люди, у которых в серии последовательных инкарнаций вырабатывались определённые качества характера. Это были люди, вошедшие в историю и оставившие в ней весьма заметный след. Их имена у всех на слуху — монархи, полководцы, выдающиеся религиозные деятели, учёные, писатели. Когда среднее число воплощений ныне живущих людей достигло 13 и когда на чело людей легли зловещие цифры 666, истёк срок искупления Христа, и выкупленная Его страданием, кровью и жизнью Земля снова стала ничьей.

Тёмные силы — наглые и самоуверенные после прежнего Армагеддона, закончившегося их решительной победой, не сомневались, что и на этот раз поле битвы останется за ними. В их распоряжении были знания и все достижения цивилизации, чёрная магия и энергия людей, которых они растлили плотскими благами без духовного развития.

Россия, которая в начале XX века вошла в новую, чрезвычайно важную для неё инкарнацию и благополучно за-вершившая в кровавых событиях революции мучительный родовой акт, стала тем предсказанным местом, где должен был появиться новый богочеловек. Именно здесь сбывались пророчества Владимира Соловьёва, Евгения Трубецкого и других искателей истины.

Именно для его рождения была заранее создана Святой Троицей специальная духовная структура, введённая в государственный символ России, — Георгий Победоносец.

И вот предсказанное свершилось. Девиз, начертанный на перстне святого Георгия Победоносца: «Честь и достоинство» — воссиял над Россией. Это её царственная птица — двуглавый орёл — билась рядом с Божьим ратником. Это в её Бардо-канале тонкоматериального пространства одержана великая победа. Это благодаря её сыновьям зловещее число 666 перевернулось и обозначило новый код человечества: 999.

Зло теперь ограничено, но опасные годы ещё впереди. Щупальца зла слишком глубоко проникли в души людей, и обрубить их не так-то просто. Ведь воля оставлена человеку, и только он сам может решить — следовать ему за победителями трудным путём восхождения или остаться с теми, кто так усиленно потакал всем человеческим слабостям — похоти, пьянству, зависти, жадности, учил предательству, чванству, науськивал не соблюдать данные обещания и во всём находить оправдание себе.

Последний из вышеназванных соблазнов — пожалуй, наиболее коварный!.. Как мы не любим критику, поучения, даже пустяковое замечание! «Кто он такой, чтобы учить меня? Разве он понимает душу мою, страдания мои, влечения мои?» — эта отговорка ещё самая мягкая. Даже самый лживый душой и слабый духом считает, что на самом деле, в потенции, он запросто мог бы стать председателем земного шара. Вот только удачи чуток не хватило да злоумышленников рядом было многовато. Опять же времена для настоящих людей неподходящие, вокруг правят бал проходимцы. Весьма утешительная позиция! Но коварство её в том, что и внешнее смирение оказывается лишь обратной стороной той же медали, того же греха гордыни. Наши предки знали это и нашли точную формулу: унижение паче гордости.

Настоящая личность знает своё место в жизни, цену себе. Михайло Ломоносов писал своему покровителю Шувалову (письмо датировано 19 января 1761 г.): «Не токмо у стола знатных господ или у каких земных владетелей дураком быть не хочу, но ниже у Самого Господа Бога, Который дал мне смысл, пока разве отнимет». Что это — гордыня, богохульство? Нет, это достоинство труженика, избранника судьбы, это гордость своей миссией, своим предназначением.

Без такого отношения к делу жизни не может быть великих свершений. Недаром это письмо Ломоносова помнил наизусть другой русский гений — Пушкин.

Поэтому на тонкоматериальные события, открывающиеся нам с Игорем Арепьевым через ясновидение, я смотрю ещё как на некий учебный процесс, с помощью которого мы получили допуск к тайным знаниям. И, видимо, по-другому их получить нельзя — только через испытания внутри зеркальной сферы собственного сознания.

Но ещё раз говорю: пока человек внутри сферы, пока у него нет возможности выйти за пределы трёхмерного пространства — он с этим самостоятельно никогда не справится, не имея помощи и специальных знаний. Только выйдя за пределы трёхмерного материального мира, можно посмотреть на своё сознание как бы со стороны, на этот зеркальный шарик. Выяснить, чем он заполнен, какие там проблемы, какие мыши бегают в голове. А вы можете посмотреть, какие мыши бегают в вашей голове? Ну, не в буквальном смысле, конечно. Вы знаете, что за этим стоит некая аллегория. Бегают мыши в голове — значит, у меня заболевание, у меня то, у меня другое, у меня третье, или есть некая предрасположенность к ним — отложение солей, например. Подобное убеждение человека попадает на некий отражатель сознания, создаёт проблему и тут же на себя накладывает её, тиражирует эту симптоматику на уровне тела. И реально на коже у некоей женщины высыпают пятна, нарушаются защитные функции кожи, проникают в организм стрептококки и т.д. То же и на планетарном уровне. Ноосфера — что с ней происходит? Здесь выстраиваются сознания всего, что существует вообще, и всё, что обладает сознанием — а это минералы, животные, растения и, конечно же, человек. Человек даже в первую очередь. Выстраиваются некие уровни и приобретают довольно устойчивую форму существования. Вообще, как я говорил, — это уровни сознания. Но материальную структуру их проявления обеспечивают энергоинформационные торы, возникающие за счёт вращения элементарных частиц вокруг собственной оси. Такие торы глобально инициируются водой, снегом, льдом и минеральными кристаллами — песком в том числе.

Вот первый уровень — обыденное сознание. Следующий уровень условно можно назвать «волшебной страной».

«Волшебная страна» отражает определённый путь, который проделало человечество, его как бы мировоззренческий уровень, когда каждый ручеёк, каждое дерево, каждое событие — всё связывалось с некими духовными силами и получало персонификацию в богах, в мифах, в чём угодно. Вот здесь, на этих уровнях, можно найти то самое — что угодно. Если вы своим сознанием попадаете сюда, вас, безусловно, ждут встречи. Как бы точнее сказать, здесь подобное притягивается подобным. Например, если у вас бойцовский характер, вы с кем-то хотите помериться силами — вы все эти приключения здесь найдёте. Причём, если любите мифы Греции, то есть шанс встретиться с циклопом или каким-то ещё чудовищем подобного типа. Если вам по душе русские народные сказки, пожалуйста, к вашим услугам Баба Яга, Змей Горыныч. При этом хочу вас правильно настроить — не надо понимать дело так, что это некая виртуальность, что она не имеет никакого отношения к реальности. Почему? Потому, что как только вы своим сознанием прикоснулись к фантому, а это действительно до поры до времени фантом и ничего больше, но когда вы коснулись его своим сознанием, он перестал быть просто фантомом, он становится равноценным вам действующим лицом той программы обучения, в которую вы попадаете. В принципе, это тоже программа обучения, как вообще Земля и то, что на ней происходит. Всё это программа обучения человечества.

Но воспринимать происходящее не надо поверхностно, на уровне внешнего событийного ряда. Возьмём хотя бы нового действующего персонажа нашей истории — Андрогина. Почему он появился? Зачем? Ключом каких событий он является, как архетипический образ?

Есть древняя легенда об Андрогине. Этот аллегорический образ представляет собой существо, сочетающее в себе мужское и женское начало. Утверждается, что Андрогин был гармоничен, един, что у него были необыкновенные силы и возможности. Но однажды отец богов Зевс взял в руки меч и рассёк его на части. Так появились мужчина и женщина, и была утрачена целостность человека.

Как воспринимать эту легенду то ли как красивую выдуманную историю, то ли как некую космогонию, имеющую вполне реальное значение и смысл? Я лично воспринимаю её как второе. Я нижу в этой легенде вполне определённую технологию создания мира и человека. Давайте я вам расскажу, как это вижу.

Начало жизни человека дают две родительские половые клетки — яйцеклетка и сперматозоид. Объединившись, они становятся единым организмом. В древних знаниях эту зародышевую клетку обычно обозначают кругом, поделённым пополам. Одна часть этого круга тёмная, другая светлая. Но это на микроуровне. В гомеостазе, срединной позиции, — это первый в роду. На макроуровне - бездна (глубина глубин), когда создаётся проход, когда Вселенная и Космос сгармонизированы в своём проявлении. Причём тёмная половина круга — не значит плохая. Это женская энергия. В этой части идёт накопление устойчивых, важных для будущего развития качеств и признаков, с целью их передачи дочернему организму.

В древности существовало представление о том, что в половых зародышевых клетках уже имеются прообразы будущего ребёнка, в которых, в свою очередь, тоже заключены их будущие дети.

Николай Кузанский — один из проницательнейших философов средневековья, в труде «Об учёном незнании» (М., 1979, т. 1, стр. 50-95) исследуя понятие троичности в единстве, тоже указывал на это странное обстоятельство: «Отец не прежде Сына и Сын не после Отца; Отец прежде Сына только так, что Сын не позднее его. Если Отец есть первое лицо, то Сын есть второе не после него, но как Отец — первое лицо без предшествования, так Сын — второе лицо без последования; и равным образом третье лицо,] Святой Дух».

Как это применить к нашему исследованию?

Известно, что программа жизни передаётся по наследству. Её носителями являются гены. Гены, являясь дискретными единицами, никогда не смешиваются друг с другом. Это очень важное свойство, многое объясняющее. Из начальной, родовой клетки начинается выстраивание организма. Но сначала в ней самой должна выстраиваться спираль ДНК, где в закодированном виде содержится вся генетическая информация, необходимая для поддержания и продолжения жизни организма. Вот этот момент выстраивания ДНК протоклетки и отражает легенда об Андрогине — единое тело, из которого возникают две нити молекулы дезоксирибонуклеиновой кислоты. При дифференциальном окрашивании на хромосомах появляются поперечные полосы, так называемые диски или бэнды, со своей специфической информацией. Они как бусинки на нитях ДНК. Нити соединены между собой четырьмя типами азотосодержащих соединений, называемых основаниями, и образуют как бы нескончаемую лесенку, лесенку нашей жизни. Не о ней ли писал в вышеупомянутой работе

Николай Кузанский, имея в виду и микрокосм человека, и макрокосм Вселенной: «Стоит мне сказать: «Единство есть максимум», — как я уже выражаю троичность. Ведь, говоря «единство», я называю безначальное начало; говоря «максимум», я называю изначальное начало; связывая и соединяя то и другое связкой «есть», я называю нечто, исходящее от того и другого. Максимум един, поскольку минимум, максимум и связь — суть одно, так что само единство и минимально, и максимально, и единяще...»

И он же далее мудро подсказывал: «Видимое поистине есть образ невидимого... Творца можно увидеть по творению как бы в зеркале и подобии». Потому что «всякий образ очевидно стремится уподобиться своему прообразу».

Сколько же столетий понадобилось, чтобы за мифами, легендами, аллегориями проступили символы и знаки, ведущие к истине? А лабиринт другого мифа, о Минотавре, разве не есть отражение наших нескончаемых поисков самих себя в спиралях ДНК? Мы тщательнейшим образом исследуем нескончаемую лестницу Иакова — ощупываем, измеряем, взвешиваем её элементы, не понимая, что минимум и максимум — бесконечны, что они, кроме того, едины. И что знания, полученные таким образом, будут достоверны лишь в стране слепцов, где всё познают на ощупь. А эта страна уже сегодня, сейчас уходит в прошлое. Поторопитесь понять и увидеть.

Что ещё добавить к этому, разве что пожелание: «Проснитесь, спящие страны репей! Предсказанное свершилось. И каждый теперь сам может решить, кем ему быть — человеком или тенью человека, возомнившей свою богоподобность. Впрочем, путь к истинному богочеловечеству теперь открыт, но это путь служения, творчества и духовности. Настоящую богоподобность надо заслужить!»

* * *

На следующий день у меня совершенно не включался экран внутреннего видения. Это было странно, так как можно было рассчитывать на прямо противоположное. Решили с Игорем позвать мою ученицу Тамару, чтобы она помогла нам разобраться. Я сидел как пришибленный рядом с ними и гадал, в чём провинился.

На уровнях творится что-то непонятное. То шар проплывёт, то лягушка в короне проскачет. Игорь и Тамара рассказывают мне, что они видят. На их экранах внутреннего видения я с ними. В чёрной мантии, с шапочкой академической на голове. Сам ничего не вижу, поэтому Игорь держит меня за руку, а Тамара сопровождает в некотором отдалении, подстраховывает.

Вдруг вокруг меня стала ходить стрелка, будто я центр циферблата. Намёки, намёки: мол, время идёт, а вы о чём думаете? Чёрная птица откуда-то прилетела. С уровней стекают потоки грязи. Чему же тут удивляться, ведь ещё вчера тут нечисть командовала. Смывает нас с Игорем грязью в яму. Мы барахтаемся в ней: как выбраться? Игорь меня держит, не бросает.

Кто-то ещё тянет руку ко мне. Игорь предупреждает: не бери ее, когтистая, нечисть. Тамара сверху тоже подтверждает:

— Чёрт какой-то.

Игорь, изловчившись, бьёт по руке когтистой, и чёрт с воплем её отдёргивает. Тамара наверху мыслью создаёт канат и опускает его нам в яму. Вытягивает нас на поверхность. С нас течёт грязь. Надо идти к мёртвой и живой воде, очиститься. Идём, а навстречу толпы бесов и чертей. Мы обмазаны грязью, и они не обращают на нас внимания. Некоторые спрашивают:

— Вы не видели Видящего? Надо найти Видящего. Ещё можно всё изменить.

Я по-прежнему слеп. Игорь тащит меня за руку. Какого Видящего они ищут? Может, меня? Но я слеп. А почему я сегодня слеп?

— Чтоб не нашли тебя, — подсказывает Игорь.

— Меня ищут? Я — Видящий?

— Ну, не я же, — добродушно огрызается Игорь. — Ведь я тут почему так уверенно действую - потому что с тебя телепатически информацию считываю. Уж не знаю почему, но ты в этом пространстве как рыба в воде себя чувствуешь. Всё знаешь, будто здесь родился.

Мы опять идём сквозь толпы нечисти, уходящей вниз, на свои новые уровни.

— Видящий, где Видящий? — перекрикиваются они между собой.

Молчим, пыхтим, толкаемся, идём против потока, а Тамара летит над нами, как ангел-хранитель. Всё, вышли в Бардо-канал. Сразу стало легче. Поднялись на седьмой уровень. Попросили разрешения водичкой попользоваться. Омылись. Тамара посмотрела на нас и говорит, что мы снова маленькими стали. Очень эта грязь сатанинская для нас вредна оказалась. Надо пройти очистку и на земном уровне.

В тот же день втроём поехали в Троице-Сергиеву лавру. Сходили в храм к святому Сергию Радонежскому, свечи поставили. Потом к источнику святой воды напротив Успенского собора. И в завершение в надвратную церковь к игумену Герману, где несколько часов на коленях отстояли.

Когда выходили из храма и целовали крест, хотели отцу Герману об Армагеддоне рассказать. Но со всех сторон напирала толпа. Да и как ему объяснить на ходу нашу радость? Поверит ли он, поймёт ли? Ведь хотя мы и видели его в рядах священников, провожавших войско на битву и нас с Игорем освящавших святой водой, он сам мог и не ведать о своей избранности. У него нет экрана внутреннего видения. Он только слышал голос в себе и доверял ему. А говорили ли ему про нас? Могло всё получиться нелепо. Так и ушли от хорошего человека, словом не перекинувшись.

На следующий день решили разобраться с уровнями. Кирилл присоединился. Он уже в курсе событий и демонстрирует усиленно лояльность.

— Лапшин — идиот. Всё было в его руках, а он хотел только для себя, надеялся один прорваться, — обвинял Кирилл бывшего шефа.

— Не боишься его ругать? — интересуюсь у мальчика, которому минимум пять миллионов лет.

— У меня больше полномочий, чем у него, — огрызается Кирилл. — Я от Начала Начал, от Духа.

Лицо сделал значительное, цену себе нагоняет.

— От какого Духа? От Святого? — уточняю я.

Он затравленно зыркает глазами, молчит. На уровни решили всё-таки его взять. Чужая территория. Больше грязью мазаться не хочется. Пусть сам глядит, а мы через его экран внутреннего видения.

Всё, начинаем. Кирилла сопровождают наблюдением через экран внутреннего видения шесть моих учеников. Чтоб не дурил. Кирилл уходит в свою бывшую стихию, докладывает:

— Уровни теперь расположены совсем по-другому. Две пирамиды состыкованы на земном уровне подножьями. По одной диагонали в форме восьмёрки — сверху девять уровней, снизу тоже. По другой диагонали знака бесконечности по шесть уровней вверх и вниз. В центре они соединяются через крест.

Произнеся слово «крест», он немного морщится, но держит себя в руках.

— С чего начнём изучение?

— Давай с новых, шестиуровневых структур, — отвечаю я.

— Девятиуровневые мы и так знаем.

Кирилл покорно переходит по Бардо-каналу в шестиуровневые структуры. Первый уровень вверх — информационный. Двенадцать врат. Все опечатаны печатью Создателя.

— Я туда не пойду, — заявляет Кирилл, изо всех сил демонстрируя лояльность к законной власти Космоса.

— Тебя никто и не просит, — разной паю его сомнения.

— Второй уровень, продолжает он спою экскурсию, — мужская и женская энергии. Там четыре двери. Одна пара энергий — светлая, другая — тёмная. Взаимодействия пока нет. Врата опечатаны.

Раз врата опечатаны — всё понятно. Мы туда не пойдём.

— На третьем уровне двенадцать небольших врат, они пересекаются друг с другом рисунками, как песочные часы. Это врата зодиакальных знаков.

— Выше давай, — подгоняю приручённого беса.

— Четвёртый уровень -- по три двери слева и справа. Тоже опечатаны. Здесь энергии - тёмная и светлая.

— Выше.

— Пятый уровень — трос врат. Один белые, вторые — чёрные, третьи — серебристые. Это три цвета Создателя, как на Его посохе, и печати на вратах тоже Его. Тут ещё священные знаки, радуга.

Откуда он про посох Создателя знает?

— Шестой уровень — это как пусковой генератор. Он в виде колбы над всем стоит. Если его запустить — уровни заработают. А запускается он лучом. Только у кого этот луч есть? — ехидно спрашивает Кирилл.

Выходим на площадку. Появляется огромный экран, идёт информация. Справа — Миген, антихрист и волк. Волк — это Лапшин. Его человечье лицо то проявляется сквозь волчий оскал, то исчезает. Антихрист должен появиться на земле, но ему теперь трудно попасть на земной план. Задуманный прежде путь разрушен. Он появится скрытно, И определить его можно будет только в личном общении.

Появилась карта России. В её центре — звезда, а в ней приятные нам цифры нового кода человека — 999. В Москве уже несколько тысяч людей с этим знаком. А в России — сотни тысяч. Нигде в мире больше нет такого количества людей с новым кодом нового Человека. Они спасут человечество.

Антихрист должен создавать помехи их деятельности. Расчёт на то, что житейские проблемы могут загасить основные цели достижения богочеловечности, и с ними ослабнут силы этих людей. Многое зависит от того, кто их возглавит. Все ждут генерала, воина, за которым пойдут люди. В мире есть семь сил, каждую из которых возглавляет Посвящённый. Какая из них поведёт за собой человечество?

Кирилл старательно и подробно рассказывает всё, что видит, не обманывает.

— Руководить будут трое, олицетворяющие собой три силы, — внезапно его голос начинает дрожать. — Я так и знал. Лапшин — скотина. Говорил ему... Только о себе думал.

Он ругается, а те, кто его сопровождал через экран внутреннего видения, говорят, что видят на большом экране моё и Игоря изображения. Кто третий — пока не видно. Брань демона лучше всяких других слов свидетельствует о серьёзности возникших у него проблем.

— Кто-то из вас двоих может стать самым главным. И ещё — антихрист. Он ведь пока от борьбы не отказался. Так что точку ставить рано. А вдруг вы перессоритесь за власть?

В том, как он это сказал, было столько нераскрытой надежды на подобный исход, что нам с Игорем стало его жалко. Почему он решил, что третьим будет антихрист? А может быть, Христос? Это как-то логичнее, по крайней мере, для нас. И почему мы главные? С чего это он решил? Может, опять с пути сбивает?

Экскурсию закончили. Просим оставить нас в комнате одних, благодарим за помощь. Надо обдумать информацию, обсудить.

Когда все вышли, Игорь вдруг, вместо обсуждения, опять вошёл в режим ясновидения.

— Нас вызывают, — коротко объяснил он.

— Там круг, — рассказывает он, что видит. — В круге три девятки, внизу знак, похожий на букву Т. Ты со мной опять в своей мантии и шапочке.

Он говорит, что я рядом с ним, но я по-прежнему ничего не вижу. У меня не включается ясновидение.

— Тебе надо войти в центр круга. Там Андрогин. Я веду тебя за руку.

— Веди, — соглашаюсь я.

Он вводит меня в круг, в самый центр.

— Что происходит?

— Ты соединился с Андрогином. Вокруг знаки зодиака. Я вошёл в знак Стрельца. Все они вращаются вокруг вас. Внизу уровни. Там появилась информация и энергия. Они всё заполняют. Там ещё дерево. Мы заходим в него. Нас несёт вверх внутри ствола. Мы в кроне. Описываем фигуру по окружности. Кажется, это восьмёрка. Эта яблоня символизирует разделение мира на тёмное и светлое, на три измерения пространства — Отца, Сына и Святого Духа.

Теперь о времени — события там идут так стремительно, что Игорь не успевает их пересказывать.

— У нас теперь своё яблоко на этом древе.

Мы опять на площадке. Кто-то идёт, огромный. У него за спиной на верёвочке, как два воздушных шарика, Солнце и Луна. На его руке знакомый перстень. Это Создатель. Игорь говорит, что Он перекрестил нас. Мы падаем на колени.

— Правильно ли мы всё сделали? — спрашиваю я.

— Да, правильно, — отвечает Бог Отец — Отец Богов. — У вас уже есть Святой Дух, Который помогал вам пройти путь. За победу вашу положена награда. Можете выбирать знания или силу, что выбираете?

— Знания, — подсказываю я Игорю. И он соглашается со мной.

— Отныне наделяетесь вы Святым Духом и знаниями. Они будут с вами, пока не произойдёт третье событие. Соизмеряйте силу, данную вам, и ответственность, взятую вами за людей и Землю в целом, — торжественно говорит Создатель, словно происходящее сейчас имеет глобальное, ещё неясное для нас значение, которое Он наперёд хочет подчеркнуть интонацией.

— Вы наделяетесь знаниями и способностями, необычными для земных людей. Силой своей мысли вы сможете излечивать от самых тяжёлых недугов, знать события наперед и видеть, где есть добро и где зло. Идите и скажите людям правду, как Я открыл её вам. И пусть силы вас не покинут, голова ваша будет ясной. Учитесь всему, что есть в Царстве Моём. Отныне любые врата открыты для вас. Благословляю, ступайте.

Он повернулся. Игорь кричит ему вслед:

— Отец, можно — мы с Тобой пойдём?

Создатель остановился, повернулся, нагнулся к нам со своей немыслимой высоты:

— Вы всё время со Мной идёте, дети Мои, а Я с вами. Ничего не бойтесь. Моя защита постоянно над вами. Вам нужно работать, учиться, постигать знания. Идите. И Христос и Святой Дух тоже оберегают вас.

Игорь выходит из другого мира.

— Надо попить чайку, — говорит он. Лицо у него бледное, уставшее.

В коридоре уже караулит Кирилл:

— Я хочу поговорить с вами, это очень важно.

Уходим в другую комнату, пока женщины готовят чай и накрывают на стол.

— Ну, какие космические проблемы обозначились? — спрашиваю я.

Кирилл сидит напротив, лицо серьёзное.

— Вы, наверное, думаете, я от тёмных?

— А ты от светлых? — насмешничаю я.

— Вы же видели, я свободно хожу по Бардо.

— Давай обойдёмся без детского лепета, — прошу я. — Тебе же пять миллионов лет. Пора повзрослеть.

— Пять с половиной, — уточняет Кирилл.

— Тем более, — с серьёзным выражением лица замечает Игорь.

— Хорошо, — соглашается Кирилл. -- Вас сейчас двое. По условиям игры нужен третий. Я предлагаю себя.

— Какие резоны?

— У вас всё сейчас есть, кроме одного. Вы не знаете, куда ехать. Вы альфа и омега. Между вами бесконечность. Кто из вас знает, как её пройти?

Мы с Игорем переглядываемся. Занятный мальчик, очень занятный, но он прав: мы не знаем. Пока не знаем. Но нужен ли нам такой третий?

— Вовремя хочешь вспрыгнуть на телегу?

— Вот именно, — подтверждает он. - Есть ещё проблемка, о которой вы не знаете.

—Ну?

— Конфедерация.

— Что это такое?

— «Звёздные войны» по телеку смотрели?

— Да, довелось.

— Очень похоже. Космический флот, лазерное оружие. У меня красная кнопка на вызов флота. Они готовы вмешаться. Их не устраивает такой ход событий. В любой момент могу нажать.

— Ну, ты посмотри, какой симпатичный ребёнок, — умиляюсь я, обращаясь к Игорю. — У него в кармашке распашонки красная кнопочка уничтожения Земли. И он всерьёз угрожает её нажать, если мы его на телеге не покатаем. Представляешь, сидит шестнадцатилетний пацан и угрожает академику взорвать Землю. Разве можно так пугать старого слабого человека?

— Вы старый, вы слабый? — переходит в наступление Кирилл. — Для вас теперь что сто лет, что сто миллиардов — никакой разницы! И руки у вас теперь крепче стали. Слабый? — опять повторяет он. — А Чёрного рыцаря кто завалил?

— Не я, — протестующе поднимаю руку, хотя сладкая истома от

388

напоминания о нашей победе уже потекла по телу. — Это Игорь. Он такой необузданный...

И всё-таки о чём говорит этот странный мальчик? Какие миллиарды лет?

— Ну вот, сейчас всё поменялось: система управления, уровни. Их ведь ещё запустить надо. Не может же Земля в дисбалансе пребывать. В любой момент ядерная война начнётся или ещё какая глобальная неприятность. Вы знаете, как их запустить? И какую позицию занять для управления — справа, слева, внизу, вверху?

— Уже запустили, — не удержался похвастаться я. — И в твоём перечне почему-то центр пропущен. Как раз между верхом и низом.

Кирилл побледнел, немедленно включил ясновидение. Проверил насчёт уровней.

— Да, процесс пошёл, — нехотя согласился он.

В дверь постучали. На пороге наш управделами Нина Андреевна.

— Мальчики, кончайте заседать. Чай стынет.

Какие интересные диалоги стали происходить... События явно кого-то нервируют, какую-то конфедерацию. Это что ещё за прыщ такой на теле мироздания? Может, вредная галактическая цивилизация? Предчувствую, что мы о ней услышим, и не раз.

Глава 10

Как и обещал Создатель, все врата были открыты перед нами. И в каждых нас встречал святой человек. Врат много. Сегодня выбрали те, на которых нарисовано Солнце. Большие, железные. Возле них старец с посохом, ждёт. Я опять в академической мантии. Игорь в просторной белой рубашке.

Здороваемся со старцем. Встаём на колени, и он нас благословляет.

— Зачем пришли? — спрашивает.

— За знаниями, — отвечаем.

Старец говорит, что мы можем приходить в Царство Божие, так как Сам Создатель допустил нас сюда. Мы заходим во врата. Там сад. Останавливаемся у стены.

— Нам нужны знания но медицине, — уточняем мы.

— Вам дан дар Божий, и вы действуете напрямую от силы Бога, — напоминает ом.

— Нас волнуют раковые заболевания. Как нейтрализовать опухоли, если уже идут метастазы? спрашиваем мы, с опозданием понимая, что наш вопрос принижает те возможности, о которых нам без обиняков говорят. Но святой человек не спорит, хотя, по всему видно, огорчён нашей непонятливостью.

— Смотрите на стену, говорит он. На стене появляется экран.

— Рак как инородный клещ, который сидит в организме. Надо вытащить этого клеща, его тело, каждую лапку. Потом нейтрализовать его. Потом излечить каждую клетку, — объясняет старец, и на стене возникают изображения, показывающие, как проходит процесс исцеления.

— Вот гортань, вот клещ. Опухоль как кисель. Справа — норма. Слева — больное. Делаем вашего клеща прозрачным. Он нарушает сначала мелкие клетки, потом крупные. На информационном уровне это действительно клещ. Вот он впрыскивает в ядро свою дрянь. И клетка теряет управление.

Ваша задача — божественным серебряным цветом обес-цветить раковую опухоль. Обесцветили? Теперь мы видим мелкую паутин-ку, ядрышко, жидкость. Заполняйте теперь её энергией, заполняйте опять.

Нитью завяжите лапку и оттяните её к себе, чтобы она не впилась в другую клетку. Делаем так и с другими лапками. Вытаскиваем кле-ща на клеточном, информационном, энергетическом уровнях. Выта-щили? Серебряной нитью обвязываем его и уничтожаем. Обрабаты-ваем серебряным лучом каждую из повреждённых клеток. Точками. Красное, которое необработанное, высвечиваем нормой. Обрабаты-ваем их. Проверяем норму — опять красные клетки. Обрабатываем ещё раз, не ленимся. Ещё раз норму накладываем. Не до конца ушло красное. Обработаем снова.

Ещё норму, разочек. Ошибиться нельзя. Усилить норму. Смотри-те: клетки стали идентичны здоровым. Дайте срок выздоровления, допустим, один месяц, и после этого вновь наложите усиленную нор-му.

— Сколько нужно времени для выздоровления?

— Обычно две-три недели. Если ещё раз наложите усиленную норму, то уничтожите скрывшиеся раковые клетки. Они иногда очень умело прячутся. Поэтому нужно контролировать.

— А как проводить регенерацию органов?

— Смотрите, — продолжает лекцию старец. — Возьмём, например, почку. Первое — восстановить взаимодействие почки с мочеполовой системой и надпочечниками. Взять усиленную норму — наложить. Взять серебряную нить, воздействовать прямо на почки. Сверху поставить программу оздоровления и выздоровления. Теперь серебряным цветом дробим камни и выводим по протоку в мочевой пузырь.

Теперь самая важная часть... Серебряной нитью восстанавливаем клетки в почке, пусть появятся новые, молодые клетки. Старые отмирают, новые создаются. Заново создаём, понимаете? Берём усиленную норму и накладываем на патологию. Видим в правой почке отмирание клеток. Восстанавливаем клетки, накладываем усиленную норму. Теперь берём серебряную нить, запускаем процесс энергетической прочистки.

Через неделю смотрим. Проблемы ещё есть. Опять берём усиленную норму. Накладываем программу оздоровления и выздоровления. Немного поработаем серебряной нитью. Всё. Вопросы есть?

— А про жёлчный пузырь послушать можно?

— Про жёлчный пузырь, которого у тебя нет, — уточняет старец, показав посохом на меня. — Справа удалён пузырь. Берём усиленную норму, ставим серебряную нить. Включаем через гипофиз программу на оздоровление и выздоровление. Теперь должны создать внешнюю форму — это голограмма. Теперь внутреннюю. Надо запустить процесс клеточного деления, чтобы новые клетки заполнили новую форму. Повторяю: правой рукой берём серебряную нить и создаём внешнюю оболочку, создали. Берём норму. Снизу пробел. Восстанавливаем. Берём усиленную норму.

Лучом создаём внутреннюю структуру. Накладываем норму, проверяем. Восстанавливаем жёлчь. Накладываем норму, не хватает жёлчи. Берём норму. Накладываем. Проверяем. Всё. Программа па оздоровление и выздоровление через гипофиз. Срок пятнадцать дней. Берём усиленную норму, накладываем. Пробелы. Восстанавливаем. Усиливаем серебряной нитью. Накладываем норму. Взаимодействие идёт. Программа выполнена.

Ещё один старец возник рядом. Мы смотрим на его руку — знакомый перстень. Падаем на колени. Он поднимает нас. И как бы продолжает лекцию. Он говорит, как мы должны относиться к деньгам, к власти, к здоровью. Он советует: надо иметь своё мнение по любым вопросам, любую ситуацию нужно оценивать и разрешать, не сомневаясь в своих действиях.

— Вы не должны гордиться, — поучает Он. — Пусть не ослепит вас ваше будущее. Всегда всё надо оценивать с трёх сторон — слева, справа и с середины. Потом принять решение — четвёртое действие.

Целуем Ему руку. Перекрестил нас. Исчез. Мы согласны с тем, что Он сказал.

Странная учёба, необычная. И подумать только — кто учит! Любой медик, прочитав эти страницы, скажет: бред. Мы с Игорем принимаем два раза в неделю людей как раз именно с теми заболеваниями, лечение которых нам преподают в небесной академии. И вот что странно: они действительно исцеляются.

Ни я, ни Игорь не изучали даже азов медицины. Да и можно ли это вообще считать лечением? Ведь мы не прикасаемся к телу, ничего не режем, не трогаем, не выписываем таблетки. Мы просто смотрим, видим, как работает организм другого человека, даём органу команду, и он слушается нас. Люди исцеляются — даже глухие и слепые. Они остаются потом в нашем центре как в своём родном доме, стараются помочь хоть в чём-то. Родные исцелённых, да и они сами, каждый день присылают нам пироги, фрукты, другие подарки. Они знают: мы вернули им жизнь, в праве на которую отказала медицина, бессильно разведя руками.

Сколько в больницах погибает людей — и ни за что медики не отвечают! Есть статистика, что даже в Америке из-за ошибок врачей ежегодно умирает более 80 000 человек. Я уверен, что у нас в стране эта статистика ещё ужаснее. Но кто раскроет? А тут совершенно безнадёжные диагнозы — и быстрое исцеление. Нас даже нельзя ни в чём обвинить, поскольку всем этим людям уже подписан окончательный официальный приговор. Нас можно только не замечать, что традиционные медики и делают. Приведу один из типичных примеров нашей практики. Анастасия Квакова — восемнадцатилетняя девушка из Санкт-Петербурга. Резкое ухудшение здоровья вынудило её обратиться к врачам. При обследовании в её головном мозге была обнаружена опухоль, что вынудило специалистов поставить вопрос о немедленной операции. Ужас перед необходимостью проводить трепанацию черепа оттолкнул Настю от согласия, к которому её принуждали. На неё оказывали давление, но девушка раз за разом отказывалась принять окончательное решение.

Между тем болезнь развивалась: у Насти ослабло зрение, сужалось поле видения из-за появившихся наростов на глазных яблоках. Следом начались проблемы с желудочнокишечным трактом. И новые диагнозы: язва двенадцатиперстной кишки, язва желудка. Некоторое время спустя появились невыносимые боли в сердце, регулярно случались обмороки. Последнее, чем утешили врачи Настю, — вынесли ей приговор: бесплодие.

Девушка очень тяжело переживала эту череду обрушившихся на неё болезней и была, по собственному признанию, на грани сумасшествия.

Трудно сказать, как разминались бы события дальше, если бы не случайный разговор с подругой, которая прочитала статью в газете о нашем Центре.

И вот Настя, чуть ли не против воли родных, приехала в Москву, в наш Центр. Спустя три месяца у неё исчезла опухоль в мозгу. Без всякого следа растворились обе язвы — в желудке и кишечнике. Нормализовалась работа сердца, вернулось нормальное зрение. Трудно поверить, но некоторые страницы этой книги набирала на компьютере именно Настя Квакова, глаза которой больше не уродовали ужасные наросты.

Оказывается, можно лечить от опухоли мозг, не распиливая череп, а от язвы не полосуя тело скальпелем. Всё можно, если не мешать, а помогать тем, кто умеет это делать по воле Провидения.

Настя поступила учиться на первый курс факультета права Санкт-Петербургского инженерно-экономического университета. (Некоторое время спустя она вышла замуж, и у неё родился здоровый, очаровательный малыш, вопреки ранее вынесенному вердикту о бесплодии). И кто скажет, глядя на эту весёлую, общительную, красивую девушку, что совсем недавно её жизнь уверенно клонилась к инвалидности, к невыносимому существованию, может быть, даже смерти.

Но врачи, принуждавшие девушку к операциям, даже не знают, что вопреки их профессиональным убеждениям, Настя Квакова без скальпелей и лекарств обрела здоровье. Именно здоровье Насти отделяет её теперь непреодолимой стеной от тех, кто всё еще считает, что вылечить человека можно только урезая его органы или отравляя организм килограммами лекарств. Такое ощущение, что в одном пространстве сосуществуют две параллельные вселенные, и что возможно в одной, совершенно недопустимо в другой.

Начали работать с Мишей-аутистом. Теперь вроде есть необходимые знания. И дело пошло. Мама отмечает у сына всё новые положительные симптомы. Но ведь работа очень сложная, на уровне сознания человека. И очень многое зависит от доверия и терпения.

Наша глухая девочка Даша — уже слышит. И говорит гораздо лучше. Она поступила на учёбу в медицинский колледж. Ещё одна приятная новость — у неё открылся экран внутреннего видения. Она теперь видит всё, что мы с ней делаем, учится работать на тонком плане. И теперь сама борется со своим недугом. Может, это и есть самое главное, что работу по исцелению она приняла частично на себя. Скоро в Центре появится классный специалист.

Однако не всегда мы можем так успешно помогать людям. Иногда нам просто не советуют это делать. Как правило, запреты касаются людей, совершивших в жизни много плохих поступков.

Но бывают и другие причины. Однажды в Центр пришла женщина. Пришла не одна, со своим мужем. Оба научные работники. Напряжены до предела. Разговаривают очень строго, как ревизоры.

— Что за странная технология лечения? Почему мы ничего подобного раньше не слышали? — это спрашивает она. Такое ощущение, что пытается нагнать страху своим неулыбчивым, заранее обвиняющим выражением лица. — Докажите мне, что вы это можете. Я не верю! Мне это непонятно!

Целый час я читал им лекцию о том, как мы работаем. Что-то в них оттаяло, но не сильно.

Извиняюсь, что не могу сейчас заниматься только их образованием, что у меня много дел. Немедленно получаю отповедь.

— Если вы хотите, чтобы мы лечились у вас, то должны доказать, что можете делать лучше, чем другие, свою работу.

Положение становится просто абсурдным. Интересно, если бы эта парочка зашла в церковь и потребовала у священника: «Докажите нам, что есть Бог, и тогда мы поставим Ему свечку и дадим какую-нибудь мелочь на восстановление храма», согласился бы священник па такую сделку? Скорее всего, объяснил бы им, где выход и что приходить в храм нужно, когда сама душа в него позовёт.

Всё-таки приглашаем женщину на диагностику. Смотрим — мелкие язвочки в желудке, какое-то неблагополучие с глазом. Ничего серьёзного, что требовало бы экстренного вмешательства в её организм.

— Нет, вы не видите! У меня рак. Мне уже делали операцию и должны делать ещё. Поэтому я пришла к вам, — «разоблачает» нас дамочка.

Смотрим ещё и ещё раз — ничего не видим. В конце концов из-за её спины выплыл чёрный квадрат и полностью заслонил её от наших попыток диагностировать опухоль. Это её сознание. Она пришла к нам за помощью, а сама не верит, что ясновидение существует, что мы можем ей помочь. Считает нас шарлатанами. Это её принципиальная позиция, её убеждение.

Как каждый человек, она имеет право на собственное мнение и право следовать ему в жизни. Раз ясновидения для неё не существует — значит, между её сознанием и нами возникает чёрная стена.

Мы не можем ей помочь. Она должна уйти вместе со своими принципами, подозрениями, недоброжелательностью и... раковой опухолью. Ей надо идти в обычную больницу — там отрежут, где смогут, и зашьют, где она пожелает. Мы можем только посочувствовать этой женщине из параллельного мира. У неё уже нет настоящего. Возможно, у неё уже нет и будущего. Но кто виноват в том, что она так жёстко ограничила и то, и другое односторонним восприятием действительности? Разве могут ей помочь те, кому она не верит?

А мы всё ходим в небесную академию. Нам преподают работу со зрением, сердцем, желудком, печенью, предстатель-ной железой, позвоночником. Один раз прямо с занятий вызвали на площадку, которой завершаются уровни.

Происходит что-то необыкновенное. Опять собрались все высокие особы снизу и сверху. Стоит Чёрный рыцарь, опустив голову.

— Это суд, — говорят нам.

Мы встаём на колени напротив Святой Троицы. Над нами энергетическое облако. Это Космический Разум. Именно он должен сейчас огласить окончательный вердикт в связи с Армагеддоном. Решение уже принято. Это просто оглашение вердикта.

Сверху звучит голос. Каждый слышит его по-своему, но понимают его все одинаково.

Голос говорит о Чёрном рыцаре. О том, что он проиграл сражение, что не раз нарушал Великие законы Космоса и потому будет заточён в середине Земли на триста лет. Место, где он будет находиться, закроют специальной крышкой с печатью Создателя. И никто не имеет права сорвать её. А кто будет от тёмных сил присутствовать на Земле для взаимодействия со Светлыми силами, — пока не определён.

Приговор не показался нам несправедливым. Наша победа была признана. Мы наделялись правами по охране Земли, и нам разрешали всегда пользоваться тем, что у нас было.

Тёмный рыцарь исчез. За ним следом - остальные. Мы остались одни на площадке. Даже не успели никого по-благодарить, так были ошеломлены произошедшим.

Если б я был один, то решил бы, что сошёл с ума! Но, во-первых, я не один — уже десятки людей активно участвуют в событиях. И то, что делается там, весьма точным образом откликается здесь. Мы действительно можем помочь людям в самых безнадёжных ситуациях. Причём, что очень странно, больше другим, чем себе. Впрочем, собой мы почти не занимаемся.

Кирилл стал очень нервным. Ом опять потребовал переговоров и получил их. Вслушайтесь в то, что говорил этот шестнадцатилетний мальчик. Я практически дословно записал его речь. Он уже в курсе приговора и сразу же начал высказываться.

— У вас это называется план Бога. А у нас это называется космический маразм.

Кирилл очень красив, умён, остроумен. Но в нём что-то демоническое. Говорит гак, что мысль нельзя ухватить, если ты не в курсе событий. Но мы понимаем.

— Это уже четвёртый раз происходит, — просвещает он нас. — Чёрный рыцарь поторопился — начал битву без разрешения, по своей инициативе. Хотел всё выиграть. И всё проиграл. А что выиграли вы? Землю? А что с ней делать, кому она нужна? Вот у вас теперь в руках две кнопки. Номер один — экстренного уничтожения, номер два — неопределенно длительной помощи. Кому помогать? Здесь ничего достойного внимания не осталось. Посмотрите на этих уродов, дебилов, наркоманов. Поэтому никто из серьёзных космических сущностей не захотел здесь возиться. За всё ведь надо платить — и за миллионы баксов, и за спасение человечества. Зачем вам спасение? Может, лучше миллионы?

— А чем тебе заплатим?

— Вы мне души предлагаете? — на лице ирония и выжидательная улыбка одновременно. Какой симпатичный мальчик! Но, кажется, он сам всерьёз эту ситуацию не воспринимает. Шутит просто.

— Расписку кровью писать будем? — с сарказмом интересуюсь я.

Он мгновенно улавливает, что эта тема отработана, и с места в карьер меняет направление диалога.

— Есть две могущественные космические корпорации: одна производит шило, другая — мыло. Давайте менять шило на мыло. Будем поделовитее. Хватит занимать помпезную позицию.

— Так что же всё-таки случилось, что вынуждает к переговорам? — выпытываю я.

— Год миллениума — смена полномочий. У кого полномочия, тот и кушает энергию. На этом строятся суперсистемы.

— А Чёрный рыцарь проиграл? Без кушанья, значит, остались, — подначиваю по привычке я.

— У этой планеты было предназначение. Они хотели здесь что-то вроде детского сада для будущих Создателей устроить. Сто сорок четыре тысячи новых Создателей в Конце дней должны были перейти в другие пространства и развернуть новые Вселенные. Земля — это мастер-класс. Только дело велось из рук вон плохо. Три раза всё уничтожали. Всё довели до безумия. Люди узнали про Апокалипсис. Зачем людям это знать? Что им от этого? Мерность пространства — от нуля до бесконечности. На всех уровнях жизнь. Из-за чего копья ломать? Что такое Земля? Особенно сейчас! Кто на неё позарится? Приходите в гости — поглодать кости. Так?

— А предназначение, о котором ты говорил?

Кирилл испытующе смотрит в глаза.

— Преданные слуги Господа... Слуги, преданные Господом, —

чётко выговаривает он. -- Ну, сделаете вы всё, как наметили, а дальше что? Опять две дороги: направо пойдёшь... налево пойдёшь... восьмёрка, бесконечность. Так и будете по этой колее кружить?

— А мы делаем всё правильно? — интересуюсь.

— Правильно, — подтверждает Кирилл, — но будет ли правильным то, что вы сделаете? Направо, налево... Если Душа соединяется с Эго, появляется Архонт. Раз он Архонт, значит, душу никому не продал — ни тёмным, ни светлым. Тоже вариант. Лучи могут быть разными — тёмными, светлыми, — но все они тянутся к одному Солнцу в центре Вселенной.

— Откуда ты знаешь?

— Потому что я никто. Воздух, ветер — поймайте меня. Я же говорил, я — дух! ёрничает, откровенно ёрничает мальчик. Потешается, а сам боится.

— Зачем тебя ловить, воздух?

— А дышать-то хочется?

— Что же делать?

— Учиться адекватному поведению. Все тут творили, что хотели. А теперь вспомнили о предназначении. Взялись за работу чересчур высокие сущности. Сам Создатель взялся. И другие тоже....

— Это мы, что ли, высокие сущности?

— Вы вообще на этом месте случайно оказались. Вы в очереди на Георгия Победоносца тысяча двести пятым и тысяча двести шестым были. В самом хвосте. Просто очень вовремя оказались вместе в нужном месте. И ещё, конечно, повезло, что битву не проиграли.

— И что теперь?

— Теперь у вас есть сила, но вы не знаете, что с ней делать. А у меня знание, но нет силы. Я могу показать вам дорогу. Хотите в чистилище — там гигантские энергии, и никем ещё не захвачены. Зачем вам сто сорок четыре тысячи собирать. Лучше меньше, но высокого качества, согласны?

— Втроём, всё пополам? — спрашивает Игорь.

— Пополам! — подтверждает Кирилл.

— Втроём пополам не получится.

— Ну, вы сами решите, кто второй, — милостиво соглашается Кирилл.

— Мы вдвоём — целое, — напоминаю я. — И потом, как быть с совестью? Всё бросить, себе хорошо сотворить? А другим?

— Как вы меня с этой совестью достали, — взревел мальчик. — А впереди ещё Страшный суд, — запугивает он. — Вас раскатают от альфы до омеги, и неизвестно, чем кончится мероприятие. А сейчас у вас билет есть в любой конец Вселенной, глупо не воспользоваться. И семнадцатый легион Власти. А восемнадцатый - знаете, у кого? — У Люцифера! И две дороги — тёмная вперёд, но приведёт назад, светлая — назад в будущее, откуда вы пришли. Зачем вам опять туда? И двери только две, и пути только два. Позиция Бога — выйти из этой системы. Не выйдешь, значит, из маленькой восьмёрки попадёшь в большую. И так до бесконечности. Ну и что?

— Есть ещё позиция Создателя.

— У вас сейчас в руках абсолютная власть. Если захотите, у подъезда будет стоять «мерседес» и сам президент земного шара будет открывать вам дверцу. Вы понимаете?

— А твой интерес?

— Вам же третий нужен?

— Чтобы делать вселенные? — уточняю я.

— Чтоб ездить на «мерседесе», — корректирует Кирилл, изнемогая от нашей несообразительности. Он как инкубаторский цыплёнок без мамы-папы, роду-племени. Инкуб — так в средневековье звали демонов мужского пола.

— А мы на электричке сейчас поедем, да, Игорёк? — спрашиваю я друга.

— Да, на электричке спокойнее, — и, уже обращаясь к Кириллу, добавляет:

— А вам, молодой человек, скромнее надо быть. Скромнее. А то у вас с Лапшиным одна и та же мания — мирозданием руководить. Просто какая-то эпидемия в вашей Академии.

* * *

Мы с Игорем обычно старались работать с экраном внутреннего видения рано утром. Это было очень удобно. Мы успевали в это время и поучиться, и поработать с больными. Иногда оставалось время обсудить какие-то проблемы.

Часто нас вызывали. Иногда мы сами инициировали важные события и уходили в тонкоматериальный мир.

На этот раз мы захотели встретиться с воинами семнадцатого легиона Власти. Ведь они шли с нами в бой, рисковали своими бессмертными душами. А мы видели их только как ряды ионном. Но ведь ряды состоят из личностей. Так кто же шёл С нами и бой и этих рядах, кого за тысячу лет собрал Господь в Своё воинство? И есть ли среди них наши соотечественники, русские люди?

Вместе с Игорем мы вышли в другое пространство. Едва оказались в том мире, как снова структурировались в образ Георгия Победоносца, от которого в последнее время стали отвыкать. Поднялись через Бардо-канал. Вот площадка, где мы бились с Чёрным рыцарем, крест. Внезапно появился наш легион. Игорь сошёл с коня, то есть с меня. И я тут же превратился в штатскую задницу: чёрная мантия академика, четырёхугольная шапочка с кисточкой.

Игорь встал на колено. Я рядом с ним. И весь легион следом за нами опустился на одно колено.

Мы благодарим славных воинов за то, что без страха и упрёка шли за нами в бой, что не усомнились в нас. Благодарим Создателя нашего за то, что Он освятил, укрепил и дал нам Дух. Благодарим Землю Русскую за то, что дала таких воинов.

Также просим Господа нашего освятить и дать нам силы, уберечь нас от лукавого, который ходит вокруг нас.

— Во имя Отца, Сына и Святого Духа, аминь!

На площадке вдруг появляются святые и Сам Господь. Благодарим Его лично и просим освятить сынов Его, уберечь от сглаза, порчи и других напастей.

— Да славится, Господи, имя Твоё, да приидет Царствие Твоё! — провозглашает войско.

Господь крестит каждого из нас и всех вместе. Благодарит нас за веру. И провозглашает, что никогда не оставит нас, как мы не оставили Его. И никто из нас да не усомнится в чести и достоинстве каждого в войске нашем. Отныне мы и войско будем неразлучны и защищены от беды, лиходейства, сглаза, силы нечистой.

Все святые крестят нас и благословляют на битву с тёмными силами. Теперь мы одно целое и плечом к плечу с каждым в легионе Власти. И прибавится сила наша во столько раз, сколько воинов в войске нашем.

Дают нам перстень с надписью «За честь и славу». А в перстне том девять цветов и проход из мира в мир, из врат во врата. Никто не может препятствовать перстню тому. Ведь это перстень Господень! Его нельзя ни купить, ни продать. Он с нами одного размера, одного ума, разума, сущности. Нет имени у него, нет названия, нет определения. Нельзя его ни померить, ни пощупать, ни разделить, ни соединить с чем-то другим. Он не подчиняется никаким силам и не принадлежит никаким силам, а только нам и войску нашему. Власть его — безгранична.

— А если лукавый соблазнять будет, — возвысил голос Господь, — то перстень этот покарает всех и каждого, кто усомнится в силе Божьей. Ведь он — огонь Божий! И вершит суд Божий!

Мы растроганы этим великодушием и тем, что Сам Господь так заботится о нас.

Идут священники, снова среди них мы видим отца Германа из Троице-Сергиевой лавры. Они кропят нас, благословляют. Отныне мы становимся одним духом, одной верой с войском нашим. Нам даруются стратегическая мощь и знания каждого воина. Мы получаем также связь со всеми своими прошлыми жизнями во всех прошлых и настоящих мирах.

Мы благодарим. Господь и Его свита исчезают. А мы с Игорем встаём с колен и идём мимо рядов воинов. Среди них много людей не из нашего времени, из других стран. Но много тех, кого невозможно не узнать. Киевские князья, святые, Дмитрий Донской, Александр Невский.

Каждый ряд — великие воины, чья вера была непоколебима и очень сильна. Вот стоит знаменитый реформатор России Столыпин. А рядом с ним Николай Второй — последний царь династии Романовых.

Мы с Игорем смотрим ему и лицо, и неведомо откуда раздаётся голос: «Николаи Второй С 1901 года знал, какой подвиг страстотерпца ему предстоит. Потому что в день столетия убийства своего предка императора Павла он познакомился с пророчествами вещего инока Авеля».

Я знал об Авеле. Крестьянин Василий Васильев (1757 — 1841) принял постриг под именем Авеля. Он предсказывал судьбу Екатерине Великой, Павлу, Александру. Все эти владыки заключали его в тюрьму, да и умер он в заточении. В целом Авель провёл в тюрьмах двадцать один год.

Павел, беседуя с прозорливцем, вопрошал его не только о своём царствовании, но и о дальнейшей судьбе дома Романовых и России в целом. Пророчество Авеля было записано и положено в особую шкатулку с указанием вскрыть царствующему потомку через сто лет. Шкатулка хранилась в Гатчинском дворце. Знакомство с её содержимым кардинально изменило образ мыслей и поведение императора, с тех пор он не раз говорил о 1918 годе как о роковом и для династии, и для него лично.

Пророчества Авеля подтверждались другими ясновидцами. Летом 1903 года в Дивееве царю вручили письмо, которое написал ему незадолго до своей кончины преподобный Серафим Саровский (1759—1833). Предупреждая Николая о грядущих испытаниях, святой отец укреплял его в вере. Известны и другие предания на этот счёт.

Опять звучит голос: «Николай II знал свою судьбу и сознательно принёс себя в жертву за свою страну. Он мог малодушно искать другого пути, и вокруг было немало охотников помочь ему с семьёй прожить счастливый век. Но царь пошёл на смерть осознанно, веря

в Бога. Тем самым заслужил почёт, славу и титул святого великому-
ченика. Предназначенное ему исполнилось. Многие впоследствии
пожалели о содеянном. И народ, неблагодарный и долг свой не помнящий, опомнится, что переложил на одного царя груз ответственности за общие растления и беззакония свои. Царь принял груз чужих
грехов и мужественно нёс его».

Услышав голос, мы видим двор Ипатьевского дома в Екатерин-
бурге, телегу. Кучка камней, на которых сидит император. Рядом дро-
ва — тёмные, мокрые. Большие ворота с козырьком. На посту два
солдата с винтовками.

Во дворе бегают девочки и мальчик. Мальчик очень больной. Он
кашляет, и на платке остаются следы крови. У него болят лёгкие.
Николай слышит смех детей. Он знает, что скоро их всех убьют, и
думает о возможности отравить близких, чтобы они умерли во сне
и не увидели того ужаса, который им готовят. Он не хотел, чтобы их
расстреливали и убивали, как убивают на охоте зайцев.

Он знает, что такое честь и достоинство. Мы сегодня видим, что
он своей мученической смертью сохранил над Россией канал Святого Духа, который мог бы затянуться от пролитой в Гражданской войне безвинной крови и от последовавших ужасающих экспериментов
большевиков.

* * *

Вокруг «Худлита» опять какая-то возня. В министерстве гото-
вятся и визируются очередные бумаги по реорганизации. В газетах
статьи Григорьева о структурной перестройке, о необходимости концентрации финансовых ресурсов во вновь создаваемых холдингах.

В то же время там, где холдинги уже созданы, стонут именно от отсутствия обещанного государственного финансирования проектов. И ни одного рубля зарплаты людям не прибавили. И новых умопомрачительных книжных эффектов не наблюдается. Теперь особенно заметно, какие помыслы скрывались за нарядной афишкой. Коммерческие издательства через своих выдвиженцев расчищают будущее рыночное пространство. Впрочем, там, куда из казны всё-таки ожидаются целевые ассигнования, немедленно ставят своих доверенных назначенцев.

Какая недальновидность! Ведь государственные издательства осуществляют научную и текстологическую под-готовку литературных произведений, профессионально подходят к процессу выпуска книги. Коммерческие издательства в основном ограничивают свои профессиональные интересы барышами и без особых мук совести просто перепечатывают подготовленные нами книги. Без нашей солидной школы они обречены на вырождение. На всех книжных развалах приключения Бешеного — нескончаемый проект «Вагриуса», каждую книгу которого, как говорят, пишет за месяц-другой бригада литстарпёров. Хороша халтура! Зато читателю не надо мозги напрягать. На такую книгу всегда спрос. Ведь она ассоциативно связана с бесконечными телебоевиками и продолжает в душах людей ту же разрушительную работу.

А спрос — это разве оправдание? И на водку есть спрос. И на наркотики. Впрочем, подобные книги ничуть не лучше наркотиков. Ведь они способны одним махом перечеркнуть в душах нового поколения все достижения эволюции, сбросить миллионы человеческих судеб в пропасть бездуховного развития.

А тут еще «Худлиты» всякие под ногами путаются, классику издают! Вот если б «Худлит» подмять под себя, перевести на роль Золушки при ослике «Вагриуса»! Но тут возникли известные читателю сложности. Директор — против, коллектив — против, общественное мнение — против, один ослик — за. Недобор голосов получается.

И опять умненькие ребятки в очках за зелёную капустку от ослика засели схемки чертить, афишки сочинять. И пошли по газетам гулять фотографии Григорьева с многозначительными замечаниями: «Григорьев знает!», «Григорьев умеет!», «Вот если б Григорьеву дать!» А что дать, если он и без того заместитель министра? Прямо как в подростковой присказке: Вова вырос, Вова знает, Вову нечего учить.

Григорьев даже с директорами крупнейших издательств за полтора года ни разу не встретился. А с кем встретился, так только для того, чтобы сообщить об увольнении. Ладно, уволили, все мы на своих постах не вечны. А кто взамен? Вот такая обстановочка с целью повышения производительности труда!

Пишу эти строки, а у самого в голове голос Высоцкого звучит: «Каждый волхвов покарать норовит». Дальше помните? Ну, да ладно: Бог не выдаст — свинья не съест.

В Центре дела идут всё лучше и лучше. Нам с Игорем теперь достаточно двух-трёх минут, чтобы увидеть проблемы человека, ещё несколько минут, чтобы ему помочь. Это результат наших новых посвящений. Мы уже заметили, что, как только встречаемся с Создателем, наши возможности резко возрастают.

Но не только приятные неожиданности подстерегают допущенных в непроявленный мир. Однажды нас с Игорем стало затягивать в огромную энергетическую воронку. Мы поняли: опасность не мнимая, а настоящая — и времени принять решение почти нет. Из глубины сущности возникло решение вызвать легион Власти. Ведь Господь сказал, что мы отныне единое целое.

Игорь телепатировал призыв, и .легион мгновенно оказался рядом. В самый последний момент, когда нас уже почти засосало в центр энергетического водоворота, воины легиона выстроились цепочкой, крепко взяв друг друга за руки, и крайний воин соединил свою ладонь с ладонью Игоря. Получилась живая цепь из людей. И как ни ревела бездна, как ни пыталась вырвать нас из рук друзей — у неё ничего не вышло. Нас болтало, кидало, швыряло, но живая цепь из людей оказалась сильнее.

Высокие энергии, мистические действа, а результат зависит от элементарной взаимовыручки — как в старой русской деревне. Подаст кто-то руку помощи или нет.

Немного спустя рядом материализовался и наш учитель — Григорий Петрович. Он смотрел на меня и Игоря с изумлением и восторгом. Потом засмеялся: «Молодцы!» Позднее серьёзно разъяснил:

— Энергия этой бездны не подчиняется никому. Там, в туннеле, на стенах выбоины есть. Это маги или Посвящённые, которых в воронку затянуло, о стены её разбились. Их следы. Никто оттуда не возвратился — вы первые.

Мы первые, потому что нас великие воины легиона не бросили в беде. Ведь могло всех в бездну засосать. Но они не думали о себе, они думали о нас. Это урок, который необходимо осмыслить.

Спасибо Тебе, Господи, за урок!

Решили поизучать нижние уровни. Создали десять зеркальных сфер и три сканирующих шара. Опускаем зеркала через Бардо. Следом сканирующие шары. Получилась зеркальная дорожка до нашего компьютера. Он будет собирать, анализировать и выдавать информацию на экран.

Первый уровень. В Бардо-канале, кроме врат, какие-то странные боковые отверстия. Похоже на чёрные ходы. Отсюда «мохеровые» проникают на Землю, когда не хотят привлекать к себе внимание. Что ж, полезное знание. Выходит, кроме тех, кого им положено по договору выпускать для работы в определённое время на Землю, они ещё через чёрные ходы выпускают сверх лимита кого хотят.

Игорь вдруг вскрикивает от удивления:

— Смотрите, у них тоже рай и ад имеются.

Точно, имеются! Только перепутаны местами по отношению к верхним аналогичным заведениям. Сверху они расположены правильно, а снизу перепутаны. Так они делают защиту себе.

Запускаем сканирующий шар в рай к тёмным. Туннель ведёт вглубь. Зал, в нём постамент, а на постаменте разложены книги. Та, которая в середине, открыта. На страницах закладка. На ней изображена змея с короной на голове. На хвосте змеи — шар. Острый кончик хвоста из шара чуть-чуть выглядывает. Надо полагать, они так земной шарик себе представляют: на змеином хвосте.

Что же это за книги? Увеличиваем изображение. Так, слева «Белая магия», справа «Чёрная магия», а в центре «Истинная мшим». Вот нам и ответ: кому служат маги белые, кому чёрные. Как их, разноцветных, ни называй — хозяин у них один. Тот самый, который рогатый и с хвостом.

Вдруг с треском разлетелся наш сканирующий шар. Не выдержал низких вибраций и высоких температур. Запускаем второй.

Левая комната завалена оружием: мечи, луки, стрелы, заговоры, амулеты. Есть ещё бусы, серёжки — всё что угодно. Интересные подспорья для успеха в любви, бизнесе, политике. Размашистый рынок. Любой может получить, что пожелает. Чем только расплачиваться?

Игорь рассматривает бусы. Мелкие камушки, и по ним тёмная полоска.

— Видишь, — говорит он. — Точь-в-точь как у Кирилла. Вот его где, голубчика, экипировали.

Ещё один сканер разлетается вдребезги. Да, так до скончания века можно мучиться. Непродуктивная технология. Надо что-то другое придумать. Тем более что времени у нас, как правило, всегда не хватает. Вот и сейчас приходится начатое бросать. Пора ехать на работу.

Сегодня непростой день, скоро международная книжная ярмарка на ВДНХ, а типографии задерживают тиражи книг. Кроме того, скоро «Худлиту» исполнится семьдесят лет. Хорошо бы придумать что-нибудь заметное. Игорь едет в Центр. У него уже хорошо получается, даже когда он один. У меня свои дела.

До обеда разобрались с моим замом Колесниковым по финансам, — что себе можем позволить. Было намерение заказать десять нагрудных знаков «Золотой Пегас» и наградить ими старейших сотрудников издательства. Это как эквивалент тем наградам, которые уже были почти оформлены к нашему юбилею прежним руководством госкомитета — пять орденов и семь медалей. По реорганизация отрасли и преобразование госкомитета в министерство вызвали необходимость переоформить документацию на награды. Естественно, будущее награждение никакого энтузиазма у нового заместителя министра не вызвало. Вместо орденов снова волокита с заключением контракта, хотя и с правом до особого решения исполнять обязанности директора. Месяцы шли, особого решения не было. Показатели рентабельности издательства неуклонно росли, и в министерстве никто, кроме разве что Григорьева, не был склонен растоптать наше издательство.

После обеда из книгоиздательского главка позвонили. В трубке звонкий, командирский голос Ирины Яковлевны Кайнарской:

— Ну, что тебе сказать, Аркадий? Хорошего ничего не скажу, но и плохого тоже. Приняли по «Худлиту» средний вариант — укрупнение. Ты понял? Не холдинг, как все вокруг звенели, а укрупнение.

— Это ещё как?

— Присоединим к вам два-три издательства на правах редакций. А вы там сами с ними разбирайтесь. И на помощь финансовую не очень рассчитывайте.

Кайнарская была, конечно, права: это не худший вариант, хотя жизнь нам грозит осложнить серьёзно. Вырастет фонд заработной платы, сократятся оборотные средства, которые мы с таким трудом все последние годы формировали.

Быстро собираю дирекцию. Обсуждаем. Прикидываем возможности.

Степанова Инара — наш главбух и блестящий финансист — быстренько на компьютере прикинула, как могут измениться основные показатели. Получалось, если сохранить ещё несколько месяцев те же темпы и динамику роста, а мы уже уверенно давали по триста-четыреста тысяч рублей прибыли ежеквартально, то мы могли, хотя и с трудом, переварить средний вариант.

Основные переговоры по данной теме Кайнарская на-значила на дни ярмарки на ВДНХ. Решили подготовить контрпредложения.

Вечером вместе с Игорем едем к Григорию Петровичу. В приёмной у Грабового много пароду. У стены стоит стройная, хорошо одетая женщина. Не знаю почему, но наше внимание она привлекла. Как потом оказалось, не случайно.

Нас довольно быстро вызывают в кабинет Григория Петровича.

Он встречает двери, жмёт руки, улыбается.

— Можно поздравить вас с перстнем Господним, — сразу, ещё до начала разговора, проявляет Грабовой порази- ! тельную осведомлённость о событии, информацией о котором мы с ним не делились. Но мы с Игорем давно перестали удивляться его способностям. Более того, у нас самих больше и больше открывается странных, запредельных для обычного сознания, качеств.

— А нижние уровни вашими сканерами не очень продуктивно исследовать. Но по крайней мере — безопасно, — замечает Григорий Петрович.

— Как умеем пока, — вяло отбиваюсь я от критики.

— Хотел попросить вас о помощи, — говорит Грабовой.

Неожиданный сюжет. Обычно мы Григория Петровича на тему помощи напрягаем. Впору нос задрать.

— Я подготовил книгу, — продолжает Григорий Петрович. — Название очень конкретное: «Воскрешение людей и вечная жизнь — отныне наша реальность».

Мы с Игорем внутренне торжествуем. Неужели и до этого дело дошло: нам дозволят не только регенерировать органы, но и воскрешать людей?.. Ведь нам, по сути, допуск к этой программе сейчас дают.

—Это книга не о мифических возможностях, а о вполне реальной практике, которую я уже веду. Но люди ещё не готовы воспринимать слово «воскрешение» в прямом смысле, как его в действительности надо воспринимать. Хотя факты проведённых мною возвращений мёртвых людей к жизни подтверждены официальными документами, нотариально заверены, сняты на киноплёнку, — сознание современного человека пока не в силах воспринимать подобные события как действительность, как нечто, что может произойти с ним самим.

— Книга уже написана? — уточняю я.

— В основном да, — подтверждает Григорий Петрович. — И я передам её сегодня вам. Там нет только четвёртой главы. Мне нужно полтора-два месяца, чтобы её завершить. Ведь вы издатель. Думаю, что вместе мы сможем объяснить людям, как им войти в эпоху бессмертия.

— Рады будем помочь.

— Кстати, вы обратили внимание на женщину в приёмной, — не столько спросил, сколько констатировал Григорий Петрович. — Так вот, она как раз из этих самых воскресших. Покончила жизнь самоубийством — перерезала себе вены. Потом девять часов лежала в ванне. Её нашли, увезли в морг. Потом ко мне обратились родственники. Они где-то прочитали, что я занимаюсь подобной практикой. Несколько дней ушло на оформление документов. А теперь она здесь стоит, живёхонькая... Вы, кстати, тоже можете по этой книге начать работать. Предварительные знания у вас уже имеются.

Когда мы вышли из кабинета Грабового, вновь посмотрели внимательно на женщину у стены. На её запястьях были отчётливо видны следы от бритвы.

На следующий день, поскольку это была суббота, мы с Игорем уютно устроились в моём кабинете и начали работать над рукописью Грабового. Читали очень быстро, так как тема книги была в основном знакома и понятна нам в связи с собственными исследованиями непроявленного мира. Мы чувствовали, что, хотя Григорий Петрович уже давно занимается экстрасенсорикой и чуть ли не с трёх лет владеет экраном внутреннего видения, мы вплотную приблизились к его возможностям и, как говорится, дышим ему в затылок. Это был спортивный азарт, хотя тот, кого мы догоняли, одновременно являлся нашим учителем и делал всё возможное, чтобы помочь нам достичь исполнения заветного желания. Грабовой действительно не боялся, что мы сможем делать то, что умеет он. Более того — желал этого. С упоением читали мы изложенный на бумаге опыт этого уникального человека, равного которому, возможно, нет во всём мире. В этой книге он выражал свои мысли ясно, просто. Совсем не так, как в предыдущих работах, полных сложнейших математических и физических формул, определений физических констант мироздания. Не могу удержаться от соблазна процитировать его, тем более что из-за отсутствия четвёртой главы его работа может задержаться. Люди должны знать, что великое открытие уже рядом.

«Ясновидение — это универсальный способ доступа к информации. С чем можно было бы сравнить подобное по-лучение информации? На самом деле нечто похожее уже есть в нашей современной жизни. Это глобальная сеть Интернет. С помощью этой сети можно получить любую информацию из любой точки земного шара. Так вот, оказывается, существует нечто вроде космической сети Интернет, где есть данные вообще обо всём. Человека при этом можно сравнить с оператором. Тогда ясновидение есть способ для оператора войти с запросом в космическую сеть. А быстродействие там настолько велико, что ответ даётся мгновенно.

Здесь возникает интересный вопрос: как делаются открытия? Открытия, и иногда выдающиеся, совершаются в разных областях жизни. Прежде всего это видно на примере науки, но и в других областях они, естественно, тоже есть, — например, какое-то изменение в технологическом процессе на заводе или в обществе. Новые знания и умения — это вообще одно из явлений нашей жизни, хотя нагляднее всего совершение открытий видно, пожалуй, па примере пауки.

Так возникает следующий вопрос: а что можно сказать с рассматриваемой точки зрения об открытиях людей, не обладающих ясновидением?

Когда человеку приходит в голову блестящая мысль и он делает открытие, то эта мысль, этот ответ на его поиски приходит, конечно, из той же базы данных космической сети. И в некотором роде этот ответ приходит к нему не случайно: не случайно в том смысле, что он часто получен в результате долгих лет поисков и упорного труда. Но никогда нельзя сказать, когда ответ придёт и придёт ли вообще. Так что следует признать, что этот прорыв к базе данных, к сожалению, всё же случаен, ибо он не является контролируемым, управляемым.

Можно привести такое сравнение. Пусть имеются два человека, которым нужна вода. Один из них складывает ладони вместе, вытягивает руки вперёд и стоит, ожидая, когда пойдёт дождь, чтобы набрать немного воды. Другой же знает о существовании водопроводной сети. Более того, он умеет ею пользоваться. Поэтому, когда ему нужна вода, он просто подходит к крану и открывает его. И набирает или стакан воды, или ведро, или целый бак, — сколько нужно.

Так что нужно владеть стандартной процедурой доступа к информации. Дело в том, что вопросов очень много, а случайных прорывов к ответам слишком мало.

К сказанному выше нужно сделать важное замечание. Использование ясновидения я для наглядности сравнил с вхождением в кос-

мическую сеть Интернет, в которой можно найти ответ на любой интересующий вопрос. Это сравнение отражает больше внешнюю сторону явления, в нём не видна его подлинная глубина, его многовариантность, и поэтому нужно сделать некоторые уточнения.

Можно, конечно, как было сказано, для получения ин-формации войти с запросом в общую космическую сеть. Но можно поступить и иначе. Информацию можно взять непосредственно с того места, где находится датчик, поставляющий эту информацию. Более того, и это важно, информация существует уже в статусе задающего вопрос, то есть в виде прямого знания, когда она ещё в нерасшифрованном виде, не будучи осознана человеком, уже определяет его поведение. Чтобы эта информация могла быть понята и сразу же использована человеком для определения линии поведения, требуется высокий уровень развития сознания, и это как раз та цель, о которой я уже говорил.

В четвёртой главе мы поговорим о новой медицине, медицине будущего и уже настоящего. В основе этой медицины лежит практика воскрешения. Именно практика воскрешения определяет принципы новой медицины и, прежде всего, принцип полного воссоздания материи. Эта новая медицина уже приступила к решению своей основной задачи. Задача эта — неумирание «живущих».

В отличие от нас с Игорем, Григорий Петрович — специалист именно в тех областях знаний, которые самым не-посредственным образом примыкают к теме ясновидения, — он доктор физико-математических и биологических наук. Мало ему было высокого дара , он ещё всю жизнь учился. На Бога надейся, а сам не плошай!

То, что именно человек, хорошо владеющий системой традиционного мировоззрения, достиг потрясающих и всеми признанных результатов в области эзотерики и экстрасенсорики, неумолимо свидетельствует: материалистическое мировоззрение в том вульгарном понимании, которое присуще современной научно-философской концепции мировосприятия, уже находится в состоянии глубокого, непреодолимого кризиса. Процесс идёт медленно, быть может, но верно. Полтораста лет назад Энгельс критиковал вульгарных материалистом Фохта и Молешотта. Сегодня предстоит новая переоценка ценностей.

Ведь тот же Энгельс в своё время предупреждал, что философия должна меняться с каждым крупным научным открытием. Сегодня нам предстоит осмыслить очень многие открытия и выстроить новую «диалектику природы». Сам по себе отпал основной ион рос философии — о первичности материального или идеального. Будет ли что взамен? И нужна ли замена? Зачем: что такое жизнь? Есть ли она только «способ существования белковых тел», или ей присущи иные формы? Когда говорят, например, что такая-то идея «отжила свой век», что это: расхожая метафора или ещё одно свидетельство о вечной борьбе жизни со смертью? И так далее.

В последние века наука слишком категорично отмахивалась от «призрачных потусторонних областей». Понятно, почему. Вопросы света и тьмы, добра и зла, Бога и дьявола монополизированы мировыми религиями, служители которых яростно преследовали всех, кто смел вести самостоятельное исследование духовных проблем, чтобы сказать здесь новое слово. «Диссиденты», ищущие неортодоксальных знаний, предпочитали поэтому тайну, они шифровали свои тексты в таких метафорах, что никакой Данте не разберётся. Сочинения алхимиков, астрологов, розенкрейцеров и других масонов весьма любопытны с исторической точки зрения. Но обнаружить в них ту крупинку истины, которая помогла бы людям в их бедах кардинально, а не в виде утешения, — то же самое, что искать жемчужину в океане. Мешает намеренная закрытость, таинственность, герметичность этих направлений, школ и учений. Возможно, на определённом уровне в каких-то произведениях и содержится тайна Бытия. Пока об этом говорить рано. А может, уже поздно. Потому что приходит новое знание. Ясно одно: в познании человека, природы, прошлого и будущего известные нам эзотерики не выходили из круга представлений современной им науки.

Не будем углубляться во мрак истории. Вот пример из конца XIX века: теософия, претендовавшая на всеобъемлющее богопознание, на выработку универсальной концепции, связующей науку и религию. Имена, прозвучавшие на весь мир: Блаватская, Штайнер, Кришнамурти. Набор учений, из которых вроде бралось «всё лучшее»: индуизм, брахманизм, буддизм... Хочу оговориться я не противник теософии. Более того, через механизм ясновидения несложно исследовать, как много теософы правильно поняли и угадали. Но сегодня, увы, добытое ими знание, из-за неготовности общественного сознания к его восприятию, никакой практической ценности не имеет и интересует разве что наиболее экзальтированных личностей. Недаром в период наибольшей популярности теософии философ Густав Шпет писал: «Теософ — вояжёр по всем религиям, наукам и «ведениям». Он катается во всяком экипаже — религиозном, мистическом, естественно-научном, философском, оккультном, телепатическом. Существенной связи у него с ними так же мало, как у любого седока с нанятым им экипажем».

Вот в этой связи всё дело. Не надо искать истину — она давно известна. Надо жить по истине. Помните библейскую историю про лестницу Иакова? Каждый должен создать свою лестницу к Богу. Или найти созданную кем-то другим и воспользоваться ею. К Богу ведёт много лестниц. Но нельзя карабкаться по нескольким сразу. Жизнь — не цирковой номер, и живут не для хлопающих зрителей.

Любая научная теория, любое религиозное учение имеет ценность в той мере, в какой помогает человеку найти свою лестницу Иакова и приблизиться по ней к Создателю. Именно с этой точки зрения мы читали книгу Грабового.

Мы читали рукопись Грабового и поняли, что это не просто книга, а своеобразный путеводитель по неведомой нам прежде волшебной стране. Здесь каждая буква, каждое слово — ключ к новым, неведомым прежде знаниям. Но читать её нужно не только глазами, но скорее через экран внутреннего видения. Решили немедленно приступить к этому замечательному эксперименту.

Мы сначала читали вслух какой-нибудь раздел книги, потом включали экран внутреннего видения и смотрели, что происходит. Вот, например, Григорий Петрович пишет о том, как летают птицы.

«С детства мы наблюдаем, как птицы перепархивают с ветки на ветку, с дерева на дерево. Нас восхищают лёгкость и непринуждённость, с которой они это делают. Или то, как они парят высоко в небе.

Однако в полёте птиц есть много неожиданного. Наука, например, пока ещё не знает, что птицы лишь отчасти летают за счёт взмахов крыльев. В их полёте существенную роль играет создаваемая ими антигравитация. У голубя, например, в голове гравитация в десять раз меньше, чем на кончике хвоста, то есть он умеет рас-

пределять гравитацию, и за счёт этого возникает другая динамика полёта. У разных птиц изменения гравитации и её распределение по телу происходят по-разному. И даже полёт может осуществляться на основе другого принципа: так, например, у совы, ночной птицы, принцип полёта иной, чем у птиц, летающих днём.

Самым интересным является случай орла. Он тоже обладает способностью создавать антигравитацию, но у него есть ещё и способность к дематериализации. Если наблюдать за орлом, когда он идёт в атаку, то кажется, что летит маленький круглый комок. Можно подумать, что он стал таким маленьким, потому что он так сильно сжался. Надо учесть, однако, что орёл может менять свой объём в несколько раз. Так что это не сжатие, хотя сжатие, конечно, тоже присутствует, но основное уменьшение объёма идёт за счёт дематериализации некоторых участников тела. Орёл может также менять форму тела в зависимости от стоящей перед ним задачи. К орлу по способностям отчасти приближается только сокол.

Орёл обладает ещё и другими удивительными способностями... Не случайно первобытные народы всего мира связывали образ орла с Создателем. Не случайно также и то, что изображение орла можно видеть на гербах ряда государств. Мы видим изображение орла и на гербе России. В данном случае это двуглавый орёл. Орёл с двумя головами — это знак устойчивого благополучного будущего».

Ну что ж, посмотрим. Игорь уходит в то пространство, создаёт образ летящего орла и воплощается в него. Он полностью слился с его телом, с его мыслями, желаниями.

— Чего он хочет, куда летит? — спрашиваю я.

— Он хочет найти суслика, — отвечает Игорь. — Очень интересно. У него в перьях есть информационные каналы, и все эти каналы задействованы на мозг. Перья могут излучать и принимать волны. Это радар! Но радар не пространственный, а временной. Понимаешь, он чувствует время. Даже не видит, а сканирует. Направо — нет суслика. Налево — нет суслика. А теперь что-то есть. Из крыльев и головы выходят лучи, всё — суслик в фокусе. До него пять минут. Орёл видит жертву, Он падает вниз и у самой земли телепортируется. Нужно какое-то мгновение, чтобы произвести корреляцию времени. Он просто на миг вошёл в другое пространство и за счёт этого вышел точно на цель. Это нужно ещё и для того, чтобы его не видела жертва. Круто. Теперь понятно, почему он царь птиц. Телепортацией владеет, будущее видит.

Ещё тема, возникшая в процессе изучения книги Грабового. Только сначала небольшая цитата, которая объяснит идеологию процесса. Чтобы каждому ясно было, зачем это нужно глобально, в философском плане.

«В дальнейших книгах мы рассмотрим такие явления, как левитация, материализация и дематериализация, телепатия, телекинез, телепортация и другие. В течение долгого времени эти явления были загадками. Пришло время дать на них ответы.

Человечество вообще подошло к качественно новому этапу своего развития: на повестке дня стоит неумирание живущих и воскрешение тех, кто ушёл. И вопрос этот стоит уже не в теоретическом, а в практическом плане. Теперь это уже наконец живая реальность. Живая реальность действительного спасения всех.

И заметим, что факты воскрешения доказывают восстанови-

мостъ материи, что, в свою очередь, говорит о нецелесообразности и нелогичности любого разрушения.

В наш век накопления оружия массового уничтожения практика воскрешения является методом спасения. Она указывает альтернативный путь развития цивилизации.

Развитие механизмов регенерации, механизмов восстановления позволит приступить к решению задач созидания без разрушения. Принцип восстановления можно легко распространить на все сферы человеческой деятельности. Он сможет служить также основой и для развития созидательного мышления будущих поколений.

Любая так называемая агрессивная среда при данном подходе может быть преобразована и в преобразованном виде выступать уже в качестве неагрессивного элемента первичной среды. В результате можно найти эффективную стратегию поведения, которая позволит избежать экологической катастрофы и обеспечить дальнейшее развитие без разрушения окружающей среды. Ибо следует иметь в виду, что воскрешение — это па деле управление всем внешним пространством.

Наибольшую гармонию с окружающей средой можно обеспечить, создав, например, материалы, которые не будут изнашиваться, или машины, которые при их эксплуатации не будут требовать существенных дополнительных ресурсов. И это всё совершенно реально. Так же, как и воскрешение. И это всё в наших руках.

И надо всегда помнить одну очень простую истину: человек рождается для радости, счастья и полноценной бесконечной жизни».

Вот такая философия — философия спасения, философия Спасителя. Она не противоречит ни научным, ни религиозным канонам, поскольку её результатом будет спасение и человека, и природы, которая его окружает. Так как же происходит воскрешение?

И снова цитаты. Тексты приводимых здесь заявлений взяты из книги: Григорий Грабовой, «Практика управления. Путь спасения», т. 3, с. 756 — 757. Книга издана в Москве в 1998 г. издательством «Сопричастность».

«Заявление Русановой Эмилии Александровны от 27.05.1996 года.

«25 сентября 1995 года я при очной встрече с Грабовым Григорием Петровичем обратилась к нему с просьбой о полном восстановлении моего сына Русанова А. Э., родившегося 22 августа 1950 года и скончавшегося 16 июня 1995 года. Родился мой сын в Москве и скончался тоже в Москве. До обращения к Грабовому Г. П. я была в полном отчаянии, перенесла инфаркт. После обращения к Грабовому Г. П. где-то в начале октября 1995 года у меня появилась надежда на возвращение сына, я стала ощущать его присутствие (духовное) в доме. Я поехала на кладбище и, подойдя к могиле сына, увидела, что через всю могилу проходит глубокая трещина, а в середине образовалась лунка как бы с выбросом земли изнутри.

Где-то около полуночи ярко видела (при закрытых глазах), как от моей груди протянулись два белых шнура к могиле моего сына, к образовавшейся на ней лунке, и потом я как бы потянула эти шнуры на себя, испытывая при этом тяжесть. Всё это длилось несколько секунд. Мой сын похоронен на Востряковском кладбище, а моё видение его могилы было на уровне окна моей квартиры, которая находится на 7 этаже.

Когда я обратилась к Грабовому Г. П. с просьбой о восстановле-

нии моего сына Русанова А. Э., я поделилась этим с бывшей же ион моего сына, Козловой Татьяной Ивановной, с которой после их развода мы остались в дружеских отношениях, она присутствовала на его похоронах. В последующее время при наших разговорах в период с октября месяца по февраль Козлова Т. И. несколько раз мне рассказывала о том, что часто на улицах города Калининграда и Москвы она встречала людей, похожих на моего сына Русанова А. Э. В начале февраля 1996 года она ехала поездом «Янтарь» из Москвы в Калининград прибалтийский, и в купе вагона вместе с ней ехал человек, очень похожий на моего сына Русанова А. Э. Похожий внешне, манерами, поведением, жестами, взглядом, но какой-то отрешённый, потерянный. Ехал он с человеком, который как бы его сопровождал, управлял им, но при этом ни разу не назвал его имени. Козлова Т. И. была удивлена, когда мой сын Русанов А. Э. при виде денег (1 тысяча нового образца) выразил явное незнание этих денег».

Заявление Козловой Татьяны Ивановны от 27.05. 1996 г.

«С декабря 1975 года по октябрь 1982 года я состояла в браке с Русановым А. Э. После расторжения брака с Русановым А. Э. я осталась в дружеских отношениях с его мамой, Русановой Эмилией Александровной. Во время встречи с ней (26 сентября 1995 г.) она сообщила мне о том, что обратилась к Грабовому Григорию Петровичу с просьбой о восстановлении её сына Русанова А. Э. (Русанов А. Э., в соответствии со свидетельством о смерти, скончался 16 июня 1995 года в Москве). После этого, зная о том, что Грабовой Григорий Петрович проводит работу по восстановлению Русанова А. Э., я стала наблюдать в период с октября 1995 года по февраль 1996 года на улице людей, похожих внешне на Русанова А. Э., а при поездке в г. Калининград Калининградской области со мной в купе ехал человек,

при взгляде на которого создалось мнение, что его вытащили с того света. Этот вошедший в купе человек соответствовал Русанову А. Э. по следующим критериям: цвет волос, цвет глаз, внешний облик и овал лица.

Манера поведения вошедшего в купе точно соответствовала манере поведения Русанова А. Э. При этом также соответствовали черты характера. Он имел такие же привычки (молчаливость, пристрастие к чтению, большую часть времени он читал газету.) Сопровождающий его человек был мужчина среднего роста, который за время поездки ни разу не назвал его по имени. И когда этот человек показал деньги, то соответствующий Русанову человек был удивлён, увидев 1000 рублей нового образца, на что сопровождающий человек объяснил ему, что это деньги нового образца. Создалось впечатление, что он (сопровождаемый мужчиной) был какое-то время оторван от реальной жизни. Хотя, вероятно, сохранил профессиональные навыки, т.к. сопровождающий его мужчина сказал, что они перегоняют машины.

Вышеописанная встреча состоялась 2 февраля 1996 г. во время моей поездки по маршруту Москва Калининград в поезде «Янтарь».

Таково описание этого случая, представленное непосредственными участницами. В этих описаниях отражён ряд важных моментов, которые мы рассмотрим подробнее. Рассмотрение начнём с заявления Эмилии Александровны, мамы умершего.

Фактически в самом начале заявления Эмилия Александровна говорит о том, что после начала моей работы по восстановлению её сына у неё появилось ощущение его духовного присутствия в доме.

Дело в том, что, даже когда у человека наступает биологическая смерть, и он проходит этап захоронения и находится в конкретной могиле, в его сознании по-прежнему сохраняются все приобретённые им знания, и он осознаёт свою связь с телом, в котором уже отсутствует жизнь, вернее, то, что обычно называют жизнью. И в связи с этим тело, даже не имеющее жизненных процессов в организме, в данном случае тело сына, при фиксации на нём сознания матери адекватно реагирует на прикосновение вешнего сознания, на информацию, содержащуюся в импульсе внешнего сознания, и потому соответственно идёт адекватный ответ. Отсюда видно, что, представляя себе тело, можно передавать душе знания о воскрешении.

В дальнейшем, уже после воскрешения, при расспросах данного воскрешённого оказалось, что в момент обращения к нему внешнего сознания он реально всё это воспринимал и своё физическое тело соотносил со своим собственным «я», хотя это физическое тело находилось в могиле и было, естественно, ограничено в своих возможностях во многих отношениях. Более того, вернувшийся говорит о том, и это известный факт, что его нахождение на общем информационном уровне показывало, что его физическое тело продолжает существовать и имеет все возможные и необходимые качества для того, чтобы продолжать являться частью общего социума, частью общества, причём важно отметить, что это знание содержало в себе как прежнюю информацию, соотносимую с прежними функциями данного физического тела, так и новую информацию, уже соотносящуюся с его биологической смертью.

Читаем заявление дальше. Когда Эмилия Александровна приехала на кладбище и подошла к могиле сына, она увидела, что через могилу проходит глубокая трещина и в середине образовалась лунка как бы с выбросом земли изнутри.

Объяснение этого следующее. Упоминаемый выброс изнутри следует рассматривать как первичную материализацию сознания, того сознания, которое находилось в физическом теле. После начала моей работы по воскрешению произошла первичная материализация этого сознания в шаровидную форму и вывод его в информационный канал планеты. После этого наступает этап создания материальной структуры вокруг души, той структуры, которую мы обычно видим, смотря на людей. Можно сказать, что и теоретически, и практически человека можно рассматривать как структуру сознания, имеющую данную телесную оболочку.

Сделаю по ходу одно замечание. Я сказал о первичной материализации сознания в шаровидную форму. Так вот, после прохождения этой сферой информационного канала планеты может произойти её проекция либо в следующий плод (и тогда произойдёт рождение ребёнка), либо в структуру воскрешения. То есть было воссоздано то же самое тело, был воссоздан тот же самый человек. Так что здесь было сделано то же самое, что сделал Иисус Христос, воскресив Лазаря. Но только в данном случае после биологической смерти прошло не несколько дней, а несколько месяцев.

Далее Эмилия Александровна пишет, что однажды около полуночи она ясно увидела при закрытых глазах, как от её груди протянулись два белых шнура к могиле сына, к образовавшейся в ней лунке, потом она как бы потянула на себя, испытывая при этом тяжесть. Всё это длилось несколько секунд. Из дальнейшего описания следует, что сын Русановой был похоронен на Востряковском кладбище, а видение его могилы было на уровне окна её квартиры, находящейся на седьмом этаже.

Описанные выше два шнура характеризуют переходный этап.

Первый шнур возник при рождении матерью ребенка, это структу-
ра рождения её сына. Второй шнур — это структура возможной
пролонгации, продления, продолжения его сознания или его сущно-
сти. Выше я уже говорил, что после биологической смерти человека
возможны два варианта: либо рождение в другом ребёнке и, следо-
вательно, осуществление перевоплощения, либо воскрешение и, сле-
довательно, воссоздание того же самого тела, причём не только
бывшей материи, но и любых структур сознания. В данном случае
за счёт внешнего управления осуществлялся вариант воскрешения.

Возникновение двух соединительных шнуров и восприятие на од-
ном уровне могилы сына и квартиры, находящейся на седьмом эта-
же, означает соединение структур сознания сына и внешней среды.

В практике воскрешения имеется достаточно своеобразный
момент, который характеризует привязанность тела к той струк-
туре, к тому месту, где находится это тело после биологической
смерти. То есть место, куда помещают тело, является местом его
привязки. Первичная привязка находится в радиусе около двух ме-
тров от физического тела. Вся область привязки существует при-
близительно в радиусе 50 м от могилы, а дальше уже идёт выход на
информационный каркас внешнего мира. Знание привязки и связан-
ных с ней моментов важно для процедуры воскрешения, т. к. обрат-
ный переход через биологическую смерть означает на самом деле
и переход через структуру привязки. И сам воскрешаемый, естест-
венно, должен быть ориентирован на то, чтобы из этой привязки
выйти. Между прочим, если описание видения, данное Эмилией Алек-
сандровной, трактовать с этой точки зрения, то можно сказать,
что она видела форму могилы как вариант привязки биологического
тела к фиксированному месту.

Далее текст в заявлении Русановой Э. А. основывается на информации, полученной от Козловой Т. И. (так что описание дальнейших событий можно брать у них обеих).

Из текста выясняется, что после того, как Эмилия Александровна обратилась ко мне с просьбой о воскрешении её сына и поделилась этой информацией с бывшей женой своего сына Козловой, то Козлова на улицах Калининграда и Москвы стала встречать людей, похожих на её бывшего мужа Русанова. А затем, когда она ехала поездом «Янтарь» из Москвы в Калининград прибалтийский, она встретила человека, имевшего все признаки Русанова, уже вблизи, прямо в её купе.

Если прочитать описание этой встречи, даваемое Козловой, то может создаться впечатление, что она вела себя слишком пассивно. По представьте себе, что вы сами едете в поезде и в купе вдруг встречаете человека, как две капли воды похожего на вашего родственника, которого вы похоронили несколько месяцев тому назад. Причём этот человек на вас не обращает никакого внимания. Как вы думаете, вы бы подошли к нему и сказали: «Привет! Что же, не узнаешь меня?» Или, быть может, вы бы в изумлении застыли, потеряв дар речи, и не смогли бы сделать ни шагу, потому что ваши ноги стали бы ватными? И хотя Татьяна Ивановна не пишет о своих ощущениях во время этой встречи, можно представить себе, какой вихрь самых разнообразных чувств охватил её: и удивления, и смущения, и растерянности, и вдруг возникшего осознания реального свершения воскрешения, вопреки всему. Вопреки всему, потому что в настоящее время воскрешение ещё многими воспринимается как чудо, потому что пока ещё у большинства нет подлинного понимания того, что в действительности воскрешение — это стан-

дартная процедура и что вскоре воскрешение уже будет восприниматься естественно, станет нормой жизни.

Но пока ещё человек, вдруг увидевший в купе поезда рядом с собой похороненного родственника, не может прийти ни к какому заключению, ибо не принимает сразу возможное чудо или опасается, что он может сделать что-нибудь не так. Так что при чтении заявления надо учитывать состояние человека в такой ситуации. Данная книга как раз направляет человека на осознание подлинных реалий и позволяет разобраться в том, как следует вести себя при подобных обстоятельствах.

Возвращаемся к рассказу Русановой, к тому месту, где она говорит о том, что сначала Козлова стала встречать людей, похожих на Русанова, на улицах, а затем во время поездки из Москвы в Калининград она встретила человека, имевшего все признаки Русанова, уже вблизи, прямо в её купе.

В связи с этим повествованием следует сказать, что ушедшие, или, в данном случае, возвращающиеся очень хорошо воспринимают состояние тех людей, к которым они возвращаются, и они ни в коем случае не могут подвергнуть этих людей излишнему стрессу. Поэтому сначала Русанов стал появляться на некотором отдалении от своей бывшей жены, постепенно подводя её к принятию возможности своего возвращения, тем более что Козлова уже знала о том, что идёт процесс воскрешения.

Поэтому, когда она пишет, что наблюдала людей, похожих на её бывшего мужа, она в действительности видела уже реально воскресшего Русанова.

Можно пояснить, что воскрешённые ведут себя так аккуратно и с таким пониманием, потому что их сознанию были переданы эти элементы воскрешения. И в связи с тем, что им были переданы элементы, у них возникает другая психическая структура восприятия реальности. Они, например, считают, и это подтверждает их личный опыт, что жизнь является вечной. У них также возникает особое отношение к законам макрокосмоса. Многие законы, для них являются абсолютно точными, и через них они никогда не переступают.

Они знают также о существовании пятидесятиметровой привязки и при возвращении на физический уровень держатся некоторое время за пределами пятидесяти метров от тех людей, к которым они возвращаются.

После первого этапа контакта, при котором возвращающийся воспринимается на уровне ощущения, происходит переход ко второму этапу, этапу визуализации, на котором воскрешённый начинает вступать уже в более близкие контакты с живущими. Мы видим, что Русанов появляется уже в непосредственной близости от своей бывшей жены, в купе поезда.

Обратите внимание на то, что здесь у воскрешённого проявляется владение техникой управления, в данном случае управление ситуацией. Эта техника даётся воскрешаемому при его воскрешении. В результате он уже самостоятельно может находить, и в том числе и создавать, ситуации, нужные для установления контакта с теми, кто его знал и к кому он возвращается.

О впечатлении, которое её сын произвёл в купе вагона на свою бывшую жену, Эмилия Александровна пишет следующее: «Похожий внешне, манерами, поведением, жестами, взглядом, но какой-то отрешённый, потерянный, ехал он с человеком, который как бы его сопровождал, управлял им, но при этом ни разу не назвал его по имени».

Здесь мы в действиях воскрешённого видим ещё один элемент знания, а именно понимание им состояния знавшего его человека. Если бы он появился один, то концентрация внимания на нём у его бывшей жены могла бы быть настолько высокой, что это затруднило бы ей плавную адаптацию и могло бы изменить предусмотренное развитие событий.

Поэтому в ситуацию вводится элемент, частично отвлекающий на себя внимание Козловой, — человек, сопровождающий воскрешённого. Причём совсем не обязательно этот второй человек должен быть реальным человеком в обычном смысле, на самом деле он может иметь только лишь визуальную природу, но эти технические детали я сейчас, в первой книге, оставлю пока в стороне.

Ранее я говорил о существовании первичной привязки в радиусе около двух метров от физического тела. Так вот, частичная или значительная концентрация на втором человеке, при рассмотрении этих событий с точки зрения тонкого плана, соответствует отвязке от первичной зоны, то есть от зоны самой могилы, и переходу этой зоны к сопровождающему человеку. Замечу, что это может быть не обязательно человек, это может быть и просто какой-то предмет, например, машина, в которой едет воскрешённый, или что-то ещё. Важен принцип, принцип отвязки воскрешённого от первичной зоны.

Далее. То обстоятельство, что сопровождающий человек в присутствии Козловой ни разу не назвал Русанова по имени, говорит о том, что в той ситуации это могло бы привести к шоковому состоянию у Козловой и как следствие этого к разрушению некоторых её клеток. Но я уже говорил, что воскрешённый хорошо чувствует ситуацию и состояние человека перед ним, он прошёл более глубокие стадии деструктурирования и затем структурирования сознания. Поэтому, продвигаясь вперёд, он действует очень осмотрительно.

Можно отметить следующий основополагающий момент в заявлении Эмилии Александровны. После вышеприведённой фразы она пишет: «Козлова Т. И. была удивлена, когда мой сын Русанов А. Э. ...»

Русанова говорит не о человеке, похожем на её сына, нет, она говорит «...когда мой сын...». Здесь можно видеть, что после рассказов Козловой о встрече с её сыном в купе поезда у Русановой произошла полная идентификация воскрешённого именно с её сыном, который ранее был мёртв, а теперь явился живым. Замечу, что в дальнейшем это окончательно подтвердилось и описанная история закончилась благополучно.

Следует подчеркнуть, что духовная идентификация является главным критерием того, что произошло воскрешение именно данного человека.

Следующая фраза в заявлении: «При виде денег (1 тысяча нового образца) выразил явное незнание этих денег».

Когда аналогичным образом мог бы прореагировать обычный живущий человек? Когда он в момент ввода новых денег находился бы, например, за рубежом. Тогда он точно так же выразил бы удивление, столкнувшись с новой реальностью. Русанов же в момент ввода новых денег находился в замкнутом пространстве его могилы, рамками этого пространства было ограничено и его сознание, находившееся возле физического тела. Отсюда видно, что сознание ушедших, то есть тех, у кого произошла биологическая смерть, это сознание практически такое же, как и сознание тех, кто находится в том состоянии, которое обычно называют жизнью. Потому и одинакова реакция на одну и ту же ситуацию.

Из приведённого изложения не следует делать вывод, что описанная схема воскрешения является стандартной. Для данного времени она является, действительно, довольно типичной, в связи с нынешним восприятием обществом явления воскрешения. По сути, она отражает реальные законы воскрешения. В действительности всё здесь в большой мере зависит от степени подготовленности живущих к возвращению своих близких и знакомых. Весь процесс воскрешения может занимать и небольшое время. И в недалёком будущем, когда, по крайней мере, некоторой частью общества будет понято, что процесс воскрешения — это нормальная стандартная процедура, воскрешение будет происходить уже быстро, из-за готовности общества к принятию этого явления.

Во второй главе говорится также и о возможности практически мгновенного воскрешения, но для этого воскрешающий должен обладать очень высоким уровнем духовного развития».

Опять рассматриваем всю эту ситуацию через экраны внутреннего видения. Видим, как проходило воскрешение, встреча с бывшей женой в купе поезда. Отслеживаем, как идёт процесс воскрешения Русанова. Григорий Петрович создал что-то вроде аналога планетарной структуры управления. Работает через неё. Очень удобно, поскольку контакт с планетарным компьютером осуществляется практически мгновенно. Смотрим, как он через сознание начинает формировать каркас тела. Это очень важный момент, и всякий, зная технологию, сумеет это сделать. Человек, который совершает воскрешение, должен сначала довести до необходимого уровня развития свой мозг, своё сознание. Только и этом случае сознание умершего сможет получить от воскрешающего достаточно мощный импульс на цель своего воскрешения и принять его. После этого надо помочь сознанию воскрешаемого сформировать событие своего возвращения в круг друзей и родственников таким образом, чтобы не травмировать их психику. Ещё ему надо догнать события, которые ушли вперёд.

Формирование тела, похоже, вообще не является серьёзной проблемой. Информация о нём всегда есть в планетарном компьютере и никогда не стирается. А материал для формирования — это атомы, которые по заданной программе способны воссоздать любые органы. Самое трудное — это клетки. Они устроены сложнее всего.

Григорий Петрович своим сознанием подаёт импульс воскрешаемому человеку на включение программы регенерации органов и тканей.

Второй импульс — душе. И она начинает взаимодействовать с сознанием.

Ещё один импульс родственникам: информация о смерти не должна восприниматься обострённо и со временем должна забыться, как сон.

Вот возникает оболочка, потом аура, включилась структурная сборка всех органов. Появилась трещина в земле. Появилось на поверхности сознание, и душа начинает заполнять клеточной массой контур человека. Как только контур заполнится, человек встаёт на землю ногами.

Так, есть некоторая странность: у него как бы растянуты клетки и аура. Почему? Душа была на уровнях, и она ещё не вышла оттуда полностью. Сейчас всё заполняется информацией, и клетки принимают обычный вид.

Надпись на могиле исчезает. Всё, не было смерти, есть бессмертие.

Но если такое происходит, фиксируется кинокамерами, описывается в книгах почему тогда никто не кричит о чуде на всех углах? Это интересный вопрос, не правда ли? Дело в том, что информационное поле Земли очень тщательно отслеживает реакции людей на подобную информацию и как бы приглушает её в том случае, когда сознание людей не готово к адекватному восприятию подобных событий. Так что видят это и слышат об этом лишь те, кто имеет уши и глаза. О каких ушах и глазах я говорю? Догадайтесь!

Во всяком случае, реально возрастает онтологический статус человека. Начинается осуществление «философии общего дела», о чём более ста лет назад писал наш великий космист Николай Фёдоров. Одна из его основных идей становится практикой жизни. Конечно, осуществляется она не совсем так, как мечтал необыкновенный библиотекарь Румянцевского музея. Но ведь это обычная вещь: проза жизни и скучнее, и богаче наших фантазий.

Глава 11

На мою ученицу Тамару усиливаются внешние воздействия. Вот уже неделю она плохо себя чувствует. У неё постоянные головные боли. Предлагаем с Игорем помощь, но она уверена, что всё скоро пройдёт, думает, что атмосферное давление во всем виновато. Наконец не выдерживает, просит посмотреть.

Садимся втроём в моём кабинете. Тамара волнуется.

— У меня сейчас такое ощущение, что во мне ещё кто-то есть и всё время меня подталкивает к скандалам и выяснению отношений, — поясняет она.

— Давайте смотреть вместе, — предлагает Игорь.

Включаем экран внутреннего видения. Аура у Тамары почему-то серого цвета. Когда она успела так измениться? Ничего не понятно. Пытаемся её сканировать — и видим за спиной ещё чей-то силуэт. Там прячется бес, и.преогромный. Сразу видно — не рядовая скотина, начальственная. На обнаружение реагирует спокойно, скалится, поднимает своей когтистой лапой за горло Тамару, поворачивает из стороны в сторону. Тамаре совсем плохо — уже здесь, на физическом плане. Из глаз текут слёзы, удушье.

— Давай поговорим, — предлагает Игорь.

— Давай, — соглашается бес и ослабляет хватку.

Теперь Тамара может дышать, но ей по-прежнему плохо.

— У тебя нет права так с ней поступать, ты нарушаешь закон, — пытается ввести беса в русло юриспруденции Игорь.

— Не нарушаю, — возражает бес. — Имеем на неё права.

— Покажи, — требует Игорь.

— Здесь нет. Внизу всё осталось. В канцелярии. Пойдём вниз — покажу.

Бес наглый, самоуверенный. Видно, что врёт. Заманивает.

Игорь делает шаг к нему. Но бес мгновенно отпрыгивает назад, поднимает за горло Тамару и крутит, словно тряпичную куклу.

Тамаре плохо. Она хватается руками за горло, задыхается. Её лицо становится серым. Вот гад, угробит женщину.

— Что делать? — спрашивает Игорь.

Молчу. Я в растерянности. Боюсь, что бес её задушит. А тот, словно прочитав моё сомнение, ещё отпрыгнул назад и помчался вдруг вниз по уровням.

Мы, конечно, моментально входим в образ Георгия Победоносца, бросаемся за ним в погоню. Но юркий бес — то вправо, то влево махнёт. И Тамара на его плече, как мешок с картошкой, подпрыгивает. Совсем женщина без чувств. Ошалела, ничего понять не может — куда её тащат, зачем?

Вот и попали на нижние уровни, хоть не думали и не гадали. Одни против тысяч. Ну, не бежать же от них. Сами напросились, мохеровые.

Игорь меч выхватывает, и точь-в-точь как в сказке: раз махнёт — улица, другой раз махнёт — переулочек. Меч волшебный сам к задаче приноравливается. Где много нечисти — удлиняется и одним ралом сотню-другую скашивает. А где поменьше — укорачивается, чтобы руку богатырю не перенапрячь. И от моих копыт чертям тоже достаётся немерено. Рост-то у меня в сравнении с ними как у слона против мышонка. Кроме того, рубин во лбу - словно боевой лазер. Только подумаешь, сконцентрируешься — сотня-другая чертей испаряется. Три уровня мы их выкосили — так, словно там никогда этой нечисти и не было. И ещё четвёртый немного прихватили примерно половину проживающего там чертячьего населения.

Большой погром получился. А бес тот, что Тамару вниз уволок, бросил её и наутёк пустился. Понял, паразит, что если он ещё немного с ней по уровням своим поносится — от них совсем ничего не останется.

Подхватил её Игорь на седло, и ускакали мы наверх, на свет Божий.

Вышли из пространства, а Тамара на диване едва живая лежит. Ну, что ни говори, а мы с Игорем свою принцессу спасли. Дня три она потом в себя приходила.

А нам столько отдыхать не позволили. Уже на следующий день очередные разборки начались.

После обеда в московском филиале Центра раздался звонок. Позвонил родственник и чуть не плача сообщил, что у него украли машину. Он недавно её купил и очень дорожил своим изящным красным «фольксвагеном». Рядом крутится Кирилл.

— Что-нибудь случилось?

— У родственника украли машину, — чистосердечно признаюсь я.

— Вы когда-нибудь с Игорем занимались поиском машин?

— Нет.

— Кто мешает попробовать?

Предложение Кирилла кажется мне логичным. Зову Игоря, садимся втроём в кабинете и начинаем работать. Нам сразу показывают, что произошло.

Машину угнали двое молодых ребят. Один из них худой, с короткой стрижкой. На нём белая футболка и спортивный костюм — синий с белыми боковыми полосками. Пытаемся читать мысли — в Голове ни одной извилины, пофигист. На левом локте большая ссадина.

Второй постарше — ему лет двадцать. Полноватый. Он ведёт машину и боится.

Машину угнали недавно. Останавливались на заправке. Там телефон с металлическими кнопками. Сзади железная дорога, слева река Уча, справа невдалеке церковь. Это Пушкино. Угонщики звонят какому-то Сурку, кличка такая. Говорят о том, что приедут, когда стемнеет. Чтоб он был готов. Потом едут параллельно Ярославке в сторону Сергиева Посада. Остановились у небольшого магазинчика. В бардачке — лежали документы и деньги. Они взяли деньги и купили на них пиво, водку, бананы. Проехали по параллельной дороге мимо поста ГЛИ по полосе встречного движения. Едут дальше — Талины, Рахманово. Потом заезжают в лес и спокойно подкрепляются пивом и бананами. Ждут, когда стемнеет. Происходящее видно очень отчётливо, как будто мы сами рядом с ними мчались по шоссе. Мы временно прекратили поиски. Занялись своими делами. Решили не уходить с работы и последить за угонщиками. Пострадавший звонит чуть ли не каждый час, интересуется ходом расследования.

Когда стало темно, опять начали работать. Угонщики уже в пути. За посёлком Голыгино прямо по встречной полосе ушли на поворот в сторону Абрамцева. Мчатся в Хотьково. Гаражи. Очень много. Читаем вывески при выезде: «ГК Химик». Всё, дальше не показывают.

Человек, которому они звонили, Сурок, ждёт их в доме рядом с гаражами. Стоит у окна. Это близко метров пятьдесят. И отсюда всё видно. Возле дома спортивная площадка, справа. Немного левее какой-то завод. У гаражей, при въезде, заброшенное или недостроенное предприятие. Если мы попадём на местность, которую сейчас видим, нетрудно будет сориентироваться.

Квартира, где ждут угонщиков, — это какой-то верхний этаж. Но дом не очень высокий, — кажется, этажей пять.

Мы пытаемся с Игорем смотреть и с улицы, и с лестничной площадки, — ничего не выходит. На самом интересном месте заклинило.

Кирилл предлагает сменить технологию.

— Давайте попробуем всё узнать непосредственно через информационное поле Земли. Вы смотрите, я вас поведу. Буду сопровождать и страховать.

Мы так увлеклись погоней, что не ожидали никакого подвоха.

— Веди.

Мгновенно оказываемся в какой-то комнате светло-серого цвета. Странный цвет — вроде светлый, но в него какая-то грязь подмешана. Посредине комнаты постамент в виде треугольника. С обрезанными углами — получается шестиугольник. Выше, на ножке, плоский, похожий на компьютерный, пульт.

Кирилла с нами в комнате нет. Он сопровождает снизу, через экран внутреннего видения.

— Нажми на левую клавишу, — говорит он Игорю.

Игорь тянется рукой к пульту и нажимает красную клавишу.

Немедленно прямо перед нашими глазами возник экран — очень тонкий, прозрачный, как обычное стекло.

— Нажми клавишу справа и введи пароль: «Миген».

— Что такое Миген? — беззаботно интересуюсь я, смутно вспоминая что-то нехорошее, вызванное ассоциацией с этим именем.

— Мой личный код доступа.

Игорь нажимает клавишу и называет пароль. На экране немедленно появились цифры и карта местности.

Смотрим на местность. Это действительно северо-восток Московской области. У меня вдруг возникло подозрение, что Кирилл знает, где находится машина, и что происходящее — не случайно. И, подкрепляя мои сомнения, стены комнаты стали вибрировать, словно с трудом удерживая иллюзию своего существования. Мгновение спустя они разом обвалились, как листы бело-грязной бумаги. Открылось чёрное беспредельное пространство. Оно не было пустым. Огромное количество чертей с удивлением рассматривало неизвестно откуда взявшихся незваных гостей. Среди них были и весьма крупные бесы. Они таращили на нас с Игорем глаза и лениво соображали, что происходит. Когда до них стало доходить, что к ним в лапы попали два их заклятых врага, они немедленно двинулись в нашу сторону. Оставалось только драться, но в эту минуту рядом с нами возник Кирилл и закричал:

— Всё нормально! Это план Мигена! Никому не сходить со своих мест.

Черти послушно остановились. И мы стали уходить через неведомые нам подземные уровни.

Когда вышли из режима ясновидения, Игорь ещё раз спросил:

— Что такое Миген?

— Это толкушка, печать в канцелярии.

— А может, Царь Тьмы? — неожиданно догадывается мой друг. Игорь чувствует себя очень плохо. Он всё ещё в трансе.

— Чтобы выйти из транса, надо уколоть пальчик, — суетится Кирилл. В руке его невесть откуда возникает нож. Он берёт палец Игоря и тыкает в него острием. В последнее мгновение Игорь успевает немного отдёрнуть руку, ослабить укол.

— Кровь есть? — с волнением в голосе интересуется чертёнок.

— Нет, — отвечает Игорь. Он всё ещё в состоянии прострации.

— Давай ещё раз уколем.

— А может, не надо? — вмешиваюсь я в их диалог.

— Не надо, — подтверждает Игорь. — Это пройдёт.

— Как же вы там, во тьме, белое пространство сумели сделать? — интересуюсь я.

— Всё можно сделать, если владеешь знаниями, — разочарованный неудачей с попыткой проколоть Игорю палец, проговаривается Кирилл.

— Ну что же, очко в твою пользу, — признаю его подлый успех.

Теперь я понимаю, почему пропала машина. И она меня больше не интересует.

* * *

Видимо, не зря Лапшин намекал, что чем больше голов у дракончика вырастет, тем тяжелее с ним потом поладить. Что-то мой дракончик разбушевался, так и норовит сотворить со мною что-нибудь нелегитимное. Вот и на этот раз, едва вышли мы с Игорем в виртуальное пространство, как приглашают на очередную разборку. Тёмные на наши с Игорем беззакония Создателю нажаловались. Донесли, что мы превысили полномочия. А о том, как спровоцировали ситуацию, конечно, промолчали.

Два вестника снова призвали на поле битвы. Кому-то неймётся пересмотреть итоги Армагеддона, а может, просто с нами поквитаться. Входим в образ Георгия Победоносца.

Обстановка в основном та же: три трона, а рядом с ними — из какой только сказки его вытребовали — настоящий Змей Горыныч. Здоровый, гад, с ноги на ногу переминается, огоньком из пастей попыхивает. И ещё одно диво — девица голая на чёрной лошади. Глаза узкие, злые. Не наша девушка, азиатская. И меч у неё не наш. На половецкий похож. Копьё ещё в руке.

Настроение у девушки боевое, и по всему видно — не любит она нас с Игорем. Наклонила копье вызывающе, глаза сузила ещё больше, хотя больше, казалось, некуда. И лошадь её в нашу сторону шагнула. Однако окликнули её сзади, остановили. Царь Тьмы Миген, похоже, не её сегодня в супротивники наметил. С Горынычем, конечно, сражаться поомерзительней. Но наше дело служивое — не за плату и награды напросились Землю спасать. И потому в душе спокойствие и ясность.

Господь садится на трон за нами. Оказывается, уровни, которые мы разгромили, Горынычу и этой девице азиатской принадлежат.

— Готовы ли пройти второе испытание за веру свою? — спрашивают нас.

— Готовы, — отвечает за двоих Игорь.

— Знайте, — говорит Господь, — тем самым поможете людям, что идут ко мне. Поможете Земле своей. Поможете семье своей и близким вашим избавиться от того, кто их донимает.

Он крестит нас.

— Идите со Мной... Не усомнитесь пи и чём... То, что вы делаете, это и есть истина.

Благодарим Его и направляемся к полю битвы. Легион уже стоит стройными рядами. Проезжаем вдоль рядов, заглядываем в глаза каждому. Бой есть бой, и перед ним никогда не лишне ещё раз посмотреть в дорогие тебе лица сподвижников, кто не раз с тобой рядом на смерть шёл. Мы знаем: воины должны верить нам, а не бояться нас. Потому что воин, который боится своего командира, завтра может испугаться врага.

Говорим им, чтоб они не сомневались в нашем мужестве, потому что мы будем биться за парод свой, за Землю свою, за Господа нашего, которого никто не может осилить.

Вокруг креста в середине поля загорается круг. Кто выйдет за него сам или будет вытеснен врагом потеряет силу, знания, разум. Ещё раз обходим легион и даём каждому из своей ладанки часть земли русской. А взамен каждый даёт нам из своей ладанки крупицу земли своей родины. Теперь у нас общая земля и общие дела.

Достаём фляжку с волшебной водой. На ней написано «За победу!» Даём выпить каждому воину по три глотка.

Теперь можно идти в бой. Снова я конь, а Игорь всадник. Горыныч уже землю роет лапами от нетерпения. Он огромен — больше нас и, наверное, сильнее. Но, как говорил Александр Невский, «Не в силе Бог, а в правде!» А правда с нами. И потому не боимся мы Горыныча поганого, а идём ему навстречу спокойно, мужественно, без сомнения в душе.

Круг делим пополам. Не успели поделить, как Горыныч огнём в нас метнул. Куда там современные огнемёты в сравнении с этим аппаратом! Вонью, сероводородом обволокло. Игорь успел щитом прикрыться. Меня волшебная попона защищает. Но всё равно жарко, хуже, чем в бане, а Игорю ещё и мечом надо махать. Вот ведь паразит сказочный что делает — ещё в круг не вошёл, а уже давит своей вонючкой сероводородной по полной программе. Ничего, потерпим. С Чёрным рыцарем не легче было. Игорь поводом даёт понять, что объехать врага надо со стороны. Мчусь вбок, да побыстрее. Не успевает Горыныч за нами свои башки поворачивать. Стукаются одна о другую, мешают огнедышащие процедуры производить.

Ещё два поединщика невесть откуда взялись. Ворон сбоку летит. Игорь его на скаку стрелой серебряной сбивает. Под ноги мне волк норовит нырнуть. Но тоже не получается. Игорь его ловко поддевает копьём. Всё, конец серому. В нас голос звучит: «Ворон — это вечная смерть. И волк — это вечная смерть. Две вечные смерти вы сейчас убили».

Горыныч наконец со своими крокодильими головушками разобрался. Изготовился опять вредить огнемётными батареями. Игорь стременами команду даёт прямо на него лететь.

Мчимся на сближение. Похоже, он такой наглости от нас не ожидал. Всё-таки большой рост не всегда полезен. От него много высокомерия в голове рождается. А если голова не одна, а сразу три — то это уже не проблема, а диагноз. Недооценил Горыныч что-то в нас с Игорем. Не успел глазом моргнуть, как слетела с длинной жирафьей шеи правая голова, следом средняя, да ещё, когда я от его туши уворачивался, сбоку обходя, Игорь и по хвосту мечом рубанул. Совсем калекой за минуту-другую дракона сделал.

Но всё-таки он нас оставшейся пастью хоть и в последний миг, а достал. Схватить не схватил зубами мертвящими, а боднул башкой мне в круп. Отлетели мы от него кувырком. Хорошо хоть — на свою территорию, в пределах круга.

В голове звёзды кружатся, не иначе весь Млечный Путь. Горынычу в это время нас с Игорем достать — делать нечего. Но у него свои проблемы немалые: голов нет, хвоста нет. Хочет шаг к нам сделать, а не может: то на бок завалится, то последней головой вперёд перевесится. Совсем плохой, искалеченный.

Игорь меньше пострадал. Первым па ноги поднялся, стал меня поднимать. Звёздочки в голове понемногу успокоились. Стою, шатаюсь. А надо ещё в бой идти. Игорь на меня вскарабкивается. Он сейчас больше на Дон Кихота похож, как того камнями побили. Сил нет, а драться надо. И опять в нас слова Александра Невского звучат: «Не в силе Бог, а в правде!» Правильно. Сил нет, а правда с нами. Вот нашей правдой мы Горыныча и добьём. Собираем весь дух и идём на сближение. Чтобы скакать — уже не получается. Но и обрубку этому огнедышащему не лучше. Может, хуже даже. Приплёлся я к его туше, поближе к последней голове, чтоб Игорь мог достать.

Чувствую, как напрягся мой богатырь. Поднял он меч, ударил. Не сумел голову срубить. Л рапа тут же затягивается. Ещё раз ударил меч выронил. Но сообразил, дал мысленную команду мечу в руку вернуться. Меч не простой, он тоже команды понимает. Снова Игорь замахнулся — злостью воинской, верой в Господа, за Землю Русскую.

Отвалилась последняя голова Горыныча. Но Игорь в седле не усидел упал прямо под отрубленную им самим голову. А она с сарай хороший, не меньше. Придавило так, что не выбраться. Он совеем ошалел под этой тяжестью — ворочается, а вывернуться не может.

Вцепился в его одежду зубами, тяну. Копытами упираюсь. Вытянул-таки своего богатыря.

Встал Игорь, шатаясь, на ноги. И ещё раз крест-накрест полоснул мечом тушу драконью. Потом, едва за луку седла удерживаясь, пошёл к тем троим, что на тронах в немом изумлении смотрели на своего прежде непобедимого Горыныча.

— Кто с мечом к нам придёт — от меча и погибнет, — твёрдо говорит Игорь и сурово смотрит на тёмных властителей. Потом добавляет, слегка скосив глаза на голую красавицу: — Всех касается, женщин тоже.

Повернулись, отошли к своим. Господь говорит:

— Пойдёмте за Мной в Царство Моё.

И исчез. А где оно, Царство?

Смотрим: тысячи и тысячи людей куда-то идут. Мы уже не конь с богатырём, а как все. Рубашки на нас полотняные, верёвочкой подпоясаны. Вошли мы в ряды, пошли, куда все люди плетутся. Помаленьку идём — сил-то нет.

Вдруг у дороги пять старцев появились. У каждого в правой и левой руке яблоки.

— Возьмите, — говорят, — и укрепятся силы ваши.

Смотрим на яблоки, а они какие-то странные, крутятся волчком.

— Нет, не надо нам ваших яблок.

— Возьмите, — упрашивают старцы. — Господь вас предал, не дал вам яблок вечной молодости.

— Сгиньте, — велит Игорь, — не то будете отвечать за слова свои.

Пропали. А вдоль дороги новые соблазнители стоят. Женщины с яблоками. Против Господа говорят, своими прелестями соблазняют.

Игорь материализовал в руке меч, и они тут же исчезли. Вместо них пять детей возникло. У них на ладонях половинки яблок.

— Возьмите, — просят они, — обретёте жизнь вечную. Господь вам не даст.

— Уйдите, — велит Игорь. — Дети наши не могли так сказать.

Добрели до ворот. Ворота большие, окованные. Стены высокие, белые. За ними город белоснежный. У входа другие старцы ждут.

Открылись ворота — за ними дорожка мощёная, в сад ведёт. Сам Господь ждёт нас, улыбается. Рядом с ним — чан с водой.

Встаём перед ним на колени. Он берёт черпачок и обливает нас водой. Один раз облил — силы вернулись, второй раз облил — раны затянулись, третий раз облил — вся нечисть от крови драконьей с тела и души сползла.

Обмыл нас водой и даёт три яблока из сада Своего.

— Одно киньте на землю, чтобы был урожай, — велит он. — Второе дайте людям, чтоб сил хватило у них ещё терпеть до пришествия Моего. Третье разделите между собой, семьёй, друзьями.

Благословляет нас.

Выходим за ворота и делаем, как сказал Господь. Одно яблоко бросаем на землю. Другое отдаём светлым людям. Третье делим между собой, семьями нашими, друзьями — много их вместе с воинами легиона.

Возвращаемся на поле боя. Берём крест, концентрируем на нём свою волю и сдвигаем им тушу Горыныча в Бардо-канал нижних уровней. Всё, очистили свою территорию. Осталась ещё информация след присутствия Тёмных. Берём белый луч и делаем белое облако. Чистим им пространство.

Появляются святые старцы.

— Ваш путь правильный, не сомневайтесь в нём, — говорят они.

— За победу, которую вы принесли, вас наделяют энергией Абсолюта. Господь благодарит вас, что не усомнились, что не стали слушать хуливших Его. Вам открыт путь к знаниям. Берите их углублённо, а не поверхностно. Между третьим и четвертым уровнями лежит колесница. Её надо перевернуть. Господь с вами!

— И мы с Ним, — дружно отвечаем с Игорем.

Спускаемся в Бардо. Между третьим и четвёртым уровнями стоит огромный человек с трезубцем в руке. Это новый Бог, Андрогин. Смотрит, ждёт.

Рядом на боку огромная колесница. Она много больше нас.

Раз Господь велел, значит, силы наши ему ведомы. Берёмся с Игорем дружно и переворачиваем колесницу без особого напряжения. Видно, яблоки так подействовали. Вгоняем втулки.

Рядом вдруг появились три огненных коня. Сами впряглись в колесницу. Бог поднялся на неё. Улыбается.

— Вы на истинном пути, а его видят немногие! — Голос громовой, раскатистый. — Помогайте людям, ничего не бойтесь. Даже гонений на Земле, которые будут на вас. Надо пройти всё, всё перетерпеть. Разделяйте светлое и тёмное. Вам дано право выносить приговор. Никто не может загородить ваш путь, но на пути ещё многие посмеют мешать и препятствовать. Ещё раз говорю: не усомнитесь. Ваш путь предначертан Тем, Кому никто не может препятствовать.

Он такой огромный, что мы видим его только до пояса. Но перстень на руке — его ни с чем нельзя спутать. Это Сам Создатель — Отец Богов.

Как получается, что архепические образы вдруг становятся непосредственными участниками событий настоящего времени, более того — самым активным образом влияют не только на то, что происходит со мной и моими близкими, но и на возможности личностного развития — физического и духовного?

Учёные из Санкт-Петербурга Виталий Юрьевич и Татьяна Серафимовна Тихоплав предоставили интереснейшие материалы в книге «Кардинальный поворот», которые в какой-то мере проясняют происходящее.

«Сегодня специалисты из Института квантовой генетики пытаются расшифровать загадочный текст в молекулах ДНК. Их открытия всё больше убеждают, что сначала было Слово. По мнению учёных, ДНК — это такой же текст, как текст книги, но его можно читать с любой буквы, потому что там нет перерыва между словами. Читая этот текст с каждой следующей буквы, получают всё новые и новые тексты. Причём текст можно читать и в обратную сторону, если ряд плоский. А если цепочка текста развёрнута в трёхмерном пространстве, как в кубике, то текст читается во всех направлениях. Этот текст нестационарен, он постоянно движется, меняется, потому что наши хромосомы дышат, колеблются, порождая огромное количество текстов.

Работа с лингвистами и математиками МГУ показала, что структура человеческой речи, книжного текста и структура последовательности ДНК математически близки, т.е. это действительно тексты на пока неизвестных нам языках. Клетки действительно разговаривают между собой, как мы с вами, — генетический аппарат обладает бесконечным множеством языков.

Программа, которая записана на ДНК, не могла возникнуть в результате дарвинской эволюции, — чтобы записать такое огромное количество информации, требуется время, которое во много раз превышает время существования Вселенной.

А известный микробиолог Майкл Дентон утверждает: «С 1859 года ни одна из двух основополагающих аксиом дарвинской теории макроэволюции... не подтверждена ни одним наблюдением или достижениями науки». И как стало известно, Ч. Дарвин на склоне лет, рассмотрев строение элементов живого организма, заявил, что его прошибает холодный пот: такие организмы не могут образоваться сами собой, у них должен быть Высший Творец.

По этому же поводу Чарльз Тэкстон пишет: «Располагаем ли мы данными, свидетельствующими о том, что жизнь своим происхождением обязана разуму? Да! Такое свидетельство — это аналогия между последовательностью нуклеотидов в цепи ДНК и последовательностью букв в книге... Существует структурная идентичность между кодом ДНК и письменностью. Аналогия между человеческими языками (которые все без исключения являются продуктами интеллекта) и ДНК может служить основанием для вывода, что ДНК также является результатом деятельности разума.

Уже ясно, волновые геномы животного и растительного миров управляются одним и тем же универсальным механизмом — речью, фрагменты которой научились моделировать исследователи. В результате многолетних напряжённых исследований получены убедительные доказательства того, что развитие языков и человеческой речи подчиняется тем же законам, что и генетика! Тексты ДНК, письменность людей, устная речь выполняют одинаковые управленческие, регуляторные функции, но у них разные масштабы и сферы применения. Тексты ДНК генетически функционируют на клеточно-тканевом уровне, а человеческая речь используется при общении».

Похоже на то, что Космический разум создаёт некие копии себя и развивает их. На первом этапе они ещё не могут быть использованы в сложных программах. И главная задача таких организмов — подвергнувшись испытаниям на выживаемость в условиях самостоятельности и саморазвития, постигнуть нравственные законы социального общежития. На следующих этапах происходит усложнение программы: неизбежная в условиях земной эволюции борьба должна уже учитывать не только личностное продвижение индивида, но и его духовную ориентацию на идеи социума, или, что ещё важнее, на высший идеал, запечатлённый в образе Творца.

Вот тогда и происходит, как внутренне, в сознании, так и внешне, в общественной жизни, столкновение с Кащеями Бессмертными и Змеями Горынычами. И в этой вполне реальной борьбе осуществляется процедура очищения души от негативного прошлого, проверяется уровень её качеств и развития.

Тот же Змей Горыныч олицетворяет некое историческое прошлое Земли, эпоху динозавров. У человека спинной мозг до сих пор называют рептилиевым комплексом. И совсем не случайно. Но, например, у динозавров весь процесс мышления был заложен в спинной мозг, на уровне крестца. То есть у них по жизни была, если можно так сказать, задняя реакция. Представляете, пока сигнал до шеи дойдёт, до головы и обратно вернётся, чтобы произошло реагирование на событие, сколько всего может произойти? Голову можно потерять. А вот у человека такое уже невозможно, у него два мозга — спинной и головной. Разумеется, в том случае, если последний работает. Когда приходит время переходить с того мозга, который на уровне крестца, к тому, который на шее, происходит как бы выпускной экзамен. И от того, как вы его сдадите, зависит ваше дальнейшее продвижение к вполне отчётливо обозначенному для человечества идеалу.

* * *

После произошедших событий паши способности по лечению увеличились многократно. Такое ощущение, что ещё немного — и мы сможем не только исцелять от неизлечимых болезней, но и воскрешать людей. Во всяком случае, как это делать, мы уже знаем. Остаётся попробовать применить на практике. Но нужно согласие родственников, согласие души воскрешаемою и ещё анализ тех жизней, которые покойный до того прожил. Всё-таки люди разные. Хотелось бы прежде всего помогать хорошим, тем, кто сам другим помогал.

С Кириллом творится что-то странное. Он приходит в офис раньше всех, уходит позже всех. Старается так, что, кажется, один может выполнить общую работу. Ругает Лапшина и при любом удобном случае старается сообщить нам, что твёрдо решил идти вместе с нами. Но как он видит этот путь? И как его видим мы с Игорем? Не думаю, что мы видим одно и то же. Неужели миллионы лет не избавили его от суетности, не дали мудрости? Иногда он срывается:

— Вы же знаете, что я сейчас вишу на карнизе. Мне трудно. Вы должны мне помочь.

— Задолжали, значит?

— Вы не понимаете: я последний-последний в роду.

— Во как! — удивляется Игорь. — Не просто последний, а последний в квадрате.

— Да, это был мой единственный шанс иметь сына! — говорит Кирилл. Говорит с отчаянием в голосе. — Я готов был уничтожить за него всю Землю. Если я не буду иметь сына, то никогда больше не выйду на воплощение.

— За своего сына, значит, готов уничтожить всё. А миллиарды других жизней — ничто? — пытливо уточняю я. — И миллионы других детей? Только ты и сыночек!

— Человек — это такая мразь! — зло шипит мальчик Кирилл, и тёмные его глаза на мгновение засияли бездной. В ней ничего не было — ни света, ни жизни, ни Земли.

Он всё понимает. Но цепляется за свой последний шанс. Последний в квадрате шанс.

— Ладно, поеду к Лапшину в Феодосию. Разведаю, что там происходит, и расскажу вам.

Мы с Игорем пожимаем плечами.

— Поезжай куда хочешь, ты птица вольная.

— Оставлю вам свой знак, — говорит Кирилл, и у него в руке появляется круглая бумажка с нарисованными на ней фигурами. Через неё вы можете в любое время телепатически связаться со мной.

Он суёт её в мою папку с записями, которая на столе.

Вечером, когда мы с Игорем на пригородной электричке возвращаемся домой, я вспомнил об этой бумажке.

— Давай посмотрим, что он нам подсунул?

Игорь включил экран внутреннего видения и просканировал бумажку.

— Это печать Царя Тьмы Мигена, — немедленно получили ответ. — Через неё он сможет постоянно видеть всё, что вы делаете.

Понятно. Рвём бумажку и выбрасываем в окно. Хороший мальчик Кирилл... Детей любит. Правда, не всех подряд, а только своих собственных, которых ещё нет.

На следующий день Кирилл действительно уехал в Феодосию. Как он сказал, на разведку. Просто Мальчиш-Кибальчиш, а не демон тьмы.

Ну что же, без него как-то легче дышится. Решили по-смотреть уровни. Но уже на первом уровне какое-то беспокойство возникло, ощущение неясной тревоги. Двенадцать дверей. За ними зодиакальные энергии, с помощью которых можно лечить, регенерировать, воскрешать. На одной из дверей сломана печать Создателя. Кто-то проник.

Быстренько берём с восьмого уровня крест и вместе с ним заходим во врата. Энергия, которая в помещении, заходит в крест. И теперь Сам Господь может через него видеть, что происходит здесь.

В углу пытается слиться с тьмой огромный бес. Он испуган: понимает, что ничем хорошим для него наша встреча не закончится. Он как раз с тех уровней, где царствовал Горыныч. Вакансия освободилась - решил выслужиться. Проявил, так сказать, инициативу. Ну-ну...

— Зачем пришёл? — спрашивает Игорь.

Он, как бывший работник милиции, умеет тактично вопросы задавать. Всего два слова, но ещё интонация, ещё взгляд... Такое даже бесу не выдержать, особенно если его крестом в углу зажали.

— Царь тьмы дал приказ сюда проникнуть и взять эту энергию, — чистосердечно признаётся бес.

— Чего ж не взял?

— Она всё время ускользала от меня. Я за ней уже целый час гоняюсь.

— А как ты сюда попал? Ведь проход через Бардо-канал закрыт печатью Создателя.

— У нас есть тайные ходы, — говорит бес. И я представляю, как приятно сейчас Господу слышать такое признание.

— А кто такой Лапшин? — подсказываю я вопрос, и Игорь строго повторяет его.

— Царь тьмы использует его для распознания будущих соперников. Он знал, что вы должны появиться. У него по условиям победы в предыдущем Армагеддоне было право первого хода. Он хотел его эффективно использовать.

— Что ж не использовал?

— Этот Лапшин... — и бес чуть не задохнулся от негодования, — он очень много о себе возомнил. Он думал только о себе и хотел использовать знания, которые ему открыли, лишь для личной власти. Ему надо было вас выявить и либо переманить на свою сторону, либо сообщить о вас нашим людям в правительстве.

— У вас есть свои люди в правительстве, кто? — с угрожающей интонацией в голосе требует их назвать Игорь.

Бес мнётся, потом строчит скороговоркой:

— Один разговаривает, другой переговаривает, третий с деньгами, а четвёртый всё знает.

— Имена, имена давай!

— Не знаю. Я бес высший над низшими. Наверху меня пугают, а внизу я всех ругаю. Кто мне о таком скажет?

— Как же их найти? — допытывается Игорь. Пленник мнётся. Его страшная свинячья морда морщится. Но крест Господень давит, принуждает говорить правду.

— Вы их всех знаете, у троих тёмный волос, впереди лысина, все как на одно лицо. Очень юркие в повадках.

— А четвёртый?

— Он без лысин 1)1 и всех переговаривает.

— А дамочка, которая с вашим царём на последней битве была, кто она?

— Богиня похоти, -- говорит бес. — Она не действует, если на неё не обращает внимания человек. Её побеждают равнодушием. Если есть внимание — можно биться и день и два. Это всё равно как с самим собой сражаться.

Из креста гремит голос Господа:

— Будешь всё видеть, но ничего не сможешь сказать. Уходи в то царство, которое вы сами создали для себя.

Мы сторонимся, и бес уносится мимо нас.

— Те двери, что были запечатаны, можете открыть, — говорит Господь. — Это будет ваша школа. Направляйте сюда своих последователей. Святые будут их учить, как лечить себя и других. Только от вас могут прийти люди сюда за знаниями. Во все остальные уровни с этой стороны тоже можете ходить, но больше никого не водите. Благословляю вас!

Мы благодарим Господа. Относим на место крест. Выходим из уровней.

* * *

В ближайшую пятницу, вечером, собираем в Центре своих лучших учеников, тех, у кого хорошо работает экран внутреннего видения. Говорим им о том, что отныне в нашем Центре открывается необычный мастер-класс, где будут преподавать святые.

Ученики смотрят на нас с удивлением, хотя привыкли ко многому необычному здесь. Спокойно надевают повязки, включают экраны внутреннего видения.

Все готовы. Просим их взяться за руки, чтобы не потеряться в бескрайних просторах другого мира. Они озираются вокруг, им кажется это странным. Ведь раньше мы работали индивидуально или небольшими группами. Теперь нас было много, мы были вместе и вели людей в школу, которой Господь разрешил нам руководить. Это был момент истины: увидят ли другие ту школу, которую видели мы с Игорем? И смогут ли они войти в неё, когда нас не будет рядом?

Но всё прошло лучше, чем мы ожидали. Когда мы показали путь и привели своих учеников в школу, нас уже ждали. Двери классов были открыты, и каждого вели туда, где у него могли решиться его проблемы со здоровьем.

— Будьте вежливы и благодарны, — напутствовали мы тех, кто получил по нашей рекомендации право взойти на новую ступень своего развития. — Помните, что вам будут давать знания святые люди.

После занятий и дети, и взрослые взахлёб рассказывают друг другу, как проходили обучение на собственном теле. Им показали болезни, которые у них есть, научили, как их надо лечить.

Самое важное, что теперь они могли попасть в школу в любое время, когда в этом возникнет необходимость. Они могли это делать где угодно: дома, на работе, во время путешествия.

В этой школе наши ученики впервые узнали, какую роль в жизни Земли играет коллективное сознание, коллективная душа, коллективная энергия. Что это не выдумки спрыгнувших с ума эзотериков-идеалистов, а самая что ни на есть реальность. Впрочем, и КПСС гордилась своим коллективным разумом. Видно, её боссы не чуждались мистики.

И здесь мне хотелось бы привести ещё одну цитату из книги Григория Петровича Грабового «Воскрешение людей и вечная жизнь — отныне наша реальность», которая самым непосредственным образом может откомментировать произошедшее. Ведь повышение уровня сознания — это правильный способ изменить себя и окружающий мир.

«В настоящее время имеется мнение, что окружающий мир не зависит от нас, что он существует сам по себе, так сказать, объективно, а человеку остаётся только наблюдать этот мир, изучать его закономерности, чтобы можно было использовать их на благо людей.

В действительности задумаемся, почему у людей сложилось такое представление. Человек видит, что Солнце каждое утро восходит, а вечером заходит, что регулярно происходит смена времён года, причём они сменяют друг друга в одной и той же последовательности, на небе на одном и том же месте всегда можно найти Полярную звезду; если выпустить из рук предмет, то он, как знаменитое яблоко Ньютона, всегда падает вниз. Все эти явления постоянно происходят раз за разом, и у человека складывается впечатление, что они происходят независимо от его существования, что они представляют собой некие объективные явления, не подвластные его воле. То есть что он имеет дело с объективным миром, существующим независимо от него. А вот это как раз и является большим заблуждением человека.

Чтобы выяснить, какова ситуация на самом деле, необходимо ввести понятие коллективного сознания. Коллективное сознание — это объединённое сознание всех людей. Позже мы увидим, что в коллективное сознание нужно включить и сознание других существ, например зверей. И вообще сознание всего существующего.

В коллективном сознании существуют устойчивые представления. Эти представления устойчивы, потому что они являются неким средним, то есть тем, что получается в результате усреднения по всей совокупности людей.

Чтобы лучше видеть, о чём идёт речь, обратимся к конкретным примерам. Представим себе, что подбрасываем монету. Можно ли сказать точно, каков будет результат подбрасывания: орёл или решка? Если монета стандартная, то сказать заранее, что выпадет, — нельзя. А если мы будем подбрасывать монету, например, семь раз? То же самое. Может несколько раз выпасть орёл, а может — и наоборот: все семь раз выпадет решка. Если мы составим отношение числа выпавших орлов к числу выпавших решек, то в приведённых случаях мы не сможем без применения ясновидения *предсказать эту величину, мы не сможем сказать, чему будет равна эта величина, например, после семи подбрасываний монеты.*

Однако если монету подбросить несколько тысяч раз, то можно сказать заранее, что отношение числа выпавших орлов к числу выпавших решек будет стремиться к единице. Если же монету подбросить несколько миллионов раз, то это число практически будет равно единице. Получается, что при большом числе подбрасываний можно предсказать результат. И это не случайно. Дело в том, что при большом числе опытов, при большом числе случаев появляются так называемые статистические закономерности. (Речь идёт об известном законе больших чисел. - А. П.)

Итак, при нескольких единичных опытах никакой закономерности обнаружить не удаётся, результат является случайным. Если же число случаев становится очень большим, то возникают закономерности, называемые статистическими.

Таких закономерностей вокруг нас очень много. Присмотримся, например, внимательнее к клавиатуре компьютера. Можно обнаружить, что буквы на клавиатуре расположены не в алфавитном порядке. Они расположены каким-то особым образом, по-видимому, по какому-то правилу. По какому же?

В центре клавиатуры расположены наиболее употребительные буквы, а по краям менее употребительные. Ясно, что указательными пальцами работать легче, чем мизинцами, поэтому наиболее употребительные буквы и помещены в центр.

Как можно узнать, какие буквы являются наиболее употребительными? Можно, например, поручить компьютеру прочитать много книг и установить, какие буквы встречаются чаще всего, какие реже и какие совсем редко. Компьютер для каждой буквы мо-

жет подсчитать вероятность её появления в тексте. Буквы с наибольшей вероятностью появления в тексте и помещены в центр клавиатуры.

Обратите внимание вот на что. Если мы заинтересуемся вероятностью появления какой-нибудь буквы, скажем буквы А, в наугад выхваченном из текста слове, то ответа на этот вопрос получить не удастся. Если же взять много книг, в которых содержится много слов и, соответственно, букв, то возникнут статистические закономерности, и для буквы А мы сможем определить вероятность её появления в тексте.

Эти данные можно использовать в типографиях для составления наборных касс. Не нужно все буквы алфавита отливать в одинаковых количествах. Можно изготовлять буквы в количествах, пропорциональных вероятностям их появления в тексте.

Эта же идея используется и для составления частотных словарей языка. Компьютер после прочтения многих книг, в частности произведений классиков, может составить список наиболее употребительных слов. Такие словари очень полезны при изучении иностранного языка. Так, например, 3000 наиболее употребительных слов английского языка занимают 90% текста художественной литературы. Между прочим, в большом словаре Вебстера содержится несколько сотен тысяч слов. Мы видим, как использование статистических закономерностей может упростить изучение другого языка. Всего 3000 слов, но наиболее употребительных, и вы уже можете читать и общаться.

Возвращаемся к основной теме. У каждого человека есть свои представления, представления обо всём, и они могут очень отличаться от представлений другого человека. Но если взять всех лю-

дей, а это очень большое число, то происходит усреднение этих представлений. В результате усреднения в коллективном сознании существует некоторое устойчивое представление о различных вещах. И вот это коллективное представление о различных вещах воспринимается людьми как объективная реальность. Иллюзию создаёт именно устойчивость этого результирующего представления, хотя это просто результат усреднения по большому количеству объектов, в данном случае это результат усреднения по представлениям, имеющимся в сознании людей.

Когда я провожу, например, диагностику человека, обратившегося ко мне за помощью, то я вижу, как состояние его организма непрерывно меняется. И сплошь и рядом в очень больших пределах. Однако если этого человека тут же отправить, скажем, на рентген, то на экране аппарата будет наблюдаться устойчивая картина. Цело в том, что приборы дают показания, связанные с представлениями коллективного сознания о данной ситуации.

Мы уже подошли к тому, чтобы сформулировать один из очень важных принципов.

НАШЕ СОЗНАНИЕ ВОСПРИНИМАЕТ КАК РЕАЛЬНОСТЬ ТО, ЧТО СУЩЕСТВУЕТ В НАШЕМ СОЗНАНИИ.

Когда вы думаете, — то, о чём вы думаете, представляет собой для вашего сознания такую же реальность, как и то, что происходит вокруг вас, как то, что вы, например, видите глазами, то есть обычным зрением.

Этот принцип является основополагающим, ибо, когда вы совмещаете то, о чём вы думаете, с тем, что происходит во внешней, якобы объективной реальности, когда вы совмещаете это на уровне действия, то вы можете производить материализацию объектов, *вы можете воскрешать.*

Есть как бы две реальности: реальность в сознании — это одно, а реальность вне сознания — это другое, это то, что воспринимается как нечто устойчивое.

При этом надо понимать, что все объекты окружающего мира, скажем стол, стул, автомобиль, все эти предметы, каждая их частица, каждый элемент мира строятся на совокупном сознании живущих людей. И потому, если хотя бы одну часть сознания изменить, мир начнёт преобразовываться. Поэтому, между прочим, необходимо преобразовывать не разрушая, а создавая на почве созидательных знаний. Так что, глядя на окружающий мир, мы на самом деле смотрим не на нечто действительно устойчивое, а на получающееся в результате усреднения, наиболее удобное для всех живущих пространство, со всеми находящимися там объектами. Точнее, мы воспринимаем коллективную реальность в пространстве-времени. И потому наша Земля, например, или физические тела — это просто следствие объединения всех сознаний людей или, точнее, вообще всех сознаний. Как людей, так и других существ.

Если мы этот принцип знаем, то можно сказать, что воскрешение — это всего-навсего правильное технологическое добавление в структуру общих связей.

Итак, ещё раз. Всё, что существует вокруг: Земля, Солнце, звёзды, пространство, весь мир — всё это в действительности создано на структуре сознания, включающей сознание Создателя. Поэтому, когда мы знаем, что такое дух, что такое сознание, мы можем воскрешать, мы можем создавать пространства, мы можем строить мир, мы вообще можем совершать любые созидательные действия.

Практически изменение реальности возможно потому, что в

своё время реальность создавали путём принятия решения сознанием каждой личности и сознанием каждого объекта информации.

Значит, чтобы можно было воскрешать, иметь бессмертие, чтобы каждому была обеспечена счастливая жизнь, нужно эту точку зрения принять каждому. Нужно каждому принять решение о таком пути. И чем больше будет принято решений об избрании такого пути, пути вечной и счастливой жизни, тем быстрее реальность начнёт преобразовываться в этом направлении».

Итак, прав Евтушенко со своей формулой про серёжку ольховую: «Когда изменяемся мы — изменяется мир». Вполне исчерпывающий комментарий к происходящему. Всё есть в этом мире — и Создатель, и Святой Дух, и Христос, — потому что это есть в нашем сознании. Так же, как и мы тоже. В их сознании! Всё во всём... И что наверху — то и внизу... Мысли, в общем-то, не новые. Просто уровень восприятия их качественно иной. В древности мировоззрение масс было магическим. Науку представляли, сохраняли её тайны жрецы. Почему возобладало рациональное направление, почему за две тысячи лет победил аристотелевско-картезианский взгляд на мир? Согрешили ли верховные носители учений, изменив общечеловеческим задачам ради собственных эгоистичных помыслов? Или в развитии мирового разума был объективно необходим этот завиток в развитии науки — к торжеству механического мышления, к атеизму?

Ведь при всём засилии так называемого материализма и рассудочности в людях теплилась вера в нетрадиционное знание. В народе знахари и ведьмы, в просвещённых слоях астрология, поиски философского камня, эликсира бессмертия. В серьёзной науке Я. Бёме, Э. Сведенборг, Ф. Месмер и другие пытливые умы. Эта вера отражалась

467

в эпосе и литературе. Уж на что русская литература сравнительно молода, но и в ней немало произведений, посвящённых попыткам разобраться в сверхъестественных явлениях. Речь не о Гоголе или Одоевском с их фантастикой, а о других авторах, помельче, быть может, зато с научным уклоном. Толстенный роман Писемского «Масоны», «Мистическая трилогия» Митрофана Ладыженского, «Загробные письма» Случевского, «Огненный ангел» Брюсова, историко-мистические романы Всеволода Соловьёва и Михаила Волконского — всего сразу не сочтёшь. И всё-таки коллектив-ное представление склонялось к механической реальности. Христа всё больше вытесняли мысли о том, что «не обманешь — не продашь», а «от трудов праведных не заведёшь палат каменных». А почти всем хотелось жить именно в палатах. Не в монашеском скиту, а в довольстве и богатстве.

Двоедушие, двойная мораль на всех уровнях социума. В романе Волконского «Два мага» один волшебник упрекает другого: «Вместо того чтобы употребить открытые тебе знания на добро и правду, на пользу другим людям, на милосердие к ним, ты стал извлекать для себя выгоды, стал заботиться только о себе... И сила твоя стала слабеть». Но эти слова относятся и ко всему человечеству в массе его, в коллективном сознании. Иначе не поклонилось бы оно, наподобие ветхозаветного Израиля, золотому тельцу, другим кумирам, идолам.

«Имеющий уши да услышит». Готово ли население России, других стран к восприятию новой ситуации в мире? А тем более — к её созданию? Вспомним, что в годы Советской власти велась усиленная пропаганда здорового образа жизни. В первую очередь это касалось физической культуры, овладения элементарными медицинскими навыками, гармоничных отношений в семье и порядка в «местах общественного пользования». Масса научных и учебных институтов, армия инструкторов на предприятиях, в санаториях и домах отдыха, а иногда по месту жительства охватывали движениями малого и старого — а велик ли коэффициент полезного действия? Люди в массе предпочитали жить по старинке. Газеты пестрели очерками о героях, преодолевших свои недуги, достигших феноменальных результатов, — Дикуле, Шаварше Карапетяне и многих других. Обыватель читал, восхищался, завидовал («мне бы так») — но дальше благих пожеланий не шёл. Точно так же в общественной жизни: вопросы самоуправления, работа в профсоюзах и т. д. и т. п. Вроде все понимают, что «лишь тот достоин жизни и свободы, кто каждый день идёт за них на бой». А по жизни — ожидают, раскрыв рты, манны небесной — то ли от Бога, то ли из Кремля. Попробуйте в этом разобраться сами. И может, однажды сумеете оживить какого-нибудь близкого и дорогого вам человека.

Я уже наметил двоих — маму и Бориса Андреевича Можаева. Я был у них на третьем уровне, встречался. Нам нельзя было подойти близко друг к другу, обняться. Общались на расстоянии, чтобы не навредить непосредственным контактом их тамошним телам. Мама больше молчала, а Борис Андреевич жаловался:

— Очень редко нам разрешают посмотреть, что там, на земле. А иногда и сами отказываемся смотреть. Душа болит за увиденное.

Он в сером коротком плаще. Он знает, что, умерев в нашем мире, он на самом деле не умер, а вернулся как бы в Зазеркалье — другой конец восьмёрочки, символа бесконечности. Там их коллективное сознание так же создаёт все условия для жизни — работу, машины, дома. Для нас это иллюзия. Для них — реальность. Но они знают, что ещё придётся вернуться на землю, отработать программы воплощений. Вот и Можаев знает, что если мой план удастся — он впервые выйдет на воплощение без стирания памяти, то есть с опытом всех воплощений.

Он никак не поймёт, почему я стал такой важной шишкой в ноуменальном мире, как могу свободно говорить на эти темы. Но он не может не верить моим словам. Тем более что рядом сидит святой человек, главный на их уровне.

— Про внуков знаю. Если Мильду увидишь, скажи ей: я помню, как мы вместе ездили отдыхать в пятьдесят шестом году. Было очень весело. Осень, родственники. В нашей комнате была односпальная железная кровать и печка. Мы эту печку вместе обмазывали глиной. Осень была, мы ходили гулять в парк. Лужицы. У меня брюки «клёш». Я ими землю подметал. Мечтали о детях, строили планы — учёба, работа. Диван свой вспоминаю. Это уже в последние годы, в Москве. Книга у меня любимая есть, в красном переплёте. Я тебе говорю, чтоб она поверила. А то подумает, что тебе приснилось.

И снова в сердцах срывается на общее:

— Бардак там у вас, ребята. Все обманывают друг друга.

Я потом собирался позвонить его вдове, Мильде Эмильевне. Но как ей о таком расскажешь? Подумает, что при-снилось, и это ещё лучший вариант. Подожду немного, когда книга выйдет. В общем контексте легче будет понять — и Мильде Эмильевне, и всем другим.

Когда я разговаривал с Борисом Андреевичем, мама что-то вспоминала про нас, из давнего общего прошлого, и Игорь, который мог читать её мысли, потом спросил меня:

— Вы что, так бедно жили, что у тебя санок не было?

— Беднее некуда, - подтвердил я. — Мама работала машинисткой на заводе «40 лет Октября». Печатала на пишущей машинке. Зарплата — 40 рублей старыми, до реформы 61 года, деньгами. А на руках трое детей. Одна ведь нас поднимала. Ложилась спать ночью — пока постирает, приготовит. А утром, часов в пять, уже на кухне. Чтобы нас накормить и отправить учиться.

— Санок, значит, не было? — гнёт своё Игорь. — Тазик был?

— Был. Старый, эмалированный. Я его где-то на свалке нашёл. В нём катался с горки. Садился и летел вниз, как очумелый.

— Хм-м, — хмыкает Игорь. — Академик, а в тазике катается.

— Это было великолепное изобретение, я в нём быстрее всех с горы скатывался, — вспоминаю былой восторг.

— Со шнурком?

— Точно, со шнурком. Там в тазике дырочка была. Я в неё верёвочку продел и таскал тазик за собой. Иду по улице, а он гремит. Блеск!

— Вижу, вижу, — подтверждает Игорь.

— Знаешь, как здорово было! Они на санках фигушки меня догоняли.

— Вижу, — опять подтверждает Арепьев.

— В тазике было лучше, чем на санках лететь, — настойчиво доказываю преимущества своего детского транспортного средства.

— Да, да...

— Что ещё мама показывала тебе?

— Одежду, заштопанную кусками.

— Да, мама всё это штопала. У меня вся одежда была — заплатка на заплатке.

— Сахар и масло показала. Ты это очень любил.

— Сахар и подсолнечное масло? — уточняю.

— Нет. Хлеб, сливочное масло, и сверху сахар сыпал.

— Точно. Сахар со сливочным маслом. А если подсолнечное, то с солью. Только редко с сахаром случалось, всё больше с солью.

— Хлеб пропитан маслом, прямо как вода, сахар тает и тает. И книгу показала какую-то, она затрёпанная, затрёпанная... Читали, говорит, одну, других как бы и не было...

— Она и сейчас у меня есть, сохранил.

— Показывала халат свой. Он старый. А другого и не было.

— Очень бедно жили, — напоминаю Игорю. — Получала 40 рублей — и трое детей!

— В комнате жили. В одной комнате все?

— Да. Диваном перегорожена.

— А на другую комнату, говорит, не согласилась. Ей давали большую, но там печное отопление. Печку надо было топить. Когда, говорит, я успею?..

— Точно, так и было.

— Комнату другую давали, много больше. Но там и потолки были плохие. Я, говорит, и не согласилась.

— Ложилась спать ночью. И то, что делала — когда всё это успевала? А ещё печку топить. Конечно, не успевала бы.

— И у неё была корзинка или сетка, там были иголки, нитки...

— Да, было.

— Как лукошко. Говорит, я вот здесь всё хранила.

— Потом скрипку мне купили, но никак я не научился. Подушечку мне подвязывали под подбородок... Пиликал, пиликал, но никак... Душа к этому не лежала. А книги читать любил.

— Вот что на уровне души может быть. Всё в реальности. Она всё осознаёт и видит. Я просто считываю с неё всё. Помнит, всё знает. Точно всё видит. Это духовное зрение. С другой стороны, они как будто глазами всё видят. Значит, что представлять-то, глазами видят и всё. По-другому всё воспринимается. Значение-то глаза имеют. И душой видят, и глазами. Зрительный образ всё равно видишь, а глаза имеют значение. Уговаривала вас директором стать, а вы всё отмалчивались... Молчали, молчали, молчали...

— Меня понять тоже можно. Ответственность-то какая? А я ещё маленький.

— Что ж ты, сможешь ведь — упрекала вас мама.

— Смог. Сначала одно вытянул издательство, потом другое. Вот в гору-то предприятие тащить долго. А на вершине кто-нибудь ногой пнёт... Всё назад катится, очень быстро, кстати.

— Да, Можаев разговор о каком-то фильме ведёт. Непонятно... Борис Андреевич на героя фильма похож, на Фёдора из фильма. Характер такой же — тёрли его, тёрли, так и не смогли затереть... Сначала в партию не принимали. Потом хотели выгнать его оттуда. Потом люди, которые его травили, приглашали на всякие юбилеи, в друзья напрашивались. Он говорит: я вообще ни на какую партию внимания не обращал. Приглашали, выгоняли... Меня это вообще не касается.

— Он был очень мудрый человек. И независимый. В рукопашную с этими писателями начальственными по пустякам не сходился, дистанцию держал: здравствуйте, до свидания, да-да, нет-нет — и всё. Не подпускал их к тому, что у него в душе было, отстранялся от всей их секретариатской мышиной возни — с кем объединиться, на кого напасть, — поясняю Игорю.

— Почему он всё это говорит? Значит, они так же видят физические тела, как мы живого человека? — спрашивает Игорь.

Я молчу, я думаю о коллективном сознании.

Глава 12

Теперь, когда мы заходим в другое пространство, мы мгновенно оказываемся, где хотим. Особенно удобно смотреть с вершины энергомагнитной конструкции в виде треугольника, что возвышается над Северным полюсом Земли. Видны отсюда и нижние уровни. Они ещё не заполнены после недавнего погрома, который мы с Игорем учинили там, спасая Тамару. На нижней площадке, возле огненного кипения планетарного ядра, — три трона. Два из них пусты. Царь Тьмы, похоже, нашёл козлов отпущения. И то верно. Кому-то надо отвечать за наши безобразия. Появляется Андрогин. Мы преклоняем колени. Он велит встать.

— Надо завершить то, что начато, — говорит он. — За троном Мигена есть карман. В нём земля ваша русская. Когда-то давно они её похитили, да не знают, что делать с ней. Надо забрать. Не побоитесь к ним туда идти?

И Бог показал рукой, куда надо было спускаться.

— Легион ваш уже готов, и лев, и орёл. Сам Господь будет следить за вашими переговорами. По закону они должны отдать вам землю. Но если накинутся — а там. их много, — то трудно вам придётся. Понимаете?

Игорь вздыхает и машет рукой, как мечом обрубает.

— Чертей бояться — в ад не ходить.

— И то верно, — громовым голосом смеётся Андрогин, и знакомый перстень посверкивает на его руке, когда он подносит её ко рту.

Исчез Андрогин, а вместо него возникло разом всё наше войско, лев и орёл. Обнимаемся с воинами, на всякий случай прощаемся друг

474

с другом. И вниз.

Ошалели нечистые. Миген люто смотрит на нас. Бес немой, которого мы в уровнях прищучили, мычит, на нас рукою, а может, лапой показывает, будто он один такой глазастый. А за тронами — мать моя! — чертей видимо-невидимо. Карабкаются один на другого, скалятся, вот-вот бросятся. Но Миген команду не даёт. У него свои сложные расчёты: о сиюминутном, что между прошлым и будущим, о Создателе и нашей роли в полярности добра и зла.

— Зачем пришли? — спрашивает.

И по всему видно: трудно ему с нами разговаривать, обременительно. То ли как вельможе с холопом, то ли как уголовнику с прокурором.

Игорь молча ставит крест, который предусмотрительно перед походом на восьмом уровне взял.

— Зачем крест притащили? — морщится Миген.

— Сам Господь будет свидетелем, ежели кто преступит черту законов.

— Знаете, какая сила у меня? — начинает заходиться лютостью Царь Тьмы. — Если я махну рукой — от вас ничего не останется.

— Да-да, такой страшный, что сам себя боишься, — подтверждает Игорь.

Оглядываемся. Черти, задыхаясь от злобы, водят своими пятаками свинячьими, вот-вот рванут на нас. И женщина та голая — царица похоти. Тоже, похоже, о ближнем контакте, рукопашном бое мечтает. Ну, что тут скажешь! Говорим, как сердце велит, как душа желает:

— Вера наша сильная. Насчёт пугливости нашей — сам небось догадываешься. Так что давай по-хорошему то, что мы в честной битве заслужили, — землю нашу русскую.

— Будете сражаться?

— На поле битв, у Царства Божьего, — так по закону положено. Чтоб Господь всё видел.

— А что Господь ваш? — ехидно спросил, с издёвочкой. Как Понтий Пилат: «Что есть истина?»

Игорь, солдат-старослужащий, тут же ему всё по уставу отчеканил, чтоб не сомневался лиходеюшка ни в вере нашей, ни в Господе:

— Господь наш — это вера наша, земля наша, люди наши. Он никогда не бросал нас, и мы никогда не бросим, не оставим Его.

Женщина намерена сзади броситься. В глазах царя тьмы видно её отражение. Вместо волос на голове её вдруг змеи зашипели. Специально шумят посильнее, чтобы мы обернулись. Не обернёмся — вовремя бес немой предупредил. Нам и через зрачки царя тьмы её видно.

Вот шаг сделала, другой — и каменеть начала. У самой теперь в глазах ужас. Наверно, первый раз в её гнусной сущности такие существенные сбои организма происходят.

Царь тьмы удивлён, но ещё не теряет надежды обхитрить нас.

— Что же ты застыл? — говорит он Игорю. — Ударь её! Она же первая на тебя напасть хотела!

— Да нам до неё дела нет, — отвечает Игорь. — Мы с тобой пришли разговаривать.

После его слов рассыпалась богиня похотная, будто не было её.

— Нам эта земля по праву досталась, — огрызается Миген. — В прошлый Армагеддон мы победили вашего рыцаря.

— В прошлый победили, — признаёт Игорь, — а в этот нет.

— Хорошо, — внезапно соглашается царь тьмы. — В платочке она у меня тут. Только платочков три. Кто брать-то будет? Конь копытом или ты рукой? Только смотри — не потеряй всё.

Три платочка, узлом завязанные. Игорь колеблется, старается почувствовать, какая земля родней. Один платочек сам к нему тянется — там берёзки, реки наши, просторы. Душа их чувствует. В двух других — злость, темнота.

— Вот эту давай, — говорит Игорь и без страха берёт средний платочек.

— Кто же вас остановит? — шипит Миген.

— Не ты, — дерзко отвечает Игорь, разворачивает меня, и мы вместе с легионом, орлом и львом возвращаемся на свою сторону.

Сам Господь на выходе из Бардо-канала встречает. И святые с ним. Он крестит нас, бережно берёт в руку платочек.

— Эта земля дорогого стоит, — говорит Господь.

Видно, как Он волнуется и переживает. За Его спиной все святые радуются.

— Это не просто земля, это сила Моя! Если снова пойдёте в опасный путь, дам вам горсть её с собой и легиону вашему, — благословляет легион. Благословляет ещё раз нас и отпускает.

Слёзы у Него на глазах. Трудно ему с чувствами справиться. Долго, очень долго ждал Он этой счастливой минуты.

* * *

Кругом пересуды о гибели в Баренцевом море лучшего подводного крейсера России «Курск». Решили с Игорем посмотреть, что в действительности.

Включили экран внутреннего видения. С Северного полюса всё хорошо видно. Нашли место аварии. Начинаем просматривать события по порядку, как они происходили. Наша информация не совпадает с тем, что говорят официальные лица. Но можно ли верить официозу? Для политиков где выгода, там и правда.

Вот что мы видели через несколько дней после аварии...

16.08.2000. 8-30. Видим лодку, она лежит на дне. Средняя часть: есть вмятина. Носовая часть разворочена.

Причина аварии — столкновение с американской подводной лодкой. Она стояла неподвижно. «Курск» подошёл к ней. Был рядом. Видимость очень плохая. Ил в воде из-за сильного течения. «Курск» встал к американцам боком, вышел на линию огня. Открыл торпедные люки. Американцы поняли, что оказались не в нужное время не в нужном месте. Уйти — некуда. Американская лодка почему-то двинулась вперёд, наверное, хотела поднырнуть под нашу лодку и уйти с линии огня, но ударила подводный крейсер в бок. Офицер, управлявший нашим крейсером, откидывается назад. Его рука что-то зацепила на пульте. «Курск» кренится носом вниз. Американскую лодку отшвыривает, и она хвостом ударяет по корпусу «Курска». Повреждает свой винт. «Курск» быстро идёт носом вниз, ударяется. Какой-то взрыв. Американцы со скрипом уходят на 10-12 километров в нейтральные воды. При этом во время хода ещё сильнее повреждают винт и его механизмы. Он трётся обо что-то, не выдерживает нагрузок рабочего хода. Что-то у них тоже вышло из строя. Они легли на грунт. Команда около семидесяти человек. Есть раненые и, возможно, погибшие.

17.08.2000. 21-10. Спасательный аппарат пытается со-стыковаться с люком носовой части. В нём два человека. Плохо себя чувствуют — устали, повысилось давление. Раз за разом тупо делают одно и то же — в условиях плохой видимости, неспокойного моря пытаются сесть на люк. Ударяются о крейсер, и опять их несёт в сторону. У них так ничего не получится.

19.08.2000. 8-10. Мы в лодке, в отсеках. Некоторые моряки ещё живы. Спасатели не могут войти в лодку и открыть заклиненный люк. У них нет навыков. Ситуация ужасная. Командиры берут на себя ответственность тренироваться на спасении людей в конкретной чрезвычайной ситуации и верят в светлое будущее: а вдруг получится? Сказать, что они идиоты, — не скажешь, но ведут себя как-то неадекватно.

Температура понизилась. Половина оставшихся в живых в коматозном состоянии.

Надо было заказать под деформированный люк специальную оснастку на заводах Северодвинска. Люди внутри — полутрупы.

Наша техника не способна справиться с проблемой. Наверное, об этом знают, но ни на что не решаются.

Боятся, что реактор не заглушён!

Боятся вытаскивать!

Боятся к берегу тащить!

Боятся люк открыть: а вдруг там радиация!

Боятся какого-то хлопка изнутри.

Всего боятся!

Где водолазы? Почему их не используют? Если нет у нас, могли попросить другие страны. Одни печальные вопросы, а в ответ непроницаемые, холодные телепортреты адмиралов и политиков, обижающихся на информационную истерию.

19.08.2000. 17-30. Мы возле корабля. Уходим вниз. Модуль прицепился. Люк открыт. Там, внизу, есть ещё живые. Люди лежат в 8-м и 9-м отсеках. Спасателей, кажется, четверо. Они спустились.

Двое стоят у дверей. Не смогли открыть. За люком незатопленный отсек. Там — ребята живые, хотя в очень плохом состоянии. Давление слишком высокое. Спасатели уже давно там, но не могут открыть дверь. У них какое-то приспособление с трубой.

Экран внутреннего видения дал анализ: опасность при открытии люка действительно очень большая. Если вырвется мощное давление (тот самый хлопок, которого они боялись), то сорвёт с площадки спасательный модуль, и вода рванётся внутрь корабля. Тогда спасатели погибнут.

У англичан есть подлодка. Плывут издалека со стопроцентной уверенностью. И водолазы у них почему-то есть, и оборудование.

Сколько времени потеряли! Теперь будут убеждать всех, что ничего нельзя было сделать.

20.08.2000. 8-20. К корме пытается добраться наш модуль. Погода хорошая. Они уже заходили внутрь. Люк в отсек не открывали. Самые большие усилия направлены на обследование. На носу нет жизни. На корме тлеет сознание у десяти — двенадцати человек.

Наши не хотят ничего делать, кроме оценки ситуации, наблюдения и пресечения шпионажа. Они заняли позицию наблюдателей.

Англичане, спасатели, недвусмысленно дали понять нашим руководителям, что те умышленно погубили лодку вместе с людьми. Картина обследования тоже меняется. Англичане и норвежцы дают полную картину произошедшего. Они спрашивают: «Вы что, месяц собирались туда нырять?» Говорят, что лицом к лицу столкнулись с русской безответственностью. «У вас очень много людей, и вы ими не дорожите», — упрекают они.

Сейчас внизу работают водолазы. Они ходят слева и справа. Обследуют обшивку. В течение получаса или часа картина по случившемуся будет готова.

Анализ ситуации по тем, которые условно живы. Жить им не хочется. Невыносимое давление. Удушье.

17-15. Водолазы спускались по четыре человека. Передняя часть затоплена. Середина тоже, задняя не совсем. Вода проникала очень медленно и заполняла лодку тоже очень медленно. Борьба за жизнь на лодке была — делали всё возможное.

19-40. Ничего не происходит. Есть вода, но трупа нет в переходной трубе. Наши там были уже.

Удары, которые производили при стыковке, шестидесятитонные спасательные аппараты, усилили течь сквозь затычки и кляпы, которые матросы устанавливали в первые часы. Вода с каждым часом прибывает в лодку. Где раньше её не было, там она теперь есть.

Прогнозная фаза.

Шансов спасти людей — нет. Ситуация ухудшается с каждой минутой. Вода поступает быстрее, чем раньше.

Кровь у людей почти не движется, она как бы сгустилась. Но кровь ещё тёплая. Был шанс их спасти, но опять же - фактор времени. Всё сделано для того, чтобы у спасателей его не хватило. Сосуды в голове у многих лопнули. Там всё похоже на кашу. Вот цена семи часов, когда не пускали спасателей к лодке «Курск».

К норвежцам нет никаких претензий. Они сделали работу сверхпрофессионально. Устранили деформацию. Модуль может стыковаться. Опасность — избыточное давление внутри. Но норвежцы готовы, и у них технология отлажена.

* * *

Мы видели происходящее, состыковываясь с определённой информационной ниточкой, уходящей в информационное поле Земли. Эта ниточка шла от тех погибающих на лодке «Курск» матросов и офицеров, которые были всё ещё привязаны к своему физическому телу, хотя с точки зрения материалистической считались умершими. Последнее обстоятельство имеет чрезвычайно важное значение. Ведь мы видим как бы через их сознание. А они сами ещё не знают, что умерли. Поэтому мы вслед за ними можем воспринимать события с некоторым искажением. Они думают, что живы. И мы воспринимаем их, следовательно, как живых. Но реально — это может не соответствовать происходящему. Я знаю, что мои слова кажутся невероятными, но один ли я считаю возможным то, что сейчас написал? Не будем обращаться к зарубежным авторитетам, например Моуди, описавшему жизнь после смерти. Как часто бывает, что мы в упор не видим собственных, куда более могучих пророков только потому, что они живут рядом с нами, буквально под боком.

Я опять обращаюсь к книге Григория Грабового. А ведь это человек, который не просто говорит, но и может делать то, о чём говорит.

«В высоком состоянии сознания человек оказывается способным совершать действия, которые с точки зрения обыденного бодрствующего сознания представляются невероятными, невозможными, фантастическими. Ну, например, такие, как общение с ушедшими. Можно приобрести способность видеть ушедших и общаться с ними. И можно помочь им вернуться сюда. Ибо дело в том, что собственными усилиями только некоторым из них удаётся вернуться обратно в наш мир.

Между прочим, следует заметить, что те, кого мы называем

ушедшими, ушли только с точки зрения обыденного бодрствующего сознания».

Поэтому, как бы ни было странно родным и близким моряков «Курска» слышать подобное, хочу сказать: те, кого вы считаете умершими, не умерли. Они действительно перешли в мир иной. И мир этот не менее реален, чем наш.

И ещё один урок в связи с катастрофой «Курска». Его усвоили многие, в том числе военные, политики и учёные. Не все, разумеется. Мы стремительно уходим от эпохи СССР, когда «раньше думай о Родине, а потом о себе», когда «сегодня не личное главное, а сводки рабочего дня». Конечно, о Родине думать надо, но не в смысле служения государству, то есть царству кесаря, а с заботой о народе, каждой человеческой душе. Возродить в ней царство духа.

Какая впечатляющая разница между судьбами «Комсомольца», затонувшего более десяти лет назад, и «Курска»! Нынче гибель атомохода всколыхнула всё общество. А общество заставило и государство принять более человеческий облик, назвать погибших вслух и поимённо. Позаботиться о родственниках, подключить, наконец, зарубежную помощь. И кажется, это движение к духовности идёт не только в России, раз и в других странах отслужили панихиды по «Курску».

Эра, когда на планете царило насилие, заканчивается. В ближайшие годы обретение человечеством духовности пойдёт ещё более стремительными темпами.

* * *

Тринадцатая Московская международная книжная ярмарка собрала сотни участников, в том числе и около семидесяти зарубежных издательств. Мы подготовили большой плакат о том, что издательству «Художественная литература» исполнилось семьдесят лет. Разместили его на боковой стенке экспозиционного модуля. Как и в прошлые годы, наш офис был невелик, всего девятнадцать метров. Но это на три метра больше, нежели в прошлом году. А на ярмарке 1996 года мы занимали всего шестиметровый модуль. Эти дополнительные метры, которые нам с таким трудом достались, были только наши, заслуженные. Никто не протянул государственному предприятию руку помощи, хотя чиновники и говорили о нашей принадлежности к единой государственной команде. Комитет по печати, записав когда-то в мой контракт пункт об обязательной государственной помощи издательству, оказался не в состоянии выполнить свои обязательства. Новые руководители Министерства печати, хотя и не были стеснены в средствах, с демонстративным постоянством вычёркивали графу «Худ-лита» из списков проектов, уже утверждённых Федеральной комиссией по книгоизданию, на финансовую поддержку.

Так что наши дополнительные метры выставочной площади были свидетельством пусть хоть и медленного, но неуклонного возвращения на издательский Олимп. Не бывает Олимп без Пегаса! Иначе что же это за Олимп?

И книг на нашем прилавке становилось всё больше. Многими мы очень гордились, например — серией «Золотая коллекция». Это поистине вершина полиграфического искусства: переплёты из натуральной кожи, основной текст на бумаге верже, эксклюзивное оформление лучшими художниками. Книги были признаны Федеральной комиссией по книгоизданию лучшими книгами года. Благодаря этому проекту мы благополучно просуществовали в самое тяжёлое время после августовского (1998 года) государственного дефолта.

Но наш плакат привлекал не только доброжелателей, которых у «Худлита» всегда много. Были и те, кого упорное нежелание издательства умереть и не воскреснуть почему-то очень раздражало. Первым предвестием надвигающейся бури стал отказ Ирины Яковлевны Кайнарской обсудить начатую ею же тему предстоящего укрупнения издательства.

— Всё, что говорила, забудь, — сказала она. — Ветры подули другие. Может, вас вообще с «Современником» соединят, может, в другое здание переведут. То, что я говорила, — аннулировано. Всё решает Григорьев. Иди к нему.

Буквально следом - второй сигнал неблагополучия. Газета «Культура» (№ 38) опубликовала статью своего корреспондента Грандовой «XIII международная книжная ярмарка». Нашему издательству в этом обзоре было выделено особое место. И я бы даже сказал, выказано особое пристрастие. Вечно бодрая дама вдруг загрустила.

«Но мне невыразимо печально было у стенда «Художественной литературы», отмечающей в этом году свой семидесятилетний юбилей, бывшей некогда «матерью матерей» советских издательств.

По словам одного из редакторов, долгие годы здесь работающего, издательская реформа «Худлиту» ничего хорошего не сулит — ведь директор-то прежний останется!

Тот самый прежний Аркадий Петров, который скромные государственные деньги, выделяемые издательству, умудрился «вложить» в выпуск подарочных книг в кожаных переплётах. Эти, спасибо не рукописные, фолианты не разошлись до сих пор. А издательству не хватает средств довыпустить литературу, начатую ещё в застойные годы, в основном — классику. Про современную никто не вспоминает, если только автор не пожелает издаться за свой счёт.

Наверное, замминистра печати, курирующий издательскую реформу, обо всём этом знает. Знает, наверное, Владимир Викторович, как сделать, чтобы «Худлит» вновь стал нашей гордостью. Ему ли не знать, ведь Владимир Викторович — известный книгоиздатель, один из основателей знаменитого «Вагриуса». Вот у кого дела с каждым годом идут в гору!

Валентина Ивановна Матвиенко, открывая XIII ММКЯ и оказавшись в экспозиции «милого ослика», расплылась в улыбке, отметив, что «Вагриусу» удалось за восьмилетнюю историю существования сформировать не только свой круг авторов, но и свою эстетику, отличающуюся изяществом и формы, и мысли».

Упрёк о скромных государственных деньгах, которые я умудрился «вложить» в выпуск подарочных книг в кожаных переплётах, особенно замечателен. Хоть бы одну копеечку на них дали. А вот надежда на то, что Владимир Викторович Григорьев знает, что надо делать, — вряд ли имеет основание. По крайней мере, за полтора года он не удосужился поделиться опытом с директором «Худлита». Более того — даже ни разу с ним не встретился и желания встречаться не выказывал.

Представительница второй древнейшей профессии врала, неуклюже спрятавшись за спину анонимного редактора, «долгие годы работающего в «Худлите». А как она исходила восторгом в комплиментах главе «Вагриуса», по совместительству заместителю министра печати! Молодец, умеет держать ушки на макушке не хуже эталонного ослика. За это, вполне возможно, скоро будет зачислена в штат тех, кто обслуживает его стойло.

Конечно, можно было бы попенять Грандовой, что вот, мол, и её родная «Культура» давно уже выглядит далеко не так солидно, как в прежние времена. Во всяком случае, явно уступает в качестве и тираже «СПИД-инфо» или «Московскому комсомольцу». Но ограничимся лучше выводом, который сделал тот самый «один из редакторов, долгие годы работающий в «Худлите». Он сказал: «Никогда не думал, что журналистка из «Культуры» отважится публично подтереть родной газетой у ослика под хвостом. Даже если антикультурный акт не единственный гонорар, который она за это получила, мне её очень жаль».

Мне тоже, госпожа Грандова. Но ведь каждый сам решает, где и что ему подтереть. У вас, как и у каждого человека на Земле, есть право на выбор. Вряд ли посоветуешь кому-нибудь на ваш выбор покуситься. Вы его сделали — он только за вами!

* * *

Приехал Кирилл, вернулся «разведчик» из Феодосии. В одной руке торт, в другой сумка с дорогим коньяком. Весь сияет. Говорит, Лапшин просил передать привет. Дословно такой: «Вас всех водой смоет, а я проживу тысячу лет!»

Кирилл произносит это и улыбается. На всякий случай, чтобы превратно не поняли, добавляет:

— Но вы знаете, в связи с какими событиями.

Присели за стол.

— Рассказывай.

— Я там с ним почти не контачил. Встретился раза два. Больше сидел на горе Митридат и думал. Лапшин совершенно не перспективен. Он там всё круги из детей выстраивал — канала не было. Я твёрдо решил работать у вас.

— А почему ты уверен, что тебя возьмут в Центр? — интересуюсь я.

Лицо Кирилла бледнеет. Улыбка то сползает с его лица, то вновь натягивается на скулы.

— Но мы же договаривались, что, когда я вернусь... Вы же обещали, что будете смотреть и решать.

— Вот мы и посмотрели. Мы тебе тогда руку протянули, а ты в неё что вложил? Печать Мигена. Видишь, как нехорошо получается?

— Вы совершаете ошибку, — вымучивает из себя Кирилл, добавляет, немного подумав: — Роковую.

В чём ошибка? — теперь уже стал проявлять интерес Игорь.

— Я вам нужен.

— Зачем?

— Сами знаете.

— Знали б, не спрашивали...

— Я как облачко, — привычно начинает юродствовать Кирилл. — Меня нельзя взять, пощупать, запереть куда-нибудь, но я всем нужен.

— Зачем нужен? — тупо выбивает из него привычку ходить вокруг да около Игорь.

— Вы по-прежнему считаете, что я от них, — показывает рукой вниз Кирилл.

— А откуда же ты ещё, такой хороший, с печатью царя тьмы?

— От Святого Духа.

Это наглое заявление совершенно выводит нас из себя.

— Ну! — как-то разом удивляемся мы с Игорем, дружно, словно в театре, поворачиваемся лицом друг к другу.

— Утром виделись со Святым Духом, и Он нам о тебе ничего хорошего не рассказывал, — небрежно роняю я.

— Да, ничего не говорил Святой Дух о Своём новом сыне Кирюше, — серьёзно подтверждает Игорь.

— Вы совершаете роковую ошибку, — снова пугает Кирилл. — Во-первых, вы не знаете путь, во-вторых, я могу уничтожить Землю.

Да, интересных детей новая школа воспитала. Стоит вполне решительный, пугает, что Землю уничтожит. Мы в свои детские годы, в такие игры не играли. Меняется время, меняется. Впрочем, наверняка и раньше встречались подобные мальчики, просто у нас разные компании были.

— У тебя красная кнопочка при себе? — интересуюсь я..

Кирилл почему-то смущается. Тянет неуверенно:

— Нет.

В нём происходит борьба. Он не знает, на что решиться.

— Как невыносимо стало на Земле из-за вас, — жалуется он. И тут же добавляет непоследовательно. — Я вас всех люблю. Я буду работать, буду служить вам.

Поднимаюсь из-за стола.

— Всё, Кирилл. Мы тебе руку протягивали, а ты в неё что положил? Виси дальше на карнизе.

Ухожу из комнаты. Вовремя. Пришла Ольга Ивановна Коёкина — милый человек. Уже полчаса ждёт. Деликатно не хочет прерывать нашу приватную беседу с демоном.

Уходим с ней под ручку в другую комнату. Говорим о дальнейшей программе сотрудничества с НИИ традиционных методов лечения.

Пока говорили, раза два просовывал в дверь голову Кирилл. Видно, стёр язык о каменную непреклонность Игоря и пришёл давить на жалость. Вот она, гибельная репутация доброго человека! Пора менять имидж.

Коёкина не выдерживает этого наглого намёка на очередь.

— Вас, наверное, ждут, — деликатно уступает она своё право на общение.

— Подождут, — успокаиваю её.

И опять пункт за пунктом обсуждаем с ней программу исследовательских работ.

Наконец мы заканчиваем. Я прощаюсь и выхожу в коридор. Наш секретарь Светлана Ивановна приготовила для меня чай. Все уже попили, пока мы разговаривали. Я последний. Иду в кабинет директора Центра. На столе чайник, вазочка с печеньем.

Следом, как ни в чём не бывало, заходит Кирилл. Достаёт из шкафа свою чашку. Она у него особая, со специальной надписью. Садится без всяких комплексов напротив. Наливает себе чай — и с места в карьер:

— Вы знаете, что после смерти будет суд и с вас спросят за мои страдания? А я очень страдаю сейчас, — его лицо при этом адекватно произносимому монологу.

— Мы-то здесь при чём? — заинтересовался я предстоящим судебным разбирательством.

— Я порвал с ними там, — опять показывает выразительно рукой вниз Кирилл. — А вы не берёте меня здесь.

— Зачем? — надкусывая печенье, сквозь непрожёванные крошки в который раз пытаюсь выяснить я.

Мальчик выразительно, не по-детски вонзает взгляд в меня. Он охватывает пальцами свою кружку с чаем. По ободку кружки многозначительная надпись: «Господин. Владыка».

— Знаете, что обозначает имя Кирилл? — вдруг спрашивает он.

— Что?

Он тычет пальцем в надпись на кружке.

— Ух ты! — восхищаюсь я изощрённым способом заявить о своих претензиях.

— А что означает имя Аркадий? — в свою очередь интересуюсь я.

— Арка, аркада, — вполне эзотерически грамотно объясняет Кирилл.

— Правильно! — подтверждаю я. Была у вас арка через семь пространств. Вы её не разглядели. Вот посмотри.

Беру листок бумаги, рисую.

— Нас свели с Лапшиным осенью в тысяча девятьсот девяносто шестом году. Так?

— Так, — подтверждает Кирилл.

— Странное число. Две девятки и одна шестёрка. Код моей судьбы тоже содержал две девятки и две шестёрки. День моего рождения, опять же, 26.08.1946 года. Складываем, как и положено, вторые числа: 6.8.9.6. Восьмёрка, сам понимаешь, символический знак бесконечности, бессмертия, если, конечно, она немного наклонится. У вас уже две шестёрочки были — у Лапшина и ещё у одного очень серьёзного товарища. Третью было нужно.

— Я ему говорил, — взревел Кирилл. — А он хотел всех перехитрить. И Мигена, и Господа! Архонтом хотел стать независимым!

— Тут ты, конечно, прав, — посочувствовал я Кириллу. — И ещё эти деньги, которые он у меня на фильм о себе взял и не вернул. Мы с Игорем специально проверили — они строго эквивалентны тридцати сребреникам по нынешнему курсу. Понимаешь, какой гениальный сюжет? Две тысячи лет назад сатана во время тайной вечери вошёл

491

в Иуду, когда тот отпил вина, произвёл замещение. Он принудил это физическое тело пойти в синедрион и предать Иисуса за тридцать сребреников. Так?

— Так, — нехотя подтвердил Кирилл.

— Поскольку по условиям вашей прежней победы в Армагеддоне первый ход Создатель отдал вам, то вы и получили жертвенного Агнца с недостающими вам шестёрками. Заметь, две в коде одного человека. Лапшин неправильно сосчитал второго и третьего. Он не знал, что двое — в одном. Ему это даже в голову не могло прийти. Поэтому он как бы приглядывался ко мне и не верил, что это недостающее ему звено.

— Козёл штопаный, — взревел Кирилл, и ругательство явно предназначалось не мне.

— Да, точно, — согласился я. — Помнишь, как в Библии: «Тёмные силы служат Святым, ибо они слепы из-за Духа Святого».

— Дальше-то что? — потребовал Кирилл, явно заинтересованный интригой.

— У меня даже на кабинете цифры, вам вполне понятные: 2+2+2=6. И дракон в защитном квадрате тоже вырос до шестиглавого. Не простой дракон — в коронах. Ну, что вам ещё не ясно тут было?

Кирилл молчит, соображает.

— Почему две шестёрки в одном человеке? — вдруг спрашивает он.

— Вот этого пока не скажу, прости, — извиняюсь я. — А то вы там ребята шустрые, смекалистые. Что могу, рассказываю. Остальное — потом когда-нибудь.

Кирилл не спорит. Да и чего спорить — он уже мой характер знает.

— Так вот, возвращаемся к сребреникам. Лапшин их взял и не

вернул. С одной стороны, они как выкуп. Я этими деньгами себя выкупил. Ту шестёрочку, которая за вами уже числилась. С другой стороны — это ему плата за предательство.

— Кого он предал? — Мальчик деловит, сосредоточен, по всему видно: он ничего не забудет, никому не простит.

— Мигена! — ошарашиваю его ответом. — Он всю вашу партию, извини меня, грешного, за выражение, просрал. И теперь мои две шестёрки перевернулись и стали девятками. И Арка-аркада мимо вас проехала. По ней теперь другие ходят, понял?

— Понял, — мрачно подтвердил Кирилл.

— Теперь вы ко мне без имени, прямо через фамилию обращайтесь. Как моя фамилия?

— Петров, — произносит демон.

— А смысл?

— От Петра. Камень.

— Да, — подтверждаю. — Камень преткновения, если не реализована первая возможность аркады. Так что извини. Споткнулся ты о камень, владыка.

Кирилл бледнеет. Хочет плакать.

— Хотите, я встану на колени?

Он готов рухнуть на пол, но от постыдного акта спасает вошедший в комнату Игорь.

— Чай пьёте? — спрашивает, садится рядом.

— Нет, играем в демократию. Кирилл предлагает построиться в шеренгу и идти за ним.

— Всё, всё, всё! Мне это надоело, — протестует Игорь. — Уйду в туалет и больше не вернусь. Вот до чего доиграетесь.

Но через минуту, передумав, обращается к Кириллу:

— Давай так, если уж не терпится построиться. Разберём варианты.

— Давай, — обрадовался Кирилл хоть какой-то возможности диалога.

— Значит, так, — говорит Игорь. — Я пастух, а ты овечка. Вот сейчас подойду к краю пропасти и прыгну...

— Прыгай, — соглашается Кирилл.

— А кто виноват будет?

Кирилл пожимает плечами. Мол, сам разбирайся.

— Хорошо, — соглашается Игорь. — Теперь ты пастух, а я овечка. Сейчас пойду потеряюсь. Кто виноват?

— При чём здесь я? — снова уходит от ответственности Кирилл.

— Вот видишь — ты всегда ни при чём, ты всегда не виновен. Ни овцой тебе не хочется быть, ни пастухом. Есть ещё один вариант — быть паршивой овечкой. Будь до конца паршивой овечкой. Душа у тебя малодушная и испорченная до безобразия.

— Мне нельзя возвращаться, — опять канючит о своем Кирилл. — Я последний-последний в роду. Без сына не смогу никогда больше выйти на воплощение.

— Опять он о последних. Может, я неопытен в потусторонних интригах, как суворовский солдат при дворе императора. Я рассуждаю так: если ты действительно юноша с общероссийским паспортом, то о потомстве думать рановато. Если ты демон пяти с половиной миллионов лет, — что ж ты раньше не обзавёлся прямыми потомками, верными учениками, всем, что даёт историческое бессмертие? Ну, поживи просто как человек, как все живут, — предлагает Игорь.

Демон молчит. В глазах его отчаяние. Последний-последний в роду — значит, больше никого не будет.

— Я вернусь к Лапшину, мы приедем в Москву и раздавим вас, — неожиданно переходит он к открытым угрозам. — Мы научились работать с глобальными сущностями стихий.

— Мне не страшно, — отвечаю я.

— Мне тоже, — подтверждает Игорь.

— Мы друзей не предаём и врагов не боимся, — объясняю рогатому мальчику пяти с половиной миллионов лет от роду. — И совсем не потому, что нам кто-то велит быть преданными и смелыми. Просто такова наша внутренняя суть, её не переделаешь. Понятно?

— Я погиб! — кричит он.

— Да брось ты. Учись, работай, живи как все. А если жить боишься — забейся в тёмный угол и накройся тряпочкой. Перетерпи как-нибудь время перемен.

Ухожу. Больше не могу его видеть, противно.

* * *

За что я благодарен Кириллу, этому демону-искусителю: он дал отправные, «реперные» точки для понимания (относительного, конечно) происходящих со мной событий. Человечество на Земле — воспитательный дом, детсадик для выращивания ста сорока четырёх тысяч новых Создателей новых Вселенных...

Дух веет, где хочет, сказано в Библии. У нас за несколько столетий сложилось выражение: дух времени. Вполне мистическая, не поддающаяся рациональному объяснению категория бытия. «Таков уж был дух времени: самая таинственная, самая неуловимая и всё же реальная сила истории», — сокрушался Фёдор Степун, один из идеологических корифеев русского зарубежья, в мемуарах «Бывшее и несбывшееся».

Степун — свидетель зоркий и толерантный, то есть терпимый ко всем и всегда старающийся быть выше ситуации. «По моим наблюдениям, в конце 19-го века и ещё более в начале 20-го в каждой русской семье, не исключая и царской, обязательно имелся какой-нибудь более или менее радикальный родственник, свой домашний революционер. В консервативно-дворянских семьях эти революционеры бывали обыкновенно либералами, в интеллигентно-либеральных — социалистами, в рабочих — после 1905 года иной раз и большевиками. Нельзя сказать, чтобы все эти тайные революционеры были бы людьми идеи и жертвы. Очень большой процент составляли снесённые радикальными ветрами влево талантливые неудачники, амбициозные бездельники, самообольщённые говоруны и мечтательные женолюбы. (Левая фраза тогда очень действовала на русских женщин.)»

История России за последние три века особенно изобилует мистикой. «Особенно» — потому, что явление зафиксировано массой документов. В то же время она весьма подробно описана и объяснена вполне здравомыслящими историками. Но загадок для здравого, обыденного ума слишком много. Почему по-варшавски галантный, поэт и переводчик Иван Каляев стал бомбометателем и убийцей? Изящный, тонко воспитанный, образованнейший Дмитрий Писарев известен потомкам только как нигилист, отрицатель нравственных и эстетических принципов («сапоги выше Шекспира»), рекомендовавший человеку поступать так, «как ему хочется, как ему кажется выгодным и удобным»? Почему в семье благополучного симбирского чиновника Ульянова вырос не только цареубийца Александр, но и людоед Владимир? А женщины-революционерки: Софья Перовская, Вера Фигнер, Мария Спиридонова — кто загнал этих благородных барышень в мир Достоевского?

Жертвами духа времени были абсолютно все. Недаром Евгений Трубецкой называл русскую революцию национальной, такой, каких «доселе не было на свете. Все участвовали в этой революции, все её делали... все вообще общественные силы страны». Об этом же писал другой великий русский философ Георгий Федотов, в статье «Революция идёт», где он перечислял и объяснял вины каждого сословия российского общества в произошедшей катастрофе.

Этот дух времени веет постоянно, непрерывно. В ту или иную сторону. Давно ли мы пели вслед за гениальной Пахмутовой: «Наша родина — революция...» Рациональному объяснению учёных это историческое влияние не поддаётся. Густав Шпет, окончивший жизнь в сталинских концлагерях, пытался разобраться в понятии «дух». Кто-то из коллег назвал его «Дорианом Греем русской философии». Но столь мистическое прозвище не помогло Шпету разобраться в сути явлений. Во «Введении в этническую психологию» Шпет анализирует шесть значений понятия «дух». К сожалению, его теоретические изыскания ничего особенного не прибавляют к обыденным представлениям.

Разрушить мистический ореол вокруг духа времени пытается современная наука. Ей известен «эффект сотой обезьяны». Дело вот в чём: на одном из небольших японских островов, в питомнике, некая молодая обезьяна додумалась мыть перед едой картофель. Через какое-то время товарки по питомнику последовали её примеру — сначала две-три, а потом всё больше. Когда число чистоплюек приблизилось к сотне, наблюдатели отметили, что на соседнем острове, где тоже был заповедник, обезьяны стали мыть картошку, причём сразу в массовом порядке. Ну, допустим, на первом острове, простите за каламбур, собезьянничали, но на соседний-то никто не ездил делиться передовым опытом!

Дух веет где хочет. Идеи носятся в воздухе.

Но по каким законам и воздушным (историческим) потокам они носятся?

Из всех подобных размышлений я вынес убеждение: всему своё время. Нельзя обезьяне дать ядерную кнопку. Но вот научиться есть мытую картошку уже пора. Вся история человечества — это школа. Обучение законам мироздания. Не только физическим, материальным законам, но и моральным, духовным. И за партами этой школы было немало учеников весьма талантливых, но безалаберных, своевольных. Между тем экзамен сдаёт не только народ, нация (про Израиль в Библии чётко сказано, весь Ветхий Завет — это история о том, как Бог пытается вразумить неразумный, но любимый Им народ). Каждый человек сдаёт экзамен, каждая личность в отдельности. Верующие об этом давно знают — «спасётся» человек или нет. Но ситуация гораздо серьёзнее.

Наша православная традиция предлагает верующему дилемму: жизнь праведная или греховная. В итоге потом рай или ад. На самом деле проблема сложнее. Старая схема годилась для наших не очень грамотных бабушек. Мы как поколение — на ином уровне знания. И спрос с нас иной. Тем более что перспективы перед нами качественно отличаются от прежних..

Другое дело, что идеалы остаются прежними. Дух веет где хочет и с кем хочет, но он несёт вечные принципы Добра и Зла. И постоянно перед человеком будет стоять вопрос: а чем будешь соответствовать?

Между тем нам ведь подсказывают, предупреждают с первых лет жизни. Взять хотя бы те же былины и сказки. У Владимира Одоевского (прозванного «русским Фаустом») есть известная сказка — «Мороз Иванович». О том, как в царство Мороза спускались две сестры — Рукодельница и Ленивица, что они за свои труды заслужили. У сказки наивный дидактический смысл. Но в том-то и дело: самые пошлые, самые избитые, но и самые вечные, непреходящие истины — те, что закладываются с детства. Чем будешь соответствовать? Что можешь дать ближнему? Или думаешь только взять?

И от этого зависит, личность ты, подобие Божие, или нет. Личность — создатель, который старается что-то создать для людей или что-то дать им. Насколько вам это удаётся — дело времени и скорости освоения ступеней лестницы Иакова. Личность строит свою лестницу Иакова и стремится по ней к идеалу (или к Идеалу — слова, слова, слова...) Существо, не создающее этой лестницы, безличностно, потому что личность — это создатель. Наш демон — тинейджер Кирилл — не личность. Его и человеком-то называть язык не повернётся. Так, суетливый бесёнок.

* * *

В Центр идёт всё больше и больше людей. Это удивительно, потому что мы нигде не давали рекламу. Несколько статей, которые про нас сделали журналисты, не вышли в свет: редакторы не верили, что такое возможно. Даже статью академика Ивлиева «Эскулапы из «Ноосферы» не приняли сразу в нескольких изданиях. Я не удивляюсь подобной реакции. Я бы и сам года три назад не поверил, что люди, не имеющие даже начального медицинского образования, излечивают от таких тяжёлых недугов.

Но те, кого излечили, — куда их денешь?

Даша Горохова, которая с детства была глухой, теперь слушает лекции в институте. Настя Квакова — почти ослепшая от опухоли мозга, с язвой желудка и двенадцатиперстной кишки — теперь мечтает работать в нашем Центре. Она уже набирала на компьютере мои статьи, и кто теперь вспоминает, что ещё совсем недавно она ничего не видела и не хотела жить? А где её диагноз «бесплодие»? Настя вышла замуж и родила ребёнка. Врачи молчат или говорят: всё бывает!

Бывает, конечно, — то там, то здесь. Но почему-то не у них. А если всё это чуть ли не ежедневно происходит в одном месте — как объяснить?

Вот недавний случай — женщина получила на работе запредельные дозы радиации. Все органы практически разрушены — рак, умерла почка. Сознание, чтобы не терпеть невыносимую боль, отключило нервную систему. Счёт жизни шёл не на месяцы и недели, а на дни.

Муж женщины пришёл к нам, потому что ни одно учреждение Минздрава не хотело даже пытаться что-то сделать в этой безнадёжной ситуации. Пришёл, как будто ведомый рукой Провидения. В это же время к нам зашёл мой добрый знакомый, академик Медико-технической академии Дмитрий Гаврилович Соколов. Он заместитель знаменитого Михаила Ивановича Фомина, автора «Интегральной медицины».

Слушая рассказ нашего клиента о том, что произошло с его женой, он вдруг достал из портфеля цветную схему и начал показывать нам.

— Вот это агрессивные радикалы, — начинает объяснять. — Именно они приводят клетки и молекулы организма сначала к поражению, затем к вырождению.

— Есть ли возможность их нейтрализовать? — спрашиваю я.

— Да, надо создать в организме электронное перенасыщение. Электроны — чрезвычайно скоростные частицы, и электронный ветер, который они образуют, очень быстро может размыть скопления агрессивных радикалов. Обычно в медицине применяются в таких случаях препараты-антиоксиданты, но они поступают в кровь через систему пищеварения, тогда как основные негативные события происходят в клетках ткани. Так что если вы можете создать электронный ветер в организме этой женщины, то шанс спасти её действительно имеется.

Дмитрий Гаврилович уже знаком с некоторыми чудесными исцелениями, совершёнными у нас. И потому предлагает свою схему совершенно серьёзно.

Включаем экран внутреннего видения. Через фотографию, которую принёс нам муж умирающей женщины, выходим на её биополе и начинаем сканировать организм.

Очень хорошо видны агрессивные радикалы — радиоактивные частицы. Всё тело как бы охвачено пожаром. Сплошной красный цвет: оно горит. Горит в прямом смысле — радиация сжигает его. Выводим на экран электронные частицы: точь-в-точь как на схеме у Соколова. Запускаем в реальном времени процесс электронного ветра. И чудо: электроны, как добрые защитники, набрасываются на миллиарды сжигающих организм радиоактивных противников и начинают уничтожать их, выстраивая новые внутренние связи, нейтрализуя, вычищая их, словно пылесосом, из клеток.

Уже через две недели муж этой женщины сообщил нам, что она чувствует себя настолько лучше, что читает книги, рвётся встать с постели. Мы запретили вставать с постели. Ей нужно беречь силы, ведь впереди восстановление разрушенных радиацией тканей и органов. В этой борьбе каждая крупинка силы на вес золота. Но через неделю она всё-таки встала. Счастливый муж привёз нам сразу целую кучу тортов, поставив их друг на друга в виде башни.

Но, кроме работы здесь, есть ещё работа там. Лапшин рассказывал мне в Феодосии, что Мамай в своё время спрятал где-то в Крыму один из важных сакральных атрибутов — Золотого коня. У Вячеслава была статуэтка Матери Земли, ему обещали жезл власти. Третий символ, с обретением которого он будто бы действительно мог получить на Земле неограниченную власть, — тот самый Золотой конь. И чего их всех так на золото тянет? Неужто живой конь хуже? Когда-то Золотой конь принадлежал Георгию Победоносцу. Но потом перешёл во владение Орды. Какие-то странные отношения и сложные счёты были у Георгия с волжскими ханами. Вот мы с Игорем и стали искать коня, чтобы опередить Лапшина. И, как ни странно, нашли, только не там, где думали. Конь был спрятан в одной из пещер, недалеко от города Судак.

Чтобы перенести его через межпространственный туннель, пришлось сначала дематериализовать коня в информационную структуру. Мы перевели его на уровни, где на ступеньках лестницы вот уж несколько веков недвижно сидел старый могучий богатырь, известный у разных народов под разными именами. Мы поставили коня рядом с ним и, используя технологии, которым нас обучили за последнее время, дали импульс коню принять свой обычный вид.

Золотой конь прямо на глазах стал быстро расти. Георгий с изумлением смотрел на это чудо. И вот конь уже переступает с ноги на ногу. На нём сбруя, бубенцы на потнике, красное седло. Святой

Георгий с трудом встал, подошёл к своему другу, которого не видел сотни лет, взял его одной рукой под уздцы, другой провёл по гриве и вдруг уткнулся седой головой в его шею. Слезинка побежала по морщинистой щеке старого воина. И конь, словно понимая его чувства, тоже старался прижаться телом к хозяину.

Мы не стали мешать встрече и деликатно исчезли с лестницы Георгия Победоносца.

Потом таким же образом мы забрали из статуэтки Лапшина — той самой женщины, с которой он шаманские обряды устраивал, — её информационную суть и подняли на верхнюю площадку. Там есть гора, и на ней устроена площадка для этой когда-то похищенной тёмными силами статуи. Мы вернули её на законное место. Солнце горит у неё за спиной, пронзает насквозь, а изо лба образа Матери Земли, где обруч с камнем, вырывается луч и падает вниз, на нашу планету. Теперь в том предмете, который остался у Лапшина, нет информационной сути, и он не может манипулировать им в своих интересах.

Остаётся ещё один предмет — жезл власти. Лапшину только обещали его дать. А где тот, кто обещал?

Через несколько дней мы нашли жезл под троном царя тьмы и забрали вместе со штандартом Андрея Первозванного, который тоже там валялся рядом, с очень древней книгой, покрытой толстым слоем пыли. Сквозь пыль просвечивали неясно буквы названия. Но мы не стали его читать. Никто не посмел помешать нам. Огромный жезл мы с трудом тянули через все уровни на верхнюю площадку. Для него уже было приготовлено место слева от Матери Земли. И он немедленно начал работать. Рядом с жезлом укрепили штандарт, и он развернулся, явив надпись: «За веру в Христа». Тут же положили книгу — в камне было приготовленное для неё место.

Это не физический, это духовный уровень. Но именно здесь сначала происходит то, что потом случается в мире. И если сегодня на духовном уровне возник и стал гордо реять Андреевский стяг, значит, вскоре государству с этим флагом начнёт способствовать удача.

Всё теперь стоит на месте и соединилось лучами: флаг, скипетр и Мать Земля. А немного ниже на ступеньках сидит старый Георгий Победоносец, очень похожий на былинного Илью Муромца, и смотрит на своего коня. И конь тоже смотрит на него. Они довольны друг другом.

* * *

Ну вот и окончена первая часть моей повести. В будущем, если мне будет позволено, расскажу ещё. Воля читателя — отнестись к книге как к откровению или как к забавной сказке.

В знаменитой драме Кальдерона робкий принц, узнав, что «жизнь есть сон», становится храбрым воином и мудрым правителем. Я надеюсь, что мой читатель, узнав из книги об относительности жизни на *этом* свете, станет ценить её как *этап* вечной жизни, как экзамен, при сдаче которого необходимы и мудрость, и мужество, и величие духа. И это не громкие слова.

Человечество в массе до сих пор считает, что оно создано для счастья, как птица для полёта. Оно увлечено ценностями цивилизации гораздо больше, чем культурой. А многие вообще считают, что цивилизация и культура - практически одно и то же. Например, телевизор — достижение цивилизации и инструмент культуры.

Между тем разница принципиальная. Цивилизация построена на основе научно-технических элементов, а культура — философско-эстетических. Культура человечна, цивилизация машинообразна. Культура идеальна, цивилизация утилитарна. Культура национальна, своеобразна, цивилизация — космополитична, безлика. Культура — это культ традиции; она тяготеет к консерватизму. Цивилизация — вечное, торопливое стремление к самому новому, самому совершенному в техническом или экономическом отношении. Культура — в основном дело одиночек, цивилизация — унификация. Идеал культуры — освоение самых разнообразных аспектов человеческой души. Идеал цивилизации — тотальное могущество. Доминанта культуры — долг. Наконец, доминанта цивилизации — удовлетворение потребностей.

К чему я так занудно объясняю эту разницу, которую прекрасно понимали и чувствовали лучшие представители человечества? Потому что весьма непростая диалектика отношений между культурой и цивилизацией — барометр духовности общества. Бездуховность гибельна для людского рода, она уводит его от высоких задач и целей божественного порядка на нижние уровни бытия.

О значении коллективного сознания, его становлении и изменении достаточно рассказано. Но возможна ли коллективная духовность отдельной нации, народа, всего человечества — я не знаю. Думается всё-таки, что духовность индивидуальна — так же, как грех, осознание этого греха и стремление искупить его. Каждый должен сам строить свою лестницу Иакова и карабкаться по ней. И воздастся каждому по заслугам.

Так что не слишком обольщайся, читатель, что вот наступает новая эра и тебе остаётся только пожинать её блага. Эра-то новая, а спрос с тебя старый. Только трудом своей души, своим вкладом в новое коллективное сознание ты получишь в неё пропуск. Желаю успеха на этом поприще чести.

Книга начата 6.06.2000 г. Окончена 9.09.2000 г.

Содержание

Аркадий Наумович Петров

СОТВОРЕНИЕ МИРА
СПАСИ СЕБЯ

Книга выпущена при содействии
SVET UG г.Гамбург / Германия
www.svet-centre.eu

Издательство JELEZKY Publishing
г.Гамбург / Германия
www.jelezky-publishing.eu

ISBN: 978-3-945549-06-3